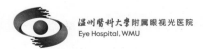
温州医科大学附属眼视光医院

角膜及眼表疾病

病例精解

总主编 ◎ 瞿　佳　吴文灿
主　编 ◎ 陈　蔚

科学技术文献出版社
SCIENTIFIC AND TECHNICAL DOCUMENTATION PRESS
·北京·

图书在版编目（CIP）数据

温州医科大学附属眼视光医院角膜及眼表疾病病例精解/陈蔚主编. —北京：科学技术文献出版社，2023.5

ISBN 978-7-5235-0222-8

Ⅰ.①温…　Ⅱ.①陈…　Ⅲ.①角膜疾病—诊疗—病案　Ⅳ.①R772.2

中国国家版本馆CIP数据核字（2023）第070686号

温州医科大学附属眼视光医院角膜及眼表疾病病例精解

策划编辑：蔡　霞　　责任编辑：蔡　霞　　责任校对：张永霞　　责任出版：张志平

出　版　者	科学技术文献出版社	
地　　　址	北京市复兴路15号　邮编　100038	
编　务　部	（010）58882938，58882087（传真）	
发　行　部	（010）58882868，58882870（传真）	
邮　购　部	（010）58882873	
官　方　网　址	www.stdp.com.cn	
发　行　者	科学技术文献出版社发行　全国各地新华书店经销	
印　刷　者	北京地大彩印有限公司	
版　　　次	2023年5月第1版　2023年5月第1次印刷	
开　　　本	787×1092　1/16	
字　　　数	392千	
印　　　张	26.5	
书　　　号	ISBN 978-7-5235-0222-8	
定　　　价	198.00元	

编委会

角膜病专科

温州医科大学附属眼视光医院
角膜及眼表疾病病例精解
编委会名单

主　编　陈　蔚

副主编　郑钦象　李锦阳　王海鸥

编　者　（按姓氏笔画排序）

　　　　马慧香　刘密密　孙彬佳　李　玲　林　磊

　　　　郑美琴　赵泽林　查志伟　姜　丹　秦晓怡

　　　　谢　荷

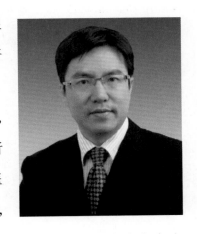

陈蔚，医学博士，主任医师，温州医科大学眼视光学院教授，博士研究生导师。

复旦大学上海医学院临床博士，哈佛大学医学院 Schepens 眼科研究所博士后。温州医科大学附属眼视光医院副院长兼任宁波市眼科医院院长，博鳌超级医院国际眼视光眼科中心主任，全国综合防控儿童青少年近视专家宣讲团专家成员，中华医学会眼科学分会专家会员，第九、第十、第十一届中华医学会眼科学分会角膜病学组委员，中国医师协会眼科分会眼感染学组副主任委员，中国康复医学会眼科分会干眼康复学组副主任委员，国际泪膜与眼表学会 lifestyle Workshop 委员，亚洲干眼学会创始理事，《亚太眼科杂志》编委。我国开展角膜移植数量前列手术专家，在国际上首创了闭合式穿透移植、手法湿剥联合大气泡深板层移植、后弹力层前膜及推注式角膜内皮移植等手术方式；受世界眼科大会、美国白内障和屈光手术学会、亚洲角膜学会、日本眼科学会年会等国际会议邀请讲座20 余次；是我国参加全国眼科年会、中山大学眼科中心角膜移植直播秀等大型手术直播会次数最多的医师；创办国内首个创新性成分角膜移植实战培训基地。获授权美国、欧盟和中国发明专利10 项，

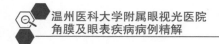

申请中专利 32 项，在干眼发病机制上做了大量原创性的基础研究工作，主持科技部国家重点研发计划项目（课题）和国家自然科学基金面上项目等 5 项国家级科研项目，作为第一作者和通讯作者在 *Nature communications*、*iScience*、*American Journal of Ophthalmology*、*British Journal of Ophthalmology*、*investigative ophthalmology & visual science* 等期刊发表论文 67 余篇，并被 SCI 收录。他引次数超 2900 次，H 指数 28。

温州医科大学附属眼视光医院成立于 1998 年 9 月，2009 年经浙江省卫生厅批准增挂"浙江省眼科医院"牌子，是目前浙江省第一家省属公立三级甲等眼科专科医院。医院获批设有国家眼耳鼻喉疾病临床医学研究中心、眼视光学和视觉科学国家重点实验室、国家眼视光工程技术研究中心、国家药监局眼科疾病医疗器械和药物临床研究与评价重点实验室、国家眼科学临床重点专科、国家卫生健康委眼视光学重点实验室和工程中心、教育部近视防控与诊治工程研究中心等多个国家级、省部级机构。经过 20 余年的发展，医院形成了集医疗、教学、科研、产业、公益、推广为一体的眼视光体系，近年来还成功建有眼视光医院集团和中国眼谷，形成了较为完整的眼视光的"一体两翼"。

医院专科齐全，目前共设 24 个临床亚专科，其中视光学专科、眼鼻相关专科、屈光手术专科、角膜病专科等在国内乃至国际都有着较大的影响力。另外，设有 4 个医技科室和 5 个病区。医院构建眼（眼视光）全科门诊、专科门诊、专家团队诊疗、疑难眼病多科联合门诊"四位一体"的分级诊疗模式，为群众提供更加安全、高效、便捷的医疗服务。

随着医学科技的进步，对眼科相关专业的划分与定位也愈发精细，对疾病诊疗精准化的要求也不断提升。本丛书将医院各临床专科收治的部分典型或疑难病例进行了整理，并加以归纳总结和提炼，是我院 18 个重点专科临床经验的总结和呈现，包括眼底外科、眼底内科、视光专科、角膜病专科等。每个病例从病史、辅助检查、诊断、治疗、随访逐步展现，之后对病例进行了分析和点评，体现了理论与实践的结合、多学科的紧密配合，是科室集体智慧的结晶，更是编者宝贵经验的精华，愿本套丛书的出版能对眼科临床工作有所启发和裨益。

本套丛书的编写得到了温州医科大学附属眼视光医院众多专家的大力支持和帮助，在此表示感谢。由于编者水平有限，书中难免会存在一些观点不全面或疏漏之处；加之眼科的快速发展，部分内容有待更新，望各位读者不吝赐教。我们将在提升自身医疗水平的同时，与大家一起做好眼科专业临床经验的总结和分享，共同进步，最终惠及更多的业界同行与广大眼病患者。

总　序

　　温州医科大学附属眼视光医院要出版一套典型和疑难眼病病例诊疗丛书，我很荣幸被邀请为这套丛书作序。作为眼视光医院的创建者之一，我与本院已相伴 25 年。在这二十余载中，作为眼科学和视光学临床融合发展的践行者和亲历者，我见证了医学事业的快速进步和本院的蓬勃发展。今天，又看到了我们医院新生代医师们的新作问世，立言立说，为眼科学的发展添砖加瓦，心情尤为激动和欣慰！

　　我推荐这套丛书的理由是：对于眼科和眼视光的医师和医护人员来说，医疗实践中的临床案例是非常重要的，是我们诊断和治疗疾病的重要依据。因为每个病例都是独特的，所以我们需要仔细分析每个患者的症状、病史、体征及实验室检查结果，以找到正确的诊断方案和治疗方法。编写这套临床案例丛书并不是一件容易的事情。我们需要仔细分析每个病例，检视所有患者的病历和相关文献，以确保所提供的信息是准确且完整的。我们也需要对这些信息进行分类和归纳，以使读者能够更好地理解每个病例的特点和难点。

　　我特别要推荐这套丛书的另一个原因是：这些临床案例均来自我们医院的临床实践，是我院医师们亲手诊疗的患者，也就是我们常说的第一手资料。通过对这些临床案例的诊疗分析，可以帮助眼科或眼视光临床医师提高诊疗水平与能力，尤其对年轻医师的成长很有帮助。经过仔细记录和分析病例，我们可以从中发现一些典型的病例或不同寻常的诊断，这些发现可以启发我们进一步研究和理解这些疾病的本质。我们希望这套丛书的出版可以使读者更好地了解眼视光医学的实践和进步，也可以从这些案例中学到一些实用的技巧和知识，为临床医师和医学生们提供宝贵的参考资料。

最后，我要感谢所有参与了本套丛书编写的医师和工作人员。这套丛书是他们许多年来的经验和知识的总结，我们相信这套丛书将为眼科眼视光疾病的诊断和治疗提供重要的帮助和指导。

温州医科大学附属眼视光医院

2023 年 3 月 25 日于温州

前　言

　　病例，是指临床医学中的某种疾病的实例，它包括了病史、症状、体征、检查、治疗、预后等所有信息。临床的学习就是针对病例的学习。每一位临床医生都是在一个又一个临床病例的诊疗过程中不断积累经验，吸取教训，逐渐变成能诊断和处理复杂疑难病例的大师。我院角膜病专科是国内开展各种类型角膜移植的主要中心，已经积累了非常丰富的临床病例资料，我最近几年一直有个强烈的想法，就是把我们中心这些年收治的病例整理出来，通过介绍病例的具体诊疗细节，让大家深入了解疾病治疗前后的动态变化，进而将其应用于日常的诊疗工作中。

　　角膜和结膜及其表面覆盖的泪膜位于眼球的最外层，是眼睛所有组织里面容易被观察到的一层，同时也是最容易采样，进行病原学检查的一层。眼表疾病在人群中发生率高，是眼科门诊中最常碰到的病种，特别是干眼、结膜炎等常见病。眼表疾病对检查设备的要求相对较低，大部分眼表疾病的临床诊断可基于裂隙灯检查完成。另外，局部滴眼液在眼表可以迅速达到有效药物浓度。这些特点决定了眼表疾病的诊疗不但可以在眼科专科医院开展，也可以广泛地深入到各个基层医院。基层医院的设备有限，医生经验相对不足，因此，一本基于真实案例的眼表动态图谱学或许对年轻医师、非专科和基层医师能起到手把手带教的作用。

　　本书将本中心多年来积累的典型及复杂疑难病例整理成册，以角膜及眼表常见病为主，结合部分疑难及罕见病例。内容分为感染性疾病和非感染性疾病两大块，前者详细列举了病毒性角膜炎的各个类型、不同菌种的细菌性角膜炎及真菌性角膜炎的不同治疗方法。非感染性疾病板块则介绍了角膜和结膜各类免疫性疾病、先天性疾病、肿瘤和损伤等。每个病例都完整地介绍了疾病的诊疗经过，详细记录了每一次的病情变化和相应的用药或手术处理，以及做出这些处理时的思考。希望本书能给读者营造一种身临其境的氛围，让读者就好像置身于真实的查房现场，跟着我们一起探讨、一起思考；读者读完本书后，能有所收获，不仅知其然，还能知其所以然。

最后，感谢我的团队为本书的出版付出的努力！

2023 年 4 月

目　录

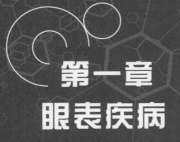

第一章
眼表疾病

病例 1　睑板腺功能障碍

病历摘要

【基本信息】

　　患者，女性，56 岁。

　　主诉：双眼干涩、刺痛感 3 年余，异物感 1 年余。

【病史】

　　患者 3 年前无明显诱因双眼间歇性出现干涩、刺痛感，无眼部分泌物增多、眼红等不适，休息后可稍缓解。1 年前，双眼出现异物感，伴视物模糊，其间未行特殊检查及治疗。既往体健，否认过

笔记

敏史、外伤史、手术史。

【专科检查】

裸眼视力（VAsc）：右眼（OD）0.3，左眼（OS）0.5。矫正视力（VAcc）：右眼 + 1.25/ − 0.50 × 160 = 0.90，左眼 + 0.75/ − 0.25 × 25 = 0.90。眼压：OD 12.1 mmHg，OS 15.6 mmHg。双眼睑缘圆钝增厚、轻度充血，睑板腺开口部分阻塞，挤压出稠厚、混浊样分泌物，结膜轻度充血，角膜透明，前房深、清，瞳孔圆，直接、间接对光反射存在，晶状体轻度混浊，余窥不清。

辅助检查见图 1 −1。

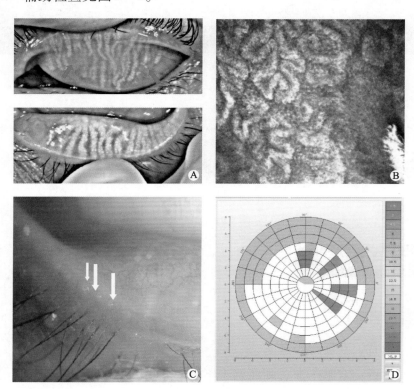

A. 睑板腺成像显示腺体开口狭窄，腺体变形且有部分睑板腺缺失（箭头）；B. 角膜共聚焦显微镜提示部分腺体梗阻扩张和腺体周围炎症；C. 裂隙灯检查显示睑缘圆钝增厚、轻度充血、有新生血管，睑板腺开口阻塞，范围约为 60%（箭头），挤压出稠厚、白色颗粒状分泌物；D. 非接触式泪膜破裂检测提示左眼泪膜破裂时间平均为 3.78 秒，颞上方区域较先破裂。

图 1 −1　患者辅助检查

【诊断】

双眼睑板腺功能障碍；双眼睑缘炎；双眼白内障。

【治疗及随访】

第 1 天

分析： 双眼泪膜破裂时间平均为 3.5 秒和 3.7 秒，睑板腺成像提示睑板腺排列迂曲、部分缺失（红圈区域）导致睑板腺功能障碍；裂隙灯检查提示同时伴有睑缘炎，需进行眼睑清洁、热敷、按摩等物理治疗及抗感染治疗（图 1 – 2）。

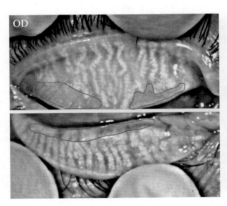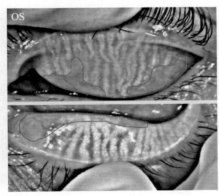

图 1 – 2　双眼睑板腺成像

处方： 患者教育、改善环境和饮食；强脉冲光治疗；0.02% 氟米龙滴眼液 OU qid；0.1% 玻璃酸钠滴眼液 OU qid。

第 26 天

变化： 双眼泪膜破裂时间平均为 6.7 秒和 6.3 秒，睑板腺缺失面积较之前稍减小（图 1 – 3），睑缘充血好转，睑板腺阻塞范围约为 30%，箭头提示相同部位脂肪栓明显缩小并变半透明（图 1 – 4）。

分析： 睑缘炎明显好转，睑板腺功能部分恢复，强脉冲光治疗和抗感染治疗有效。

处方： 余维持原治疗。

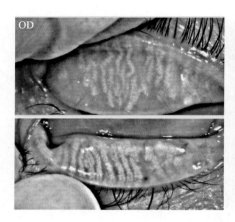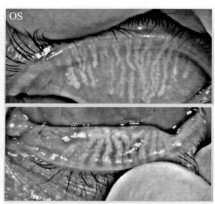

图 1-3　双眼睑板腺红外成像

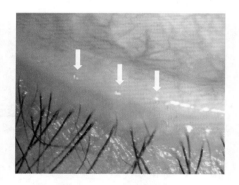

图 1-4　睑板腺阻塞

第 65 天

变化： 双眼泪膜破裂时间平均为 9.4 秒和 8.7 秒，睑板腺缺失面积较之前明显减小，腺管扭曲改善，形态排列稍规则（红圈区域，图 1-5），睑缘充血好转，睑脂清亮、透明，基本正常（箭头，图 1-6）。

分析： 强脉冲光治疗睑板腺功能障碍的优点：①减轻睑缘和睑板腺炎症；②减少细菌及螨虫生长，减少炎症；③加热使睑脂熔化，从而疏通堵塞的睑板腺。患者经济条件允许的情况下，应建议患者继续强脉冲光治疗。

处方： 余维持原治疗。

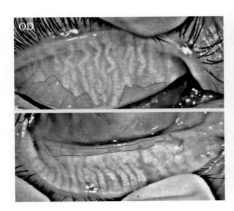
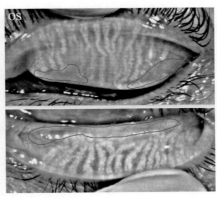

图 1-5　双眼睑板腺红外成像

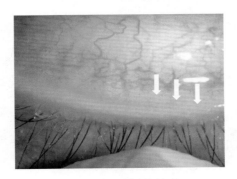

图 1-6　睑板腺特点

病例分析

【病例特点】

1. 患者为中年女性，双眼干涩、刺痛感 3 年余，异物感 1 年余。

2. 双眼睑缘圆钝增厚、轻度充血、有新生血管，睑板腺开口阻塞，范围约为 60%，挤压出稠厚、白色颗粒状分泌物。

3. 双眼平均泪膜破裂时间均小于 5 秒，睑板腺成像显示腺体开口狭窄，腺体变形且有部分睑板腺缺失，余眼部体征无特殊。

【诊断思路】

患者双眼干涩、刺痛感多年，异物感 1 年，双眼睑缘圆钝增

笔记

5

厚、轻度充血，睑板腺开口阻塞，挤压出稠厚、混浊样分泌物，根据患者的症状、体征，考虑双眼睑板腺功能障碍。睑板腺成像显示腺体开口狭窄、腺体变形且有部分睑板腺缺失，进一步肯定了该诊断。需与以下疾病相鉴别。

1. 结膜炎：常常会伴有眼部分泌物的异常，多双眼发病，两只眼症状可不同时出现，裂隙灯检查可发现睑结膜有乳头增生或滤泡形成，可有外伤史、过敏史、上呼吸道感染史等。

2. 蠕形螨睑缘炎：裂隙灯检查可发现睫毛根部典型的圆柱形袖套状鳞屑样结构，显微镜下检查和计数脱落睫毛上的蠕形螨卵、成螨可确认，也可通过角膜共聚焦显微镜检查确认。蠕形螨性睑缘炎可能导致睑缘炎症、肥厚，睑板腺开口阻塞，进而影响眼表，严重时还可造成角膜溃疡。可选用茶树油眼膏或湿巾清洁睫毛、妥布霉素地塞米松眼膏涂抹睑缘，另外，强脉冲光对睫毛蠕形螨也有一定治疗效果。本例睫毛蠕形螨活检阴性。

3. 视疲劳：常常有长时间用眼的诱发因素，休息后多可缓解，睑板腺功能多正常。

许多睑缘炎患者常常有干眼的症状和体征，可伴有睫毛根部周围的鳞状碎屑或衣领状碎屑和眼睑皮肤的血管变化，眼睑解剖位置、眼睑闭合与眨眼反应均可有异常。典型体征和专科检查，将有助于鉴别诊断。在区分患者症状的根本原因方面仍然面临挑战，因为干眼症、睑板腺功能障碍和眼睑炎之间存在大量重叠。泪膜和睑板腺之间的相互依赖性，可能解释了为什么在治疗和发病机制上很难将睑板腺功能障碍与其他眼表疾病分开。

【治疗思路】

1. 眼睑清洁、热敷和眼睑按摩等理疗手段已成为睑板腺功能障碍的基本治疗方法。

2. 强脉冲光治疗可以帮助排出睑板腺中的异常成分，且已成为一系列皮肤病的有效治疗方法，可减轻局部皮肤毛细血管扩张和玫瑰痤疮。

3. 睑板腺功能障碍国际研讨会提出了一种治疗方法，根据睑板腺功能障碍的严重程度添加治疗。添加治疗的顺序是：眼睑清洁、眼睑热敷和按摩、人工泪液、阿奇霉素滴眼液、眼用凝胶、口服四环素衍生物、局部眼膏和抗感染治疗。

4. 环境和生活方式的改变可以帮助缓解症状。如适当的照明、合理的用眼时间、使用加湿器增加环境湿度、减少或停止使用隐形眼镜、减少眼部化妆品使用、戒烟和规律作息等。控制可能的危险因素，提高主观舒适度。

5. 局部使用抗生素和激素，通过抑制细菌定植和减少睑缘炎症，可以控制病情，但对于睑板腺的深层异常效果欠佳。

此为一例睑板腺功能障碍患者强脉冲光治疗 1 个疗程前后对比图（1 个疗程为强脉冲光治疗 3 次，每次间隔 3 ~ 4 周）。患者主观症状改善，泪膜破裂时间提升，睑板腺成像显示睑板腺缺失面积较之前减小，睑板腺密度增加，腺管长度增长（图 1 - 7 处箭头）。

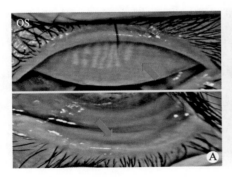
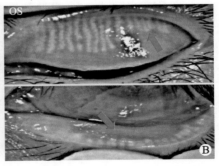

A. 睑板腺成像（治疗前 OS）；B. 睑板腺成像（治疗后 OS）。

图 1 - 7 睑板腺成像

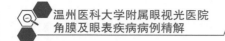

【疾病介绍】

睑板腺功能障碍（meibomain gland dysfunction，MGD）是一种慢性的、弥漫性的睑板腺异常，通常以末梢导管阻塞和（或）腺体分泌的质或量变化（黏稠度增加）为特征。它可能导致泪膜改变、眼部刺激症状、眼表炎症及损伤。痤疮、酒渣鼻是一种慢性皮肤炎症性疾病，是重要的睑板腺功能障碍危险因素之一。在临床上，MGD 可分为 4 个亚型：①单纯性 MGD（包括无症状 MGD 和有症状 MGD）；② MGD 伴眼表损害；③ MGD 伴蒸发过强性干眼症；④MGD 伴其他眼部疾病。MGD 的临床症状与干眼症重合，主要表现为眼部异物感、干燥、瘙痒、眼红和（或）畏光，在油性皮肤者和年老者中十分常见，是蒸发过强性干眼症的主要原因。

据报道，睑板腺功能障碍占所有干眼症病例的86%，且在亚洲人群中，睑板腺功能障碍似乎更为普遍。根据腺体分泌速率，其分为低排放型和高排放型，低排放型又分为低分泌型和阻塞型，后者又分为瘢痕型和非瘢痕型。在这些类别中，最常见的是由于导管阻塞导致的低排放型。上皮过度角质化是导管阻塞最常见的原因，导致睑脂积聚并伴有慢性炎症，最终导致腺体萎缩。睑板腺分泌的睑脂数量和质量异常，会增加泪液蒸发率，导致泪液高渗，从而进一步破坏眼表。许多与干眼症相关的危险因素也与睑板腺功能障碍有关，如性别、年龄、局部用药、隐形眼镜的配戴、角膜屈光手术、蠕形螨病、全身免疫性疾病等。裂隙灯下睑板腺口周围的阻塞、毛细血管扩张和睑缘不规则是诊断 MGD 的关键。目前尚没有统一的诊断标准，MGD 国际研讨会建议对与 MGD 相关的疾病进行以下检查：症状问卷、眨眼率、泪河高度、泪液渗透压（如有）、泪膜破裂时间、荧光素染色、Schirmer 试验、裂隙灯检查结果（眼睑变化，睑板腺质量）和睑板腺成像。这些检查可帮助判断是否为

笔记

MGD 引起的干眼。

MGD 的治疗包括：①防治病因：寻找可能的病因或危险因素，尽量避免或祛除。②物理治疗：清洁睑缘、热敷熏蒸和按摩眼睑等。除手工按摩外，也可使用各种眼睑理疗仪，如规律使用可加湿加热的理疗镜、可直接对眼睑进行热敷和按摩的睑板腺热脉动治疗系统。③控制感染：对于合并睑板腺或睑缘感染的患者，短期应用抗生素，以局部治疗为主；严重患者联合全身治疗。另外，含茶树精油或其提取物的眼贴或清洁乳对蠕形螨睑缘炎引起的 MGD 治疗效果好。④抑制炎性反应：局部抗感染治疗，对病情顽固者可联合全身使用低剂量四环素族或大环内酯类药物。⑤对症治疗：伴有干眼症或相关角膜结膜病变者，应同时行对症治疗。⑥其他治疗：a. 手术治疗，对同时伴有结膜松弛症、睑缘畸形、倒睫及难治性角膜溃疡等疾病者，应给予相应的手术治疗。b. 湿房镜，对上述治疗效果不佳、睑脂分泌功能低下的 MGD 患者可使用湿房镜。c. 治疗性角膜接触镜，因 MGD 而致角膜上皮病变严重者，可考虑使用治疗性角膜接触镜。

病例点评

在有睑板腺功能障碍相关症状的情况下，建议进行睑板腺理疗，包括局部清洁、热敷和疏通等。应该意识到 MGD 是一种需要长期治疗的慢性疾病，需要指导患者如何实施治疗计划。相比传统的手法睑板腺挤压，强脉冲光、热脉动治疗仪 Lipiflow，以及有标准热敷温度、时间和湿度的干眼理疗镜等治疗设备也是治疗 MGD 的可选择方案。本病例展示了非常好的强脉冲光治疗 MGD 的效果。MGD 除了非药物性理疗外，标准化 MGD 治疗还应该包括不含防腐

剂的人工泪液和低浓度的激素，睑缘皮肤短期间歇性使用抗生素和
激素眼药膏（激素类药物主要用于治疗 MGD 急性加重期，不应用
于长期治疗，且需定期监测眼压）。如果患者有脂质代谢异常，还
可以口服四环素类药物，如多西环素等。

参考文献

1. CHAN T C Y, CHOW S S W, WAN K H N, et al. Update on the association between dry eye disease and meibomian gland dysfunction［J］. Hong Kong Med J, 2019, 25（1）: 38 – 47.

2. AMANO S. Meibomian gland dysfunction: recent progress worldwide and in Japan ［J］. Invest Ophthalmol Vis Sci, 2018, 59（14）: DES87 – DES93.

3. FOULKS G N, BORCHMAN D. Meibomian gland dysfunction: the past, present, and future ［J］. Eye Contact Lens, 2010, 36（5）: 249 – 253.

4. TOMLINSON A, BRON A J, KORB D R, et al. The international workshop on meibomian gland dysfunction: report of the diagnosis subcommittee ［J］. Invest Ophthalmol Vis Sci, 2011, 52（4）: 2006 – 2049.

5. WOLFFSOHN J S, ARITA R, CHALMERS R, et al. TFOS DEWS II Diagnostic Methodology report ［J］. Ocul Surf, 2017, 15（3）: 539 – 574.

（李锦阳　陈蔚　整理）

病例2 睑缘炎相关性角膜结膜病变

病历摘要

【基本信息】

患者，男性，9岁。

主诉：双眼眼红伴视物模糊1月余。

【病史】

患者1个月前无明显诱因出现双眼眼红，伴明显视力下降，无眼痛、眼前黑影飘动、视物变形等不适，未进行任何诊治，遂就诊于我院门诊。

【专科检查】

VAsc：OD 0.4，OS 0.7。VAcc：OD $-0.00/-3.50×178=0.70$，OS $-0.00/-1.00×165=1.20$。眼压：OD 10.6 mmHg，OS 11.1 mmHg。右眼内斜约15°；双眼睫毛根部可见袖套样鳞屑，睑缘充血，睑板腺口堵塞；右眼结膜充血，角膜边缘浸润伴新生血管侵入约2 mm，瞳孔区散在点状角膜轻度混浊灶，虹膜纹理清，瞳孔圆，对光反射灵敏，晶状体透明。左眼结膜轻度充血，角膜透明，虹膜纹理清，瞳孔圆，对光反射灵敏，晶状体透明。双眼眼底无殊。

辅助检查见图2-1~图2-3。

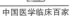
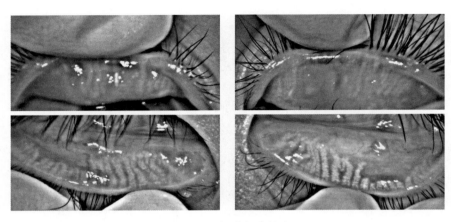

双眼上下睑板腺部分缺失。

图2-1　双眼睑板腺成像

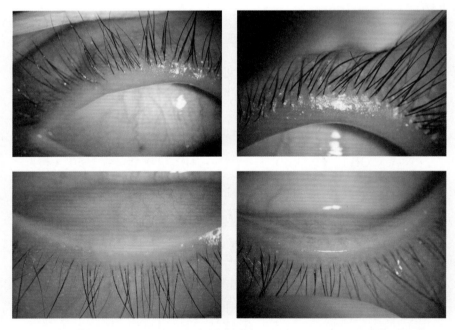

双眼睑缘充血，睫毛根部可见袖套样分泌物。双眼共拔8根含鳞屑的睫毛，显微镜下可见数个螨虫附着睫毛根部。

图2-2　双眼睑缘照相

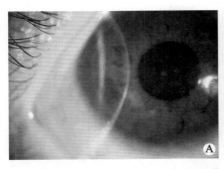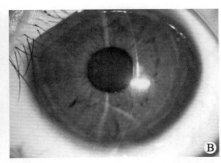

A. 右眼角膜颞侧边缘浸润伴新生血管侵入约 2 mm，瞳孔区散在点状角膜轻度混浊；B. 左眼角膜透明。

图 2-3 双眼眼前段照相

【诊断】

双眼睑缘炎相关角结膜病变；双眼蠕形螨睑缘炎；右眼角膜斑翳；双眼屈光不正；右眼内斜视。

【治疗及随访】

第 1 天

分析： 患者睫毛根部分泌物附着，需进行睑缘清洁；睑缘及结膜充血，考虑存在眼表炎症，需加强局部抗感染治疗。同时不可忽略患者斜视方面的问题，需进行视力康复治疗。

处方： 0.1% 氟米龙滴眼液 OD tid；0.1% 玻璃酸钠滴眼液 OU qid；加替沙星眼用凝胶 OU tid；妥布霉素地塞米松眼膏涂睑缘 OU qn（使用 1 周后停用）；睑缘清洁 OU bid；1 周后开始局部热敷治疗；行左眼遮盖，待角膜病情稳定后再次配镜。

第 30 天

变化： 双眼眼睑充血较前减轻，睫毛根部袖套样分泌物减少（图 2-4）；双眼结膜充血减轻，右眼角膜缘新生血管减少（图 2-5）。双眼眼压：右眼 13.5 mmHg，左眼 14.3 mmHg。

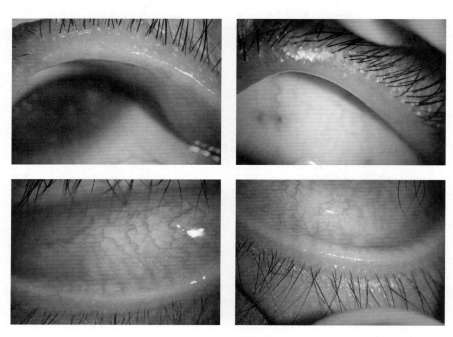

图2-4 双眼睑缘照相

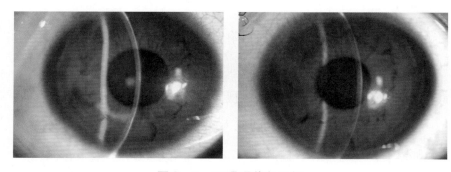

图2-5 双眼眼前段照相

分析：患者双眼眼红及视物模糊较前好转。

处方：继续清洁热敷，0.02%氟米龙滴眼液 OD bid；0.1%玻璃酸钠滴眼液 OU qid；加替沙星眼用凝胶 OU tid；关注眼压变化，持续随访治疗。

病例分析

【病例特点】

1. 患者为男性儿童，双眼眼红伴视物模糊1月余。

2. 专科检查：双眼睑缘充血，睫毛根部见袖套样分泌物；双眼结膜充血；右眼角膜周边浸润伴角膜新生血管形成。

【诊断思路】

本例患者以角膜浸润伴角膜新生血管形成为主要表现，需要鉴别以下类似的角膜病变。

1. 病毒性角膜炎：角膜溃疡形态常呈树枝状、地图状或盘状角膜基质炎。当出现盘状角膜基质炎或有新生血管长入的角膜基质炎，容易与睑缘炎相关角结膜病变相混淆，但病毒性角膜炎患者一般有上呼吸道感染、抵抗力低下等诱因，常有反复发作病史，多为单眼发病，无明显的睑缘炎症表现，抗病毒治疗有效。

2. 过敏性角膜结膜炎：有明显季节性，常双眼发病，多有过敏史，脱离过敏原后症状可缓解，无明显的睑缘炎症表现。可有结膜充血、结膜乳头增生等体征，结膜囊分泌物涂片可发现嗜酸性粒细胞增多，抗过敏治疗有效。

3. 类风湿性疾病相关性角膜病变：患者有类风湿性关节炎病史，双眼发病，从角膜缘逐渐向中央区发展，疼痛明显，且常无明显的睑缘炎表现。

4. Terrien角膜边缘变性：早期通常无明显自觉症状，单侧或双侧进行性发病，多发生于上方角巩膜缘，早期角膜周边部出现点状或弧形混浊、浸润，进而出现角膜边缘部沟状变薄，伴有新生血管翳，晚期可出现病变处角膜膨隆，无明显睑缘炎的体征。

【治疗思路】

1. 睑缘炎的治疗：眼睑热敷、按摩，清洁睑缘，减轻睑缘炎症，促进睑板腺分泌物排出，改善睑脂质量。临床多采用局部糖皮质激素联合含抗生素成分的眼膏睡前涂抹，但长时间使用者要定期随访，避免糖皮质激素相关并发症。

2. 角膜结膜炎的治疗：局部予低浓度糖皮质激素、广谱抗生素及人工泪液治疗。需要注意糖皮质激素相关并发症。不能使用糖皮质激素者，可用非甾体抗感染药或免疫抑制剂。

3. 对睑板腺功能严重损害的中、重度睑缘炎相关角结膜病变，经局部治疗效果不明显者，应联合全身抗菌药治疗，如多西环素、阿奇霉素口服。

【疾病介绍】

睑缘炎是指睑缘部皮肤、皮下组织、睫毛毛囊及周围腺体等组织的炎症性病变，是常见的眼睑疾病。通常根据解剖位置将其分为前部睑缘炎、后部睑缘炎和全睑缘炎。根据病因其可以分为细菌性、脂溢性，以及睑板腺功能障碍相关性。当睑缘炎累及角膜及结膜，出现结膜充血、结膜乳头、点状角膜糜烂、泡性角膜结膜炎、角膜基质浸润、角膜溃疡及角膜新生血管长入等角膜结膜病变时称为睑缘炎相关角结膜病变（blepharo kerato conjunctivitis，BKC）。

BKC是一种重要的、容易被漏诊的慢性疾病，其临床表现多样，可影响患者视觉质量。BKC多由不同因素共同作用所致，睑板腺功能障碍、睑板腺细菌定植、泪液高渗透压、炎性因子的表达上调等可能与疾病的发生发展有关。种族人口结构影响这种疾病的流行程度。据报道，儿童期BKC在亚洲和中东儿童中更为常见。早

笔记

期症状之一通常为复发性睑板腺囊肿，常伴有睑板腺丢失。临床上主要诊断依据是患者症状、睑缘炎的体征及相关的角膜结膜损害。BKC 的诊断无金标准，但仍有一定的特点，如早期表现为角膜上皮局灶性或弥漫性混浊，或下方周边角膜的点状灰白色浸润，多伴有新生血管；浸润灶通常位于血管翳的顶端，反复发作可导致中央区进一步发展进而影响视力。BKC 可单眼发病也可以双眼发病。有学者建议 BKC 的诊断标准为：①患者有睑缘炎病史。②呈慢性病程。③具有以下典型体征之一：a. 结膜充血、结膜乳头增生；b. 角膜周边糜烂、浸润、溃疡形成，或浅层新生血管形成；c. 随睑缘炎治疗好转后，角膜结膜病变明显好转。在角膜结膜病变痊愈后，针对睑缘炎的治疗仍需较长时间，通常为 1~6 个月。

病例点评

在临床上，BKC 临床表现与眼科多种疾病表现类似，许多临床医师只注意到患者角膜结膜相关病变，而忽略患者的睑缘情况，常导致误诊、漏诊。目前这种疾病缺乏标准化的治疗方案，对于儿童 BKC，早期诊断往往能避免潜在的威胁视力的并发症，如弱视、角膜变薄和穿孔。

参考文献

1. RODRÍGUEZ-GARCÍA A, GONZÁLEZ-GODÍNEZ S, LÓPEZ-RUBIO S. Blepharokeratoconjunctivitis in childhood：corneal involvement and visual outcome［J］. Eye（Lond），2016，30（3）：438-446.

2. HAMMERSMITH K M. Blepharokeratoconjunctivitis in children［J］. Current Opinion in Ophthalmology, 2015，26(4)：301-305.

3. YIN Y, GONG L. The evaluation of meibomian gland function, morphology and

related medical history in Asian adult blepharokeratoconjunctivitis patients [J]. Acta Ophthalmol, 2017, 95(6): 634 – 638.

4. TEO L, MEHTA J S, HTOON H M, et al. Severity of pediatric blepharokeratoconjunctivitis in Asian eyes [J]. Am J Ophthalmol, 2012, 153(3): 564 – 570, e1.

（李锦阳　陈蔚　整理）

病例 3 春季卡他性角膜结膜炎

病历摘要

【基本信息】

患者，男性，6 岁。

主诉：双眼反复红痒 3 个月，流泪伴视力下降 1 个月。

【病史】

3 个月前（春季）患者开始出现双眼发红发痒，程度剧烈，同时伴有黏性分泌物，当时未予重视，未处理。1 个月前逐渐出现疼痛、畏光、流泪、视力下降等不适，右眼为著，遂来我院门诊就诊。患者既往无角膜接触镜配戴史。

【专科检查】

VAsc：OD 0.6，OS 0.4。眼压：OD 12.4 mmHg，OS 14.7 mmHg。右眼上睑结膜乳头增生，呈铺路石样，球结膜稍充血，角膜上方大面积上皮缺损伴角膜基质溃疡，边界清晰，余无殊；左眼上睑结膜散在巨乳头，球结膜稍充血，角膜透明，余无殊。

辅助检查见图 3 - 1。

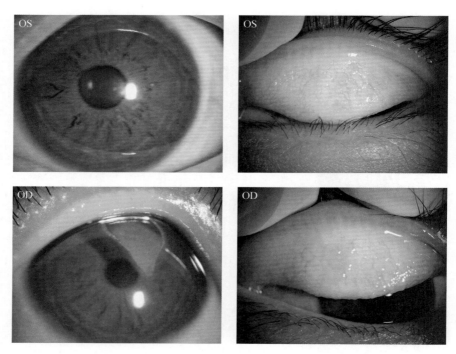

双眼睑结膜见乳头增生，右眼角膜上方见盾形溃疡。

图 3-1 双眼眼前段照相

【诊断】

双眼春季卡他性角膜结膜炎。

【治疗及随访】

第 1 天

分析：该患者为典型的春季卡他性角膜结膜炎发作期，在抗过敏治疗的基础上，需联合抗感染治疗。考虑患者年龄较小，高浓度激素易引起眼压升高，可使用低浓度激素联合他克莫司治疗。局部人工泪液有助于稀释结膜囊内过敏原，润滑眼表，缓解症状。右眼角膜盾形溃疡，予局部左氧氟沙星滴眼液预防感染。

处方：0.1% 盐酸奥洛他定滴眼液 OU bid；0.1% 玻璃酸钠滴眼液 OU q2h；0.1% 氟米龙滴眼液 OU qid，1 周（按 tid，bid，qd 隔

5 天递减 1 次）；0.1% 他克莫司滴眼液 OU qid（症状减轻后改为 tid，维持治疗 bid 或者 qd）；0.5% 左氧氟沙星滴眼液 OD qid。

第 60 天

变化：双眼结膜充血减轻，上睑结膜乳头基本消失，右眼角膜盾形溃疡较前愈合（图 3-2）。

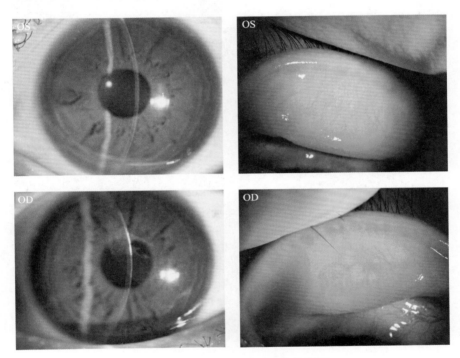

图 3-2　第 60 天双眼眼前段照相

分析：病情得到控制，继续用药预防再次发病并维持治疗效果。

处方：0.1% 盐酸奥洛他定滴眼液 OU bid；0.1% 玻璃酸钠滴眼液 OU qid；0.1% 他克莫司滴眼液 OU qd。

第 120 天

结局：维持治疗 2 个月后，双眼角膜结膜恢复正常（图 3-3）。

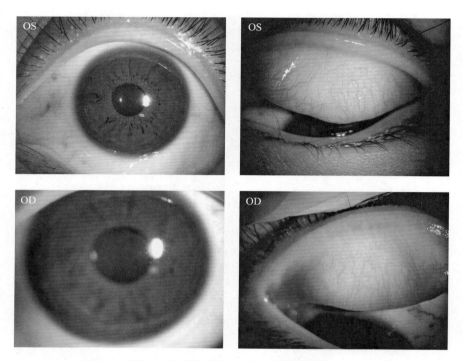

图 3-3　第 120 天双眼眼前段照相

病例分析

【病例特点】

1. 患者为男性儿童。

2. 双眼剧烈发痒，伴畏光流泪、黏性分泌物等症状。

3. 查体示双眼上睑结膜乳头增生，呈铺路石样改变，角膜盾形溃疡。

【诊断思路】

春季卡他性角膜结膜炎多见于男性儿童，也有女性的，常表现为双眼奇痒，查体可表现为上睑铺路石样乳头增生或者角膜缘胶冻样增生或二者兼有。其他常见症状包括有异物感、黏性分泌物、畏光、流泪等，这些都需要与其他过敏性结膜炎相鉴别。

1. 特应性角膜结膜炎：其表现为眼周皮肤红色基底的剥脱性皮炎，常发生于成年人，并且上睑乳头较小，主要见于特应性皮炎患者。而春季角膜结膜炎患者的眼睑及睑缘皮肤较少被累及且常见于儿童。

2. 巨乳头性结膜炎：该病也存在上睑结膜乳头增生及伴有少量黏性分泌物，表现为小到中型乳头覆盖上睑结膜或呈带状或鹅卵石样排列，而且患者通常有角膜接触镜配戴史。

本例患者为男性儿童，春季前后病情反复发作，具有典型春季角膜结膜炎症状与体征，诊断相对明确。临床医师接诊不典型患者时，需注意仔细询问病史，如有无既往过敏性疾病史、过敏性疾病家族史，有无配戴角膜接触镜等，避免误诊而延误病情（图3－4）。

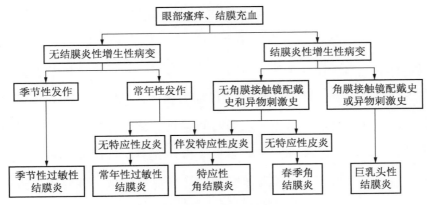

图3－4　过敏性结膜炎建议诊断流程

［图源：《我国过敏性结膜炎诊断和治疗专家共识（2018 年）》］

【治疗思路】

1. 尽量避免与可能的过敏原接触，注意室内环境，春夏季减少外出。

2. 局部使用抗组胺药及肥大细胞稳定剂。

3. 针对结膜炎严重恶化或明显季节性发作患者应短期使用糖皮质激素冲击治疗，0.1% 地塞米松滴眼液或 1% 泼尼松龙滴眼液点眼，每天 4 次，1 周后减量，2~3 周停药。针对难治性患者可增加频率至每天 6~8 次，1 周后逐渐减量，4~6 周停药。

4. 对激素无效或耐受较差的患者可首选使用免疫抑制剂点眼。通常用 0.1% 他克莫司滴眼液或 0.1% 环孢素滴眼液点眼，每天 3~4 次，结膜充血减轻后逐渐减量，临床症状消失后停药。

5. 出现难以愈合的角膜上皮缺损或溃疡时需要考虑绷带式隐形眼镜或手术等其他治疗方式。

6. 在症状得到控制之后仍需要继续使用药物维持或防止复发。

【疾病介绍】

春季卡他性角膜结膜炎（vernal keratoconjunctivitis，VKC）是一种慢性过敏性结膜炎，常发生于生活在温热气候条件下的儿童，男性多见。虽然本病带有"春季"两字，但有研究发现大约 23% 的患者从疾病发作开始就具有常年性的病程，并且超过 60% 的患者在冬季也有复发。此外，有将近 16% 的病例在发病后平均 3 年演变为慢性常年性炎症，这表明患病时间越长，其越容易发展为持续性疾病形式。尽管已经证实本病多见于男性，但这项研究也表明这种男女性别的流行率差异随着年龄的增长而显著降低，并且越接近青春期差距越小。

本病在临床上分为 3 型，分别是睑结膜型、角膜缘型和混合型。睑结膜型以上睑结膜大乳头呈铺路石样排列为特征，乳头形状不一，表面平坦；角膜缘型主要表现为角膜缘褐色或红色胶样增生，上方角膜缘多见；混合型兼顾有前两者表现。尽管大多数类型的过敏性结膜炎并不影响视力，但在少数情况下，本病反复发作也可能导致严重并发症，如圆锥角膜和角膜缘干细胞缺乏等，从而引起长期的视力丧失。

治疗上，虽然可以通过类固醇激素能控制本病的急性发作，但也不能忽视其长期使用所带来的眼压升高、白内障、青光眼、感染及角膜上皮愈合延迟等并发症。近年来，环孢素与他克莫司越来越多地被用于治疗本病。这两种药物的作用机制相似，主要通过阻断Th2 细胞增殖和 IL-2 的产生来达到治疗效果，同时还通过减少 IL-5 的产生来抑制肥大细胞和嗜碱性粒细胞释放组胺，抑制嗜酸性粒细胞的募集而进一步加强其在治疗中的有效性。多项研究都表明环孢素和他克莫司可有效改善春季角膜结膜炎患者的症状和体征。与环孢素相比，他克莫司局部刺激性更小，且效价更高。对于环孢素等常规治疗无效的病例，使用他克莫司治疗后效果显著，且无明显不良反应。另外，他克莫司可显著改善春季卡他性角膜结膜炎的体征，尤其是针对睑结膜型患者的巨乳头，使用他克莫司后巨乳头明显消退甚至消失。虽然全身大剂量使用他克莫司可引起高血压、高血糖和肾毒性，但作为眼部的局部治疗剂，由于其血清浓度非常低，其常见的不良反应主要为眼部的烧灼刺激感。当然，在实际的诊治过程中，医师应该根据患者的病情、严重程度来制定个性化的治疗策略。

病例点评

春季卡他性角膜结膜炎的诊断并不是特别困难，主要发病人群为儿童和青少年，男性多见，且大多患者起病早期多为季节性发病，结膜有明显的污浊色，有典型的睑结膜和角膜缘体征，又多表现为双眼奇痒的典型症状。本病治疗的主要挑战在于激素的使用，严重患者采用短期高浓度激素的冲击治疗，可以达到较好的效果，但同时要严密观察眼压，防范继发性眼压升高等激素不良反应的发生。近年来随着他克莫司眼药水的临床使用，其显著的临床疗效，特别是对于铺路石样结膜增生和角膜缘胶样增生的消除能起不可替代的疗效，是广大春季卡他性角膜结膜炎患者的福音。

参考文献

1. ADDIS H, JENG B H. Vernal keratoconjunctivitis [J]. Clin Ophthalmol, 2018, 12: 119 – 123.

2. ZICARI A M, CAPATA G, NEBBIOSO M, et al. Vernal keratoconjunctivitis: an update focused on clinical grading system [J]. Italian journal of pediatrics, 2019, 45 (1): 64.

3. 中华医学会眼科学分会角膜病学组. 我国过敏性结膜炎诊断和治疗专家共识 (2018 年) [J]. 中华眼科杂志, 2018, 54(6): 409 – 414.

4. TAKAMURA E, UCHIO E, EBIHARA N, et al. Japanese guidelines for allergic conjunctival diseases 2017 [J]. Allergol Int, 2017, 66(2): 220 – 229.

5. ESPOSITO S, FIOR G, MORI A, et al. An update on the therapeutic approach to vernal keratoconjunctivitis [J]. Paediatr Drugs, 2016, 18(5): 347 – 355.

6. ERDINEST N, BEN-ELI H, SOLOMON A. Topical tacrolimus for allergic eye diseases. Curr Opin Allergy Clin Immunol, 2019, 19(5): 535 – 543.

（马慧香　陈蔚　整理）

病例4　流行性角膜结膜炎

病历摘要

【基本信息】

患者，女性，35岁。

主诉：左眼红痛2天。

【病史】

患者2天前无明显诱因出现左眼红痛，伴流泪、黏液样分泌物增多，无视力下降、视物变形、眼前黑影遮挡等不适。1周前曾有感冒症状。既往体健，否认药物过敏史。

【专科检查】

裂隙灯检查：左眼结膜充血明显，伴水肿，睑结膜滤泡形成，上睑结膜见散在小出血点（图4-1），双眼角膜透明、前房深、清，余无殊。

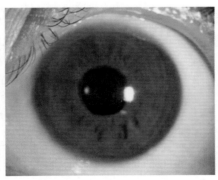

图4-1　左眼眼前段照相

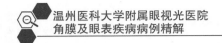

【诊断】

左眼流行性角膜结膜炎。

【治疗及随访】

第1天

分析：起病急，有眼红、眼痛等症状，裂隙灯检查示左眼结膜充血明显，偶见小出血点，考虑急性结膜炎，病毒可能性大，故给予局部抗病毒治疗。

处方：更昔洛韦眼用凝胶 OS qid；重组人干扰素 α-2b 滴眼液 OS qid；0.1% 玻璃酸钠滴眼液 OS qid；宣传教育，注意卫生，避免交叉感染。

第9天

变化：患者于2天前出现右眼眼红、眼痛，裂隙灯检查见结膜充血，予左眼相同治疗后于今日复诊，现患者诉左眼眼痛伴视物模糊半天，裂隙灯下双眼结膜睫状充血，上下睑结膜可见滤泡增生，右眼角膜周边可见少许上皮点染（图4-2A 箭头，图4-2B 箭头），左眼角膜可见散在上皮下浸润（图4-2C 箭头）。

分析：结膜充血较前稍退，左眼角膜出现上皮下浸润灶，给予局部抗病毒和控制角膜炎症治疗。

处方：更昔洛韦眼用凝胶 OU qid；重组人干扰素 α-2b 滴眼液 OU qid；0.1% 玻璃酸钠滴眼液 OU qid；0.1% 氟米龙滴眼液 OS qid。

第17天

变化：患者诉视物不清，VAcc：OD 0.4，OS 0.3；眼压：OD 10.5 mmHg，OS 8.0 mmHg。双眼结膜充血基本消退，角膜上皮下出现圆形浸润灶，左眼范围广（图4-3）。

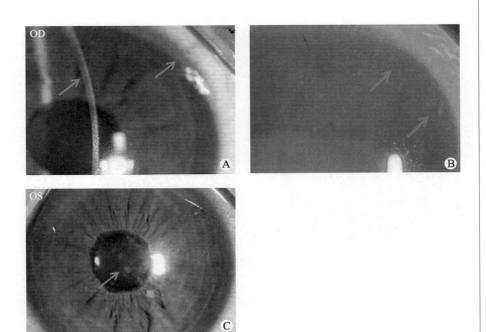

A. 右眼眼前段照相；B. 右眼角膜荧光素钠染色；C. 左眼眼前段照相。

图4-2 第9天双眼眼前段照相

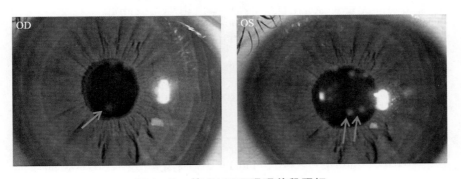

图4-3 第17天双眼眼前段照相

分析：结膜炎症消退，角膜上皮下出现散在圆形钱币状浸润灶，可局部应用皮质类固醇控制炎症反应。

处方：0.1% 氟米龙滴眼液 OD qid；妥布霉素地塞米松滴眼液 OS qid；更昔洛韦眼用凝胶 OU qid；0.1% 玻璃酸钠滴眼液 OU qid。

第24天

变化：患者诉右眼视力提高，VAcc：OD 0.8，OS 0.4。眼压：

OD 9.4 mmHg, OS 6.1 mmHg。右眼角膜透明, 左眼上皮下单个浸润灶较前缩小, 浸润灶数目无明显变化 (图4-4)。

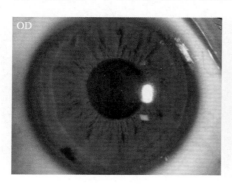
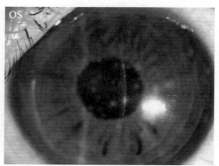

图4-4　第24天双眼眼前段照相

分析: 右眼浸润灶消失, 角膜恢复透明, 说明激素治疗起效, 浸润灶得到控制, 可酌情减量激素; 左眼浸润减轻, 说明前期局部激素冲击有效, 现给予低浓度激素和缓解眼部不适感的滴眼液, 同时增加局部免疫抑制剂治疗, 进一步控制角膜浸润灶。

处方: 0.1% 氟米龙滴眼液 OS qid; 0.1% 他克莫司滴眼液 OS tid; 0.1% 玻璃酸钠滴眼液 OU qid。

第243天

变化: 患者诉双眼异物感2天, VAcc: OD 1.0, OS 0.7; 眼压: OD 10.9 mmHg, OS 8.8 mmHg。左眼角膜散在钱币状浸润较前浅, 数目较前明显减少, 右眼前段无殊 (图4-5)。

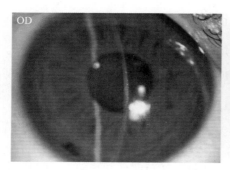
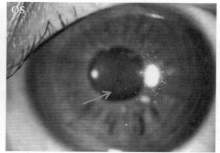

图4-5　第243天双眼眼前段照相

分析：浸润灶消退说明治疗有效，可继续使用低浓度激素滴眼液；可使用人工泪液缓解双眼异物感。

处方：0.1% 氟米龙滴眼液 OS tid；0.1% 玻璃酸钠滴眼液 OU qid。

病例分析

【病例特点】

1. 患者为年轻女性，1 周前曾有感冒史，起病急，病程长。

2. 眼红、眼痛伴异物感、流泪，后期出现视物模糊及视力下降。

3. 病程前期结膜睫状充血，偶见小出血点，上下睑结膜滤泡增生；病程后期见角膜上皮下浸润灶。

【诊断思路】

患者为青年女性，查体示结膜睫状充血，角膜透明，余无殊，考虑急性结膜炎。

按急性病毒性结膜炎治疗 8 天后结膜炎症减退，诉眼红好转，眼痛加重，查体见结膜睫状充血，上下睑结膜滤泡增生，右眼角膜周边上皮少许点染，左眼角膜上皮下浸润灶，可考虑以下疾病。

1. 急性细菌性结膜炎：多伴卡他性或黏液脓性分泌物，结膜充血较重，病程在 2 周左右；本例患者以流泪为主，眼部伴有少量黏液样分泌物。

2. 单纯疱疹病毒性角膜炎：一般为单眼发病，少数为双眼同时或先后发病。患者病灶处的知觉减退，但其周围敏感性可相对增强，故患者仍有显著疼痛、摩擦感和流泪。多有树枝状、地图状角膜溃疡，周围可见基质水肿，病变多位于角膜中央。多数双眼发病患者可伴其他全身性异常，且患者多有疱疹病毒反复发作史。本例

笔记

患者角膜上皮下浸润为红眼后发作，呈规则的散发圆形，既往无单纯疱疹病毒感染史。

3. 流行性出血性结膜炎：潜伏期短，通常在18～48小时，病程短，为5～7天，结膜下出血显著，可伴角膜上皮损害及耳前淋巴结肿大。本例患者结膜下出血不严重。

4. 咽结膜热：是由腺病毒3型、4型和7型引起的一种表现为急性滤泡性结膜炎伴有上呼吸道感染、咽炎和发热的病毒性结膜炎，传播途径主要是呼吸道分泌物。多见于4～9岁儿童和青少年。常于夏、冬季节在学校中流行。

5. 过敏性结膜炎：一般有较明显的过敏原接触史，接触过敏物质数分钟后发生眼部瘙痒、眼睑水肿和肿胀、结膜充血水肿，脱离过敏原后症状消退。72小时后发生的为迟发性超敏反应，表现为眼睑皮肤急性湿疹、皮革样变，睑结膜乳头增生、滤泡形成，严重者可发生角膜上皮脱落。本例患者无明显过敏原接触史，结膜无乳头增生，水肿不明显，无瘙痒。

【治疗思路】

1. 目前尚无特效的抗病毒治疗方法，对于一些症状、体征类似流行性角膜结膜炎，但有可能是非典型单纯疱疹病毒性角膜结膜炎的患者，可以在结膜囊内涂用阿昔洛韦眼膏或更昔洛韦凝胶进行治疗。但是过多地应用抗病毒滴眼液或眼膏可能会引起药物毒性角膜结膜炎。

2. 对上皮下浸润严重者应使用低强度、低浓度的局部激素治疗来减轻症状和控制浸润，对激素特别敏感者或需长期治疗者推荐使用局部免疫抑制剂。

3. 应在与单纯疱疹病毒感染导致的上皮性浸润鉴别后使用激素。

笔记

4. 激素使用应慎重，不可突增突减，且警惕激素停用后浸润反复。

5. 有研究表明环孢素或他克莫司点眼是在糖皮质激素耐受后有效的替代治疗。

6. 儿童易出现假膜，假膜存在时应及时剥离，以防机械力擦伤角膜，并使用润滑眼膏等保护角膜。

7. 注意卫生措施，包括认真洗手和表面消毒，以减少病毒的传播。

【疾病介绍】

流行性角膜结膜炎（epidemic keratoconjunctivitis，EKC）是较为严重的腺病毒眼部感染。主要临床表现为急性眼痛、眼红、流泪、异物感、畏光等。裂隙灯下可见眼睑及结膜水肿、充血、滤泡和乳头样结膜反应，病情较重者可有结膜下出血及角膜上皮下浸润灶，儿童易出现膜或假膜。少数患者可出现耳前淋巴结肿大和压痛。全身症状较少出现。

腺病毒感染性角膜结膜炎是一种严重的具有高度传染性的结膜炎症，累及角膜可导致角膜混浊和视物模糊，可持续数月之久。EKC 是由人类腺病毒 D 的多种类型引起的：8 型、37 型和 64 型，这些类型的腺病毒被认为是 50 多年来引起 EKC 的主要病因，但也有其他血清型的报道。混合感染也可发生。腺病毒 8 型导致的流行性角膜结膜炎临床表现最为典型。EKC 通常发生于 20~40 岁，男女发病率相同，好发于秋冬季，可通过接触带有患者分泌物的毛巾、污水、游泳池等传播。2/3 患者为单眼发病，双眼受累后受累眼病情较轻，病程较短。本病有自限性。实验室的病毒分离和血清学检查有助于确诊，结膜分泌物或刮片见大量单核细胞。有伪膜形成时，中性粒细胞数量增加。应用聚合酶链反应（polymerase chain reaction，PCR）技术对结膜分泌物或刮片进行检查可以发现腺病毒。但其所需时间过长，故目前临床上主要的诊断依据为临床特征。现也有许多研究以求快速的腺病毒感染诊断。

结膜病变期间，患者中度不适，通常仅表现普通结膜炎，按急性结膜炎常规治疗后结膜症状消退，但随着角膜炎的发生则疼痛加重，此时患者去而复返。角膜病变早期出现角膜上皮疱性隆起，但这种改变在裂隙灯下很难发现，在荧光素染色后上皮隆起处会出现"黑洞"样外观。点状上皮炎可自愈，但也有43%的概率发展为上皮下浸润。上皮性损害发展为上皮下病变后，荧光素染色为阴性，宿主的免疫反应使所有的病毒复制终止。角膜炎分为四个阶段：第一阶段：EKC发生1周后会出现角膜病变，表现为弥漫的、细微的、表浅的角膜点状上皮炎。第二阶段：第一阶段之后约1周发展至第二阶段，角膜的损害融合成局灶性、点状、轻度隆起的白色上皮病变，荧光素染色呈阳性，这一阶段持续10天左右。前两个阶段属于急性感染期，是腺病毒自身在结膜和角膜上皮的直接破坏引起的。第三阶段：第二阶段之后数天，角膜上皮性损害发展为上皮和上皮下病变。第四阶段：第三阶段之后数天演变为第四阶段，以上皮下圆形、星云状浸润为特征，荧光素染色呈阴性。后两个阶段可反复复发，迁延不愈，本质上是腺病毒引起了角膜和基质细胞的免疫原性改变从而导致了自身免疫性疾病。在双眼中，稍后受累眼的角膜浸润通常较少较轻。因为上皮下浸润为免疫反应，且可能对视力产生影响，所以可用局部激素加以控制，但在停用激素后可能会出现浸润灶的反复和病程的延长，故应用激素或者免疫抑制剂后需要缓慢减量。腺病毒性结膜炎很少继发细菌感染，所以抗生素的使用变得不那么重要，最有效的预防双重感染的方法就是慎用激素。

笔记

病例点评

对于流行性角膜结膜炎，要注意早期的诊断和抗病毒治疗。在未出现角膜炎性病变阶段时要警惕腺病毒感染的可能。出现角膜上皮下浸润和假膜时注意正确处理，注意激素使用的时机和原则：在急性感染期，不宜滴用糖皮质激素滴眼液，原因是糖皮质激素虽然可以缓解症状，但会延迟病毒的清除，促进病毒的传播，反而会延长病程。但是在下列情况下可以考虑滴用糖皮质激素滴眼液：①球结膜高度水肿，睑结膜出现假膜，或发生早期的睑球粘连；②在发病后10～14天发生角膜上皮下病变，严重影响患者的工作和生活，并导致视力下降；③角膜内皮层发生炎症，引起角膜基质水肿。应用激素眼药水后需要告知患者缓慢减量，否则病变可能复发。对于顽固性慢性迁延和复发患者，可局部使用0.1%他克莫司或者1%环孢霉素A滴眼液，以避免长期使用糖皮质激素滴眼液的不良反应，特别是糖皮质激素性青光眼的发生。

参考文献

1. JONAS R A, UNG L, RAJAIYA J, et al. Mystery eye: human adenovirus and the enigma of epidemic keratoconjunctivitis [J]. Progress in retinal and eye research, 2020,76: 100826.

2. AOKI K, GONZALEZ G, HINOKUMA R, et al. Assessment of clinical signs associated with adenoviral epidemic keratoconjunctivitis cases in southern Japan between 2011 and 2014 [J]. Diagn Microbiol Infect Dis, 2019, 95(4): 114885.

3. 王英爽，姜艳华. 不同时机采用糖皮质激素治疗流行性角结膜炎的临床效果 [J]. 中国当代医药，2019, 26(35): 72–75.

4. MIGITA H, UENO T, TSUKAHARA-KAWAMURA T, et al. Evaluation of

adenovirus amplified detection of immunochromatographic test using tears including conjunctival exudate in patients with adenoviral keratoconjunctivitis [J]. Graefes Arch Clin Exp Ophthalmol, 2019,257(4): 815 – 820.

5. ZGHAL I, FEKIH O, ZGOLLI H M, et al. Cyclosporin A eye drop and subepithelial adenoviral keratoconjunctivitis infiltrates [J]. Tunis Med, 2019, 97(5): 639 – 643.

（李锦阳　陈蔚　整理）

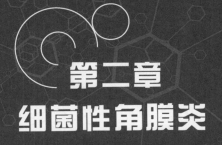

第二章
细菌性角膜炎

病例 5　肺炎链球菌性角膜炎

病历摘要

【基本信息】

　　患者，男性，56岁。

　　主诉：右眼眼红、眼痛、视力下降4天。

【病史】

　　患者4天前被石头弹伤后出现右眼眼红、眼痛、视力下降，无热泪涌出，无分泌物增多，无头痛、恶心呕吐等不适。

【专科检查】

VAsc：OD 0.01，OS 0.3。眼压：OD 8.0 mmHg，OS 12.2 mmHg。右眼结膜充血，鼻侧角膜纤维组织增殖长入角膜约 2 mm，角膜鼻下方旁中央见 3 mm×4 mm 大小灰白色类圆形浸润灶，前房深度可，积脓约 2 mm，瞳孔圆，对光反射正常，余无殊；左眼无殊。

实验室检查见图 5-1。

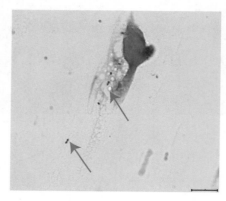

图 5-1　角膜涂片革兰染色结果显示革兰阳性球菌（箭头）

辅助检查：右眼眼前段照相（图 5-2A）；右眼角膜共聚焦显微镜（图 5-2B）。

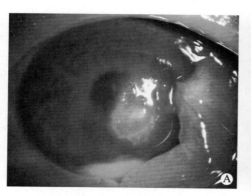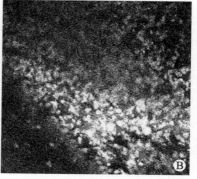

A. 眼前段照相：结膜充血，角膜圆形溃疡灶，少量前房积脓；B. 角膜共聚焦显微镜：溃疡区见大量炎症细胞高反光影（箭头），角膜组织结构不清。

图 5-2　右眼眼前段照相及角膜共聚焦显微镜检查

【诊断】

右眼细菌性角膜溃疡；右眼翼状胬肉。

【治疗及随访】

第1天

分析：境界清楚圆形溃疡，溃疡边缘呈潜掘状，前房积脓，角膜涂片镜检提示革兰阳性球菌感染，需使用足量抗生素治疗，用广谱抗生素联合针对革兰阳性球菌的抗生素。

处方：0.5% 左氧氟沙星滴眼液 OD q2h；头孢唑林钠滴眼液（50 mg/mL）OD q0.5h。

第5天

变化：患者眼痛稍缓解，角膜溃疡未见明显好转，前房积脓较前稍减少，水肿减退（图5-3）。角膜刮片培养结果提示肺炎链球菌（图5-4）。

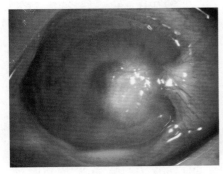

抗生素名称	MIC值	KB值	结果	描述
头孢唑林	2		~	无定义
克林霉素	2		R	耐药
氯霉素	1		S	敏感
头孢曲松	<0.5		S	敏感
左氧氟沙星	0.5		S	敏感
氧氟沙星	1		S	敏感
万古霉素	<0.5		S	敏感
加替沙星	<0.25		S	敏感
青霉素注射（非脑膜炎）	0.5		S	敏感
青霉素注射（脑膜炎）	0.5		R	耐药
青霉素（口服青霉素）	0.5		I	中介

图5-3 第5天右眼眼前段照相　　图5-4 角膜细菌培养药敏结果

分析：溃疡灶未见明显好转，结合药敏试验结果，予停用局部头孢唑林钠，改用局部万古霉素。

处方：0.5% 左氧氟沙星滴眼液 OD q2h；50 mg/mL 万古霉素滴眼液 OD q1h。

笔记

39

第 9 天

变化：VAsc：0.05，视力较前提高，角膜溃疡范围较前缩小，边界清晰，周边病灶瘢痕化（图 5-5）。

分析：抗生素治疗 7~10 天后，细菌感染控制良好，可加用激素减轻局部炎症，减少瘢痕形成。

处方：0.1% 氟米龙滴眼液 OD qid；50 mg/mL 万古霉素滴眼液 OD q2h；0.5% 左氧氟沙星滴眼液 OD qid。

第 16 天

变化：患者诉稍有异物感，病灶进一步缩小，但病灶中央上皮缺损（图 5-6）。

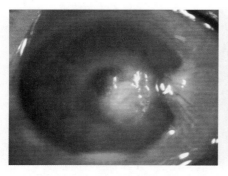 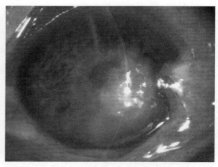

图 5-5　第 9 天右眼眼前段照相　　图 5-6　第 16 天右眼眼前段照相

分析：感染完全控制，此时需关注上皮愈合情况，避免局部药物毒性引起的愈合不良。抗生素可适当减量，同时加用促上皮修复治疗。

处方：0.5% 左氧氟沙星滴眼液 OD qid；0.1% 氟米龙滴眼液 OD qid；小牛血去蛋白提取物眼用凝胶 OD qid。

第 22 天

变化：结膜稍充血，角膜上皮基本完整（图 5-7）。

分析：感染完全控制，结膜稍充血，需继续用药至结膜充血消退。

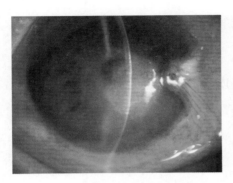

图 5-7　第 22 天右眼眼前段照相

处方：0.5% 左氧氟沙星滴眼液 OD qid；0.1% 氟米龙滴眼液 OD qid；0.1% 玻璃酸钠滴眼液 OD qid。

病例分析

【病例特点】

1. 有眼部外伤史，急性发作。

2. 眼红眼痛伴视力下降。

3. 角膜圆形溃疡灶，溃疡边缘呈潜掘状。

4. 角膜涂片镜检及培养可见肺炎链球菌。

【诊断思路】

肺炎链球菌性角膜炎鉴别诊断：本例患者以右眼结膜充血、角膜类圆形溃疡灶、前房积脓为主要表现，首先需要与感染性角膜疾病鉴别。

1. 绿脓杆菌性角膜炎：多有接触镜配戴史，起病急，发展快，弥漫浸润混浊，2~3 天就可累及全角膜，可迅速导致穿孔。角膜中央环状溃疡，前房积脓多，有淡绿色脓性分泌物，角膜涂片可见革兰阴性菌。

2. 真菌性角膜炎：多有植物性角膜外伤史，起病较慢，病灶表面干燥，分泌物较浓稠，多有伪足、卫星灶等体征，抗生素治疗无效。

3. 病毒性角膜炎：多有反复发作史，相对不对称的角膜知觉减退，结膜反应较轻，角膜溃疡呈树枝、地图或圆盘状，多无前房积脓，抗病毒治疗有效。

【治疗思路】

1. 去除危险因素，如剔除角膜异物、治疗眼表及全身疾病等。

2. 对于拟诊为细菌性角膜炎患者，开始时即按经验治疗，首选广谱抗生素滴眼液进行治疗，常联合用药；对已有细菌培养结果的，按药敏试验结果执行，同时仍需要观察临床效果以便及时调整用药。

3. 在足量抗菌药局部应用下，病情持续好转 2 ~ 3 天，但仍有角膜炎症浸润（特别是累及视轴者）时，可加用激素治疗，从低浓度开始，逐渐增加，可控制炎症，改善视力。

4. 对于严重角膜炎患者先给予足量抗生素冲击剂量治疗，病灶控制可减少抗菌药物使用频率，根据疾病严重程度和进展速度，决定复查频率。如果角膜重新上皮化和基质浸润停止进展，可逐渐停药。

5. 如药物不能控制感染，病情加重者应果断行手术治疗，包括清创加结膜瓣遮盖术、板层角膜移植和穿透角膜移植术。其中角膜移植手术的适应证为药物治疗无效，病变累及内皮层或眼内，角膜穿孔，瘢痕形成，严重影响视力。

【疾病介绍】

肺炎链球菌性角膜炎是临床常见的一种细菌性角膜炎，发展中国家发病率相对较高，在国内 2 项病原学研究中，肺炎链球菌分别占细菌性角膜炎常见菌种的第 1 位（29.5%）和第 4 位（4.9%）。角膜外伤是肺炎链球菌性角膜炎最常见的危险因素，配戴角膜接触镜、局部应用激素、使用污染的滴眼液、长期滥用表面麻醉药使角膜更易受到细菌感染。当眼表防御机制被破坏时，如眼睑异常、睑缘炎、干眼、泪道阻塞等，细菌性角膜炎感染风险增加。除此之外，眼表疾病，如 Stevens-Johnson 综合征、类天疱疮、神经营养性角膜炎及维生素 A 缺乏，均可导致细菌性角膜炎。

肺炎链球菌对角膜上皮的黏附力较强，黏附之后通过释放溶血素和胶原酶侵入角膜，从而可快速造成较严重的角膜溃疡。不同细菌性角膜炎其患者之间存在不同的体征，肺炎链球菌性角膜炎表现为急性化脓性椭圆形溃疡，边缘为匐行性，早期即可见显著前房积脓，角膜可快速穿孔，可以与金黄色葡萄球菌性角膜炎相鉴别。

大多数细菌性角膜炎早期发病时可按经验治疗，首选广谱抗生素滴眼液，后期再根据角膜涂片、药敏试验结果及治疗 48 小时后的临床疗效来修改治疗方案。临床上首选的广谱抗生素是氟喹诺酮类，如左氧氟沙星或加替沙星，这类抗生素在人角膜组织有很好的药物动力学特性，局部用药后在溃疡部位可以达到较高的药物浓度。头孢菌素和氨基糖苷类抗生素虽然药物动力学特性较差，但通过人为配制成强化药效的高质量浓度滴眼液能够弥补其不足。因此对于革兰阳性球菌，目前常用的药物组合方式为氟喹诺酮加上从覆盖革兰阳性菌（头孢唑林、万古霉素等）中选一种联合使用，肺炎链球菌的首选药是头孢唑林，头孢唑林敏感性高并且局部用药毒性很低，因此已经成为治疗细菌性角膜炎应用最广泛的头孢菌素。但不同病例的药敏试验结果可能不同，需要结合临床治疗效果及药敏试验结果，调整为更敏感有效的抗生素。如果药物治疗无效，最终将选择手术治疗，包括清创术、羊膜覆盖、结膜瓣遮盖、角膜移植等。

病例点评

　　相对真菌性感染，细菌性感染可选择抗生素种类多样，但不同类型抗生素具有不同敏感性、药物动力学及局部毒性，因此治疗细菌性角膜炎局部用药时应该综合考虑到药物的治疗作用、使用时间、浓度、对角膜结膜的影响、对泪膜的影响等。感染控制后应注意局部激素抗感染，减轻愈合后的瘢痕，疾病后期还应注意药物毒性对上皮愈合的影响。

参考文献

1. 曼尼斯. 角膜：上卷 ［M］. 史伟云，译. 4 版. 北京：人民卫生出版社，2018.

2. 福斯特. 角膜理论基础与临床实践 ［M］. 李莹，译. 4 版. 天津：天津科技翻译出版公司，2007.

3. 胡卫萍，徐永根，倪利洋，等. 细菌性角膜炎 951 例病原学及药物敏感性分析［J］. 眼科新进展，2019，39(10)：976－979.

4. 张阳，王智群，孙旭光. 2006 至 2015 年我国北方地区细菌性角膜炎病原学及药物敏感性分析 ［J］. 中华眼科杂志，2017，53(9)：662－667.

5. TEWELDEMEDHIN M, ATSBAHA A H, GEBREYESUS H, et al. Bacterial profile of ocular infections：a systematic review ［J］. BMC Ophthalmol, 2017, 17(1)：212.

6. ALMIZEL A, ALKAFF A M, ALSUHAIBANI F A, et al. Bacterial profile and antibiotic susceptibility pattern of bacterial keratitis at a tertiary hospital in riyadh ［J］. Clin Ophthalmol, 2019, 13：2547－2552.

7. MASCARENHAS J, CHEN M, SRINIVASAN M, et al. Differentiation of etiologic agents of bacterial keratitis from presentation characteristics ［J］. Int Ophthalmol, 2012, 32(6)：531－538.

（王海鸥　郑美琴　整理）

病例6　绿脓杆菌性角膜炎

病历摘要

【基本信息】

患者，女性，55 岁。

主诉：左眼视物模糊伴眼红、眼痛 5 天。

【病史】

患者 5 天前无明显诱因出现左眼视物模糊，伴眼红、眼痛、流泪及眼部分泌物增多，呈进行性加重，无视物变形等不适。至当地医院就诊，诊断为左眼细菌性角膜炎，给予头孢他啶全身抗感染，左氧氟沙星滴眼液、伏立康唑滴眼液局部治疗后未见好转。有干燥综合征病史 8 年，双眼反复配戴治疗性角膜接触镜 3 年。

【体格检查】

全身及一般状态可，鼻腔及口腔黏膜干燥，既往有干燥综合征病史 8 年。

【专科检查】

VAsc：OD 0.5，OS LP。眼压：OD 9.7 mmHg，OS 指测 Tn。右眼晶状体轻度混浊，余未见明显异常。左眼眼睑痉挛，启闭困难，结膜充血水肿，结膜囊内可见灰白色脓性分泌物，角膜重度水肿，中央区可见大小约 8 mm×9 mm 溃疡灶，部分深达基质层，鼻侧角膜变薄溶解，全角膜表面附着大量灰白色脓性分泌物，余窥不清（图 6-1）。

笔记

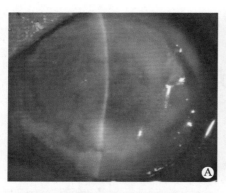
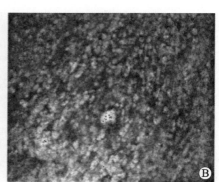
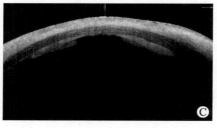

A. 眼前段照相：角膜重度水肿，中央区可见大小约 8 mm × 9 mm 溃疡灶，部分深达基质层，鼻侧角膜变薄溶解，全角膜表面附着大量灰白色脓性分泌物；B. 角膜共聚焦显微镜：未找到菌丝，溃疡区见大量炎细胞高反光影，角膜组织结构不清；C. 左眼眼前段光学相干断层扫描（optical coherence tomography，OCT）检查：可见角膜基质浸润、混浊、厚薄不均，内皮面粗糙，失去均匀、光滑和连续性。

图 6-1　辅助检查

【实验室检查】

（1）角膜真菌及细菌涂片检查：找到绿脓杆菌，镜下细菌量（+++），未找到真菌。

（2）角膜刮片细菌培养及药敏试验结果：绿脓杆菌，美罗培南敏感，最低抑菌浓度≤0.25 mg/mL。

【诊断】

左眼绿脓杆菌性角膜炎；干燥综合征。

【治疗及随访】

第 1 天

分析：左眼角膜重度水肿，中央区可见大小约 8 mm × 9 mm 溃疡灶，全角膜表面附着大量灰白色脓性分泌物。角膜涂片检查发现绿脓杆菌，考虑为绿脓杆菌性角膜炎，予以全身以及局部抗生素治疗。

处方： 头孢他啶 2 g ivgtt bid；加替沙星眼用凝胶 OS qn；0.5% 左氧氟沙星滴眼液 OS q0.5h；妥布霉素滴眼液 OS q0.5h；头孢他啶滴眼液 OS q0.5h。

第 5 天

变化： 左眼角膜表面溃疡灶边界较前稍清，表面脓性分泌物较前减少，但角膜水肿及溃疡状况仍较为严重，虹膜及前房窥不清（图 6 - 2）。

分析： 角膜情况较前好转，表明感染得到初步控制。药敏试验结果提示美罗培南敏感，故将头孢他啶换成美罗培南进行抗感染治疗。

处方： 2.5% 美罗培南滴眼液 OS q0.5h；0.5% 左氧氟沙星滴眼液 OS q2h；加替沙星眼用凝胶 OS qn；0.1% 氟米龙滴眼液 OS tid；妥布霉素滴眼液 OS q2h。

第 12 天

变化： 左眼角膜中央区较前清亮，水肿减轻，病情进一步好转（图 6 - 3）。

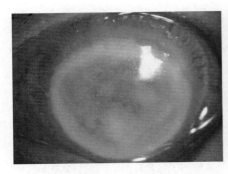

图 6 - 2 第 5 天右眼眼前段照相

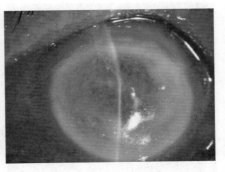

图 6 - 3 第 12 天左眼眼前段照相

分析：角膜病情得到改善，表明抗感染治疗有效。继续使用之前的用药方案，可减少美罗培南及妥布霉素滴眼液用药频率。加用玻璃酸钠滴眼液予以眼表滋润。

处方：2.5% 美罗培南滴眼液 OS q2h；0.5% 左氧氟沙星滴眼液 OS q2h；加替沙星凝胶 OS qn；0.1% 氟米龙滴眼液 OS tid；妥布霉素滴眼液 OS qid；0.1% 玻璃酸钠滴眼液 OS q2h。

第 19 天

变化：专科查体示左眼视力为 HM/50 cm，较前改善。中央区角膜较前透亮，前房、虹膜隐见。角膜水肿减轻，表面脓性分泌物减少（图 6-4）。

分析：角膜情况较前好转，表明感染得到控制，可减少用药频率，溃疡愈合不良，予行羊膜移植促进愈合，密切观察角膜病情变化。

处方：50 mg/mL 美罗培南滴眼液 OS q2h；加替沙星眼用凝胶 OS qn；0.5% 左氧氟沙星滴眼液 OS qid；0.1% 氟米龙滴眼液 OS tid；妥布霉素滴眼液 OS q2h。

变化：羊膜移植拆线后，角膜中央上皮恢复透明，可见周边上皮轻微缺损改变（图 6-5）。

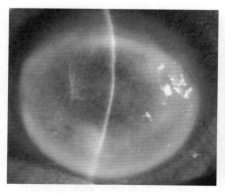 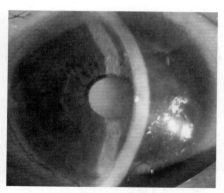

图 6-4　第 19 天左眼眼前段照相　　图 6-5　第 73 天左眼眼前段照相

第 73 天

分析：患者角膜溃疡灶已消失，角膜恢复透明，嘱规律随访。

第 28 个月

结局：视力 0.8，角膜透明（图 6-6）。

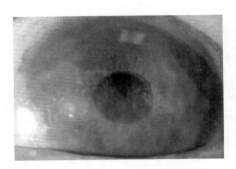

图 6-6　第 28 个月左眼眼前段照相

病例分析

【病例特点】

1. 患者女性，55 岁，干燥综合征病史 8 年，反复配戴治疗性角膜接触镜 3 年，左眼视物模糊伴眼红、眼痛 5 天。

2. 角膜重度水肿，中央区可见大小约 8 mm × 9 mm 溃疡灶，部分深达基质层，鼻侧角膜变薄溶解，全角膜表面附着大量灰白色脓性分泌物。

3. 角膜真菌及细菌涂片检查：找到绿脓杆菌，未找到真菌。

4. 予以全身及局部抗生素治疗后好转。

【诊断思路】

患者 5 天前出现左眼视物模糊伴眼红、眼痛，查体示角膜重度水肿，中央区可见大小约 8 mm × 9 mm 溃疡灶，全角膜表面附着大

笔记

量灰白色脓性分泌物。根据以往的临床经验，考虑以下疾病。

1. 匐行性角膜溃疡：致病菌多为革兰阳性球菌。角膜溃疡呈匐行性进展，常伴有前房积脓。角膜刮片和细菌培养的结果可以明确诊断。

2. 葡萄球菌性超敏性角膜炎：浸润灶多双眼发作，形态多样，好发于角膜周边部，有时伴有其上的角膜上皮缺损，前房反应也较轻。经常合并有睑缘炎。

3. 无菌性角膜浸润：通常是由对接触镜护理液的免疫反应或是组织缺氧引起。通常是多发的、小的，位于角膜周边的上皮下浸润灶，其上皮完整，仅有很轻微或无前房反应。通常在排除感染性疾病后可做出诊断。

4. 其他微生物性（除外细菌性）角膜炎：细菌培养阴性，诊断需辅助真菌或其他特殊培养和染色。

本例患者既往有干燥综合征病史 8 年，配戴治疗性角膜接触镜 3 年，角膜中央区可见化脓性溃疡灶，涂片检查结果发现绿脓杆菌，可诊断为绿脓杆菌性角膜炎，且这很可能与患者长期配戴角膜接触镜有关。绿脓杆菌感染所致角膜炎通常表现为进展迅速的化脓性坏死性浸润，伴有前房积脓和黏液性分泌物，通过定性培养进行角膜感染的实验室诊断是金标准。角膜刮片可明确相关微生物并确定其对抗生素的敏感性。

【治疗思路】

1. 药物治疗前行角膜刮片收集样本，明确病原体，选择敏感药物。

2. 嘱患者停戴角膜接触镜。

3. 可选用对铜绿假单胞菌敏感的抗生素如妥布霉素、头孢他啶等眼药水，或者根据药敏试验结果选择用药。急性期频繁滴眼

15～30分钟/次，好转后适当减少用药频率。

4. 睫状肌麻痹剂常用来松弛睫状肌以预防虹膜后粘连。局部使用胶原酶抑制剂如半胱氨酸和依地酸二钠等抑制溃疡发展。

5. 病原菌明确且感染可控制的情况下，可局部使用糖皮质激素减轻严重的炎症反应。

6. 根据临床疗效及时调整治疗方案。若药物治疗无效，可选择手术干预。

【疾病介绍】

绿脓杆菌是细菌性角膜炎上分离出来的最常见的革兰阴性病原体。快速进展、密集的基质浸润、显著化脓、液化性坏死和后弹力层膨胀形成或角膜穿孔是绿脓杆菌感染的主要特征。未受累角膜通常呈现毛玻璃样外观和上皮弥散晦暗。即使进行适当治疗，角膜炎也可快速进展为深层基质脓肿，并且出现基质穿孔性角膜炎。

健康个体中绿脓杆菌性角膜炎发病在很大程度上与软性角膜接触镜的使用有关。随着社会发展，越来越多的人选择配戴角膜接触镜进行光学矫正或者治疗。配戴角膜接触镜会因组织缺氧和改变上皮稳定状态对健康的角膜造成不利影响，从而增加了角膜感染的风险。此外，眼干、泪膜不稳定等因素也可使角膜上皮易受损，例如干燥综合征患者，更容易发生细菌性角膜炎。

绿脓杆菌感染应首选头孢类滴眼液强化治疗，严重的病例应联合氟喹诺酮类药物或氨基糖苷类药物局部治疗。绿脓杆菌性角膜炎病情严重，进展迅速，需尽早诊断，时刻关注疾病变化，控制感染。

病例点评

对于角膜接触镜相关的感染性角膜炎，要警惕绿脓杆菌性角膜炎的可能性。绿脓杆菌性角膜炎进展迅速，早期发现和适当的治疗对于减少永久性视觉丧失非常重要。对于使用角膜接触镜的患者，眼科医生需要做好宣教工作，嘱患者正确配戴，注意卫生，如有不适及时就诊。此外，近年来多重耐药绿脓杆菌性角膜炎发病率增高，给其诊治带来了新的挑战。

参考文献

1. AUSTIN A，LIETMAN T，ROSE-NUSSBAUMER J. Update on the management of infectious keratitis［J］. Ophthalmology，2017，124(11)：1678 - 1689.

2. 张阳，王智群，孙旭光. 2006 至 2015 年我国北方地区细菌性角膜炎病原学及药物敏感性分析［J］. 中华眼科杂志，2017，53(9)：662 - 667.

3. 中华医学会眼科学分会角膜病学组. 感染性角膜病临床诊疗专家共识［J］. 中华眼科杂志，2012，48(1)：72 - 75.

4. 2018 American Academy of Ophthalmology. Bacterial Keratitis Preferred Practice Pattern.

5. VAZIRANI J，WURITY S，ALI M H. Multidrug-resistant pseudomonas aeruginosa keratitis：risk factors，clinical characteristics，and outcomes. Ophthalmology，2015，122(10)：2110 - 2114.

（郑钦象　陈蔚　整理）

病例7　金黄色葡萄球菌性角膜炎

病历摘要

【基本信息】

患者，男性，36 岁。

主诉：左眼眼红、眼痛伴视物模糊 2 天。

【病史】

患者 2 天前无明显诱因左眼出现眼红、眼痛，伴视物模糊、异物感、畏光、流泪，无视物变形等不适。否认全身及眼部既往史，否认明确外伤史。

【专科检查】

VAsc：OD 0.8，OS 0.3。眼压：OD 指测 Tn，OS 指测 Tn。左眼结膜充血，角膜中央上皮脱落，颞下方可见大小约 1.5 mm × 3 mm 的灰白色溃疡灶，边界欠清晰，深达基质层，余角膜透明，前房清，深度可，瞳孔圆，直径约 3 mm，对光反射存在，余不配合（图 7 - 1）。右眼未见明显异常。

【实验室检查】

角膜真菌及细菌涂片检查：找到革兰阳性球菌，镜下细菌量（+++），未找到真菌。

【诊断】

左眼细菌性角膜炎。

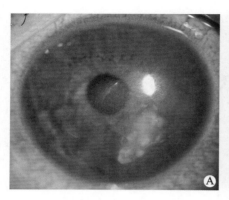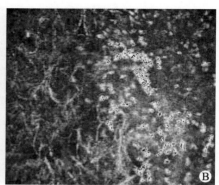

A. 左眼眼前段照相：颞下方角膜 1.5 mm × 3 mm 的灰白色溃疡灶，边界欠清；B 角膜共聚焦显微镜提示大量朗格汉斯细胞浸润，未发现菌丝。

图 7 - 1　左眼眼前段照相及角膜共聚焦显微镜检查

【治疗及随访】

第 1 天

分析：左眼角膜中央上皮脱落，颞下方可见灰白色溃疡灶，大小约 1.5 mm × 3 mm，深达基质层，周边上皮轻微水肿。患者此次急性起病，病灶无卫星灶、伪足等体征，且角膜共聚焦显微镜检查未发现菌丝，细菌性角膜炎可能性大，需立即予以角膜刮片染色及培养，明确病原体。刮片结果提示革兰阳性球菌，予局部广谱抗菌药联合头孢唑林钠抗菌药物治疗。

处方：0.5% 左氧氟沙星滴眼液 OS q2h；头孢唑林钠滴眼液 OS q0.5h；0.1% 玻璃酸钠滴眼液 OS qid。

第 5 天

变化：左眼角膜溃疡灶较前变淡，溃疡区角膜较前透明（图 7 - 2）。

分析：左眼角膜刮片培养结果提示金黄色葡萄球菌，药敏试验结果提示其对目前在用的左氧氟沙星敏感（图 7 - 3）。现病情好转，可适当降低局部抗菌药物使用频率，加用局部低浓度激素减轻炎症，减少角膜瘢痕。

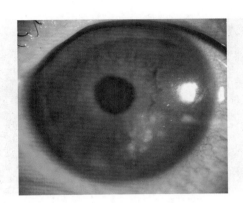

图 7 - 2　第 5 天左眼眼前段照相

抗生素名称	MIC值	KB值	结果	描述	S	R
克林霉素	<=0.125		S		0.5	4
氯霉素	4		S		8	32
红霉素	0.25		S		0.5	8
庆大霉素	<=0.25		S		4	16
左氧氟沙星	0.25		S		1	4
氧氟沙星	0.5		S		1	4
苯唑西林	0.25		S		2	4
青霉素	>=8		R		0.12	0.25
四环素	16		R		4	16
妥布霉素	>=32		R		4	16
万古霉素	1		S		2	16
利奈唑胺	1		S		4	8

图 7 - 3　药敏试验

处方：0.5% 左氧氟沙星滴眼液 OS q2h；头孢唑林钠滴眼液 OS q2h；0.1% 氟米龙滴眼液 OS qid；0.1% 玻璃酸钠滴眼液 OS qid。

第 20 天

变化：左眼角膜颞下方白色浸润病灶稍融合，较前好转（图 7 - 4）。

分析：患者情况好转，溃疡浸润病灶较前减轻，故可继续之前的治疗方案。患者角膜上皮持续脱落，考虑到此时溃疡病灶好转，可加强局部激素应用，减轻炎症反应，减少角膜瘢痕形成。

处方：0.1% 醋酸泼尼松龙滴眼液 OS tid；余维持原治疗。

第 32 天

变化：左眼视力 0.6，角膜颞下方可见斑翳，病灶静止（图 7 - 5）。

笔记

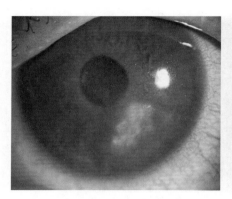 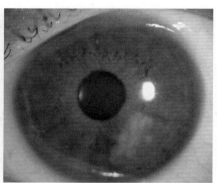

图 7-4　第 20 天左眼眼前段照相　　图 7-5　第 32 天左眼眼前段照相

分析：左眼浸润病灶静止，形成斑翳，可停用抗生素滴眼液，予以局部激素减少角膜瘢痕形成。

处方：0.02% 氟米龙滴眼液 OS tid；0.1% 玻璃酸钠滴眼液 OS qid。随访。

病例分析

【病例特点】

1. 患者男性，36 岁，左眼眼红、眼痛伴视物模糊 2 天。

2. 结膜充血，角膜颞下方可见局灶性灰白色溃疡灶，大小 1.5 mm×3 mm，深达基质层，前房清。

3. 角膜刮片培养检查：金黄色葡萄球菌。

4. 予以局部抗生素治疗后病情好转。

【诊断思路】

患者无明显诱因出现眼红、眼痛伴视物模糊，查体角膜颞下方可见局限性白色溃疡灶，深达基质层，根据以往的临床经验，考虑以下疾病。

1. 真菌性角膜炎：外伤性角膜损伤后发生的角膜炎必须考虑

真菌感染的可能，浸润区通常有羽毛状边缘，可能有卫星灶围绕。实验室检查可见真菌菌体或菌丝。

2. 葡萄球菌性超敏性角膜炎：浸润灶多双眼发作，浸润灶形态多样，好发于角膜周边部，有时伴有其上的角膜上皮缺损，前房反应较轻。经常合并有睑缘炎。

3. 无菌性角膜溃疡：主观症状较轻，病灶局限，常伴有角膜水肿或虹膜炎，细菌培养阴性。可见于神经营养性或暴露性角膜炎、自身免疫性角膜炎和药物性角膜炎。

4. 残余的角膜异物：有异物外伤病史，可伴有角膜基质炎症、水肿，偶可见无菌性浸润。清除异物后，浸润和炎症通常会改善。

本例患者眼部症状明显，角膜局限性溃疡伴浸润，角膜刮片培养结果提示金黄色葡萄球菌，不难诊断为金黄色葡萄球菌性角膜炎。细菌感染是感染性角膜炎最常见的病因，通过定性培养进行角膜感染的实验室诊断是金标准。角膜刮片可明确相关病原体并确定对抗生素的敏感性。此外，为了避免病原微生物眼内转移，不应进行房水穿刺或玻璃体穿刺，除非高度怀疑微生物感染性眼内炎。

【治疗思路】

1. 药物治疗前行角膜刮片采集样本，明确病原体，选择敏感药物。

2. 对于症状和前房反应都比较轻的周边小溃疡灶（2 mm 或以下），可经验性给予广谱非强效抗生素滴眼液滴眼，一般首选喹诺酮类滴眼液或氨基糖苷类滴眼液。

3. 对于溃疡灶较大，溃疡累及瞳孔，前房反应重及前房积脓的患者，金黄色葡萄球菌性角膜炎可用强效抗生素头孢唑林或万古霉素频繁滴眼治疗。

4. 严重角膜炎患者，按照上述用药原则，间隔 15 ~ 30 分钟滴眼 1 次，好转后适当减少用药频率。

5. 睫状肌麻痹剂常用于松弛睫状肌以预防虹膜后粘连。局部使用胶原酶抑制剂如半胱氨酸和依地酸二钠等可抑制溃疡发展。

6. 病原菌明确且感染可控的情况下，可局部使用糖皮质激素减轻严重的炎症反应。

7. 如有持续的上皮缺损，在感染得到控制的条件下，应采取辅助治疗以修复表面，如润滑、抗生素软膏、绷带隐形眼镜、羊膜覆盖或睑裂缝合。

8. 根据临床疗效及时调整治疗方案。若药物治疗无效，可选择手术干预。

【疾病介绍】

细菌性角膜炎是化脓性角膜溃疡最常见的原因。最常见的病原体是革兰阳性球菌，其中又以葡萄球菌最为常见。症状主要表现为眼红、眼痛、视力下降、分泌物增多。金黄色葡萄球菌感染所致的角膜溃疡通常是局灶性的圆形或椭圆形，浸润区呈灰白色，边界清晰，可扩大进展为稠厚的深基质浸润。

由于角膜自身具有抵抗感染的能力，正常眼部很少出现化脓性角膜溃疡。配戴角膜接触镜、创伤、角膜手术、眼表疾病、全身性疾病和免疫抑制等诱因均可改变眼表防御机制，从而导致细菌侵入角膜。在发展中国家，细菌性角膜炎多与眼外伤相关。

金黄色葡萄球菌性角膜炎可出现在角膜的任何部位，但是中央角膜感染预后较差。即使感染被控制，病原体被消除，这个位置的瘢痕也会造成视力损害。未经治疗或者严重的细菌性角膜炎可能导致角膜穿孔，且有可能发展为眼内炎，进而导致视力丧失。鉴于角膜组织破坏的发生较为迅速，理想的治疗方案不仅要求快速诊断疾病并及时制定治疗方法，而且要求定期随访。

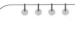

病例点评

　　金黄色葡萄球菌性角膜炎应尽早诊断并控制感染，这不仅有利于角膜炎症的愈合，也利于改善预后。大多数金黄色葡萄球菌可以产生 β-内酰胺酶，对青霉素具有耐药性。耐药性金黄色葡萄球菌性角膜炎是临床上需要关注的问题。另外，需注意眼用抗生素存在局部毒性，因此局部用药时也应综合考虑药物的治疗作用、使用时间、浓度、对角膜结膜的影响、对泪膜的影响以及患者的病理状态、经济因素等。

参考文献

1. AUSTIN A，LIETMAN T，ROSE-NUSSBAUMER J. Update on the management of infectious keratitis［J］. Ophthalmology，2017，124(11)：1678 - 1689.

2. 韩玉萍，李冰，杨纪忠. 浸药羊膜移植治疗细菌性角膜溃疡的疗效观察［J］. 中华眼外伤职业眼病杂志，2019，41(2)：85 - 88.

3. 张阳，王智群，孙旭光. 2006 至 2015 年我国北方地区细菌性角膜炎病原学及药物敏感性分析［J］. 中华眼科杂志，2017，53(9)：662 - 667.

4. 中华医学会眼科学分会角膜病学组. 感染性角膜病临床诊疗专家共识［J］. 中华眼科杂志，2012，48(1)：72 - 75.

5. 2018 American Academy of Ophthalmology. Bacterial Keratitis Preferred Practice Pattern.

6. SAND D，SHE R，SHULMAN I A. Microbial keratitis in los angeles：the eye institute and the los angeles country hospital experience［J］. Ophthalmology，2015，122(5)：918 - 924.

（郑钦象　陈蔚　整理）

病例 8　非结核分枝杆菌性角膜炎

病历摘要

【基本信息】

　　患者，男性，38 岁。

　　主诉：左眼被铁屑弹伤后视物模糊 10 天。

【病史】

　　10 天前患者因左眼被铁屑弹伤后出现视物模糊，伴畏光流泪，以及明显异物感，无眼前黑影飘动、视物变形等不适。患者为求进一步诊治遂来我院就诊。

【专科检查】

　　VAsc：OD 0.7，OS 0.4。眼压：OD 12.3 mmHg，OS 14.5 mmHg。左眼结膜充血，角膜可见散在浸润灶，基质稍水肿，角膜后可见角膜后沉着物（keratic precipitakes，KP），余无殊（图 8 - 1A）。

【诊断】

　　左眼细菌性角膜炎。

【治疗及随访】

　　第 1 天

　　分析：角膜可见散在浸润灶，基质稍水肿，角膜共聚焦显微镜检查未发现真菌菌丝，角膜刮片见非结核分枝杆菌，考虑细菌性角膜炎，予以局部抗感染治疗。

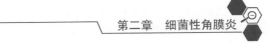

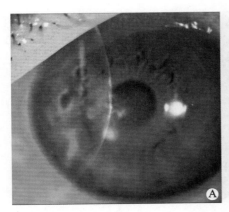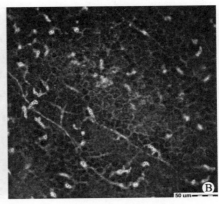

A. 初次门诊眼前段照相：角膜可见散在浸润灶，基质稍水肿；B. 角膜共聚焦显微镜检查：未发现真菌菌丝。

图8-1　辅助检查

处方：硫酸阿米卡星滴眼液 OS q1h；加替沙星眼用凝胶 OS qid。

第11天

变化：角膜散在浸润灶缩小，基质稍水肿（图8-2）。

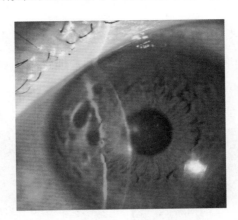

图8-2　第11天左眼眼前段照相

分析：症状较前好转，减少抗感染用药。

处方：硫酸阿米卡星滴眼液 OS q2h；加替沙星眼用凝胶 OS tid。

第20天

变化：角膜散在浸润灶基本消失，基质水肿消退（图8-3）。

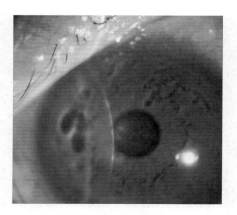

图 8 - 3　第 20 天左眼眼前段照相

分析：症状较前好转，继续当前治疗方案。

处方：继续维持原用药治疗。

5 个月后患者主诉左眼眼痛 3 天，再次于我院就诊，患者于 1 个月前自行停药。

再诊第 1 天

分析：角膜中央可见 5 mm × 6 mm 椭圆形白色混浊，呈多病灶（图 8 - 4A），角膜共聚焦显微镜检查未发现真菌菌丝（图 8 - 4B），考虑细菌性角膜炎复发，予以局部及全身抗感染治疗。

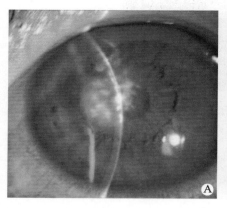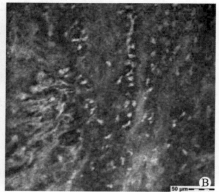

图 8 - 4　再诊时辅助检查

处方：万古霉素滴眼液 OS q0.5h；阿米卡星滴眼液 OS q0.5h；加替沙星眼用凝胶 OS q2h。

再诊第 3 天

变化：角膜中央椭圆形白色混浊稍缩小，呈多病灶（图8－5）。

分析：药物治疗效果较好，继续当前用药。

处方：万古霉素滴眼液 OS q1h；阿米卡星滴眼液 OS q1h；加替沙星眼用凝胶 OS q2h。

再诊第 10 天

变化：角膜中央椭圆形白色混浊明显缩小（图8－6）。

分析：角膜刮片培养见非结核分枝杆菌，且药物治疗效果较好，继续当前用药。

处方：万古霉素滴眼液 OS q2h；阿米卡星滴眼液 OS q2h；加替沙星眼用凝胶 OS q2h。

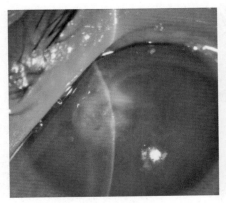

图8－5　再诊第3天
左眼眼前段照相

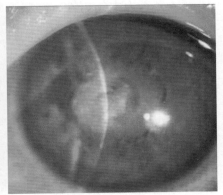

图8－6　再诊第10天
左眼眼前段照相

再诊第 20 天

变化：角膜中央椭圆形白色混浊基本消失（图8－7）。

分析：症状较前明显好转，继续当前治疗方案。

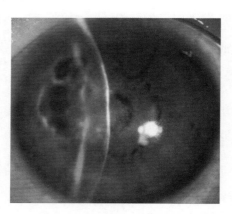

图 8 - 7　再诊第 20 天左眼眼前段照相

处方：阿米卡星滴眼液 OS qid；加替沙星眼用凝胶 OS qid。

病例分析

【病例特点】

1. 患者为中年男性，左眼有外伤史。

2. 左眼有类圆形白色浸润灶，边界不清，基质水肿。

3. 刮片找到非结核分枝杆菌。

4. 治疗好转后复发，迁延不愈。

【诊断思路】

非结核分枝杆菌性角膜炎是由非结核分枝杆菌引起的以角膜基质多灶性浸润为主的慢性炎症，起病缓慢，病灶迁延不愈，早期临床症状为畏光、流泪、眼红，部分患者表现为眼痛，但不明显；随病情发展会出现视力下降。典型体征包括角膜基质多灶性点状浸润、无痛性角膜溃疡及基质脓肿。角膜刮片、及时抗酸染色和细菌培养可明确诊断。细菌性角膜炎鉴别诊断如下。

1. 单纯疱疹病毒性角膜炎：单纯疱疹病毒性角膜炎有反复发

作的病史和典型的角膜体征。典型体征是病变部的角膜知觉常减低或消失，其周围角膜的敏感性却相对增加，有显著疼痛、摩擦感、流泪等刺激症状。初期角膜上皮层可见灰白色、近乎透明、稍隆起的针尖样小疱，呈点状或排列成行或聚集成簇；感染的上皮细胞坏死脱落，形成树枝状溃疡，溃疡呈树枝状末端分叉和结节状膨大，荧光素染色可见中央部溃疡染成深绿，病灶边缘包绕淡绿色。

2. 革兰阳性球菌角膜感染：表现为圆形或椭圆形局灶性脓肿病灶，伴有边界明显的灰白色基质浸润；葡萄球菌可致严重的基质脓肿和角膜穿孔；肺炎球菌引起的角膜炎表现为椭圆形、带匍行性边缘、较深的中央基质溃疡，常伴前房积脓及角膜后纤维素沉着，也可致角膜穿孔。

3. 革兰阴性细菌感染：表现为快速发展的角膜液化性坏死；铜绿假单胞菌性角膜溃疡常开始于角膜上皮的灰白色或黄色浸润，可出现大量浅蓝绿色分泌物，常伴剧烈的疼痛，且角膜溃疡向各个方向迅速扩散，可伴有前房积脓等；外伤或角膜软性接触镜配戴者易感染铜绿假单胞菌。

4. 真菌性角膜炎：此类患者多有植物枝叶划伤角膜病史，病情发展相对较慢，未进行抗真菌药物治疗很难控制病情，角膜病灶呈现灰白色，外观干燥粗糙，有时在病灶周围可见伪足或卫星灶形成，病灶表面物质易被刮除。实验室辅助检查可见真菌菌体或菌丝，该患者与之不符，可予以排除。

5. 棘阿米巴角膜炎：表现为慢性、进行性、疼痛性角膜溃疡；与植物性角膜外伤有关。多为单眼发病，有明显的异物感、畏光、流泪等刺激症状，常伴有与体征不符的剧烈疼痛；眼部体征为点状、树枝状角膜上皮浸润，或为盘状或环形角膜基质浸润；无反复发作的病史，病情严重者常伴有前房积脓、角膜后弹力层皱褶和角膜后沉着物。

【治疗思路】

1. 非结核分枝杆菌性角膜炎的治疗原则为局部治疗与全身治疗相结合，药物治疗与手术治疗相结合，急性期禁用激素。早期非结核分枝杆菌性角膜炎，首选阿米卡星滴眼液，每 30~60 分钟滴 1 次，治疗有效之后酌情减量；局部联合 2 种或多种抗生素治疗，可降低单一抗生素耐药性的风险，新的大环内酯类药物，如克拉霉素（10 mg/L）和第四代氟喹诺酮类（莫西沙星）作为三联治疗的首选药物。重度患者应同时口服克拉霉素片或阿奇霉素片。

对于药物治疗无效、病情继续发展的患者应行手术治疗。手术包括角膜病灶清除术、板层角膜移植术或穿透性角膜移植术，术后局部使用阿米卡星或加替沙星滴眼液可防止病情复发。

2. 角膜刮片检查明确诊断，根据药敏试验结果选择敏感抗生素进行抗感染治疗。

【疾病介绍】

非结核分枝杆菌又称非典型性分枝杆菌，是指结核分枝杆菌复合群（结核分枝杆菌、牛分枝杆菌、非洲分枝杆菌、田鼠分枝杆菌）和麻风分枝杆菌以外的其他分枝杆菌。非结核分枝杆菌属放线菌目分枝杆菌属，具有抗酸染色阳性特性。其主要侵袭肺部，多由眼部病史、人工瓣膜和手术部位感染引起。非结核分枝杆菌眼部感染分为眼表感染和眼内感染，眼表感染报道较多的有非结核分枝杆菌性角膜炎，近年来随着准分子激光手术的大量开展，非结核分枝杆菌性角膜炎患者大幅增多。目前非结核分枝杆菌已成为准分子激光手术术后角膜感染的主要微生物，一旦确诊应及时治疗，治疗原则为局部与全身、药物与手术相结合，一般认为急性期禁用糖皮质激素。由于非结核分枝杆菌对绝大多数抗结核药耐药，故抗结核类药物并非治疗非结核分枝杆菌的首选药，主要治疗药物包括阿米卡星、克拉霉素、阿奇霉素、罗红霉素、加替沙星等。

病例点评

　　非结核分枝杆菌所致眼表感染呈现上升态势，应在临床诊疗中引起重视，尤其是外伤和角膜屈光手术术后发生的，与真菌性、病毒性或棘阿米巴角膜炎较难鉴别，常规抗生素治疗效果欠佳，应根据微生物检验结果明确诊断。尽管临床上如阿米卡星等药物对于非结核分枝杆菌敏感性较高，但眼表感染非结核分枝杆菌后治疗的困难仍不可小视，非结核分枝杆菌性角膜炎可能迁延不愈，需要长期治疗，病情易反复。

参考文献

1. 张涛，李金瑛，柯瑞莉. 非结核分枝杆菌致眼部感染的研究进展 [J]. 中华临床医师杂志(电子版)，2013，7(8)：3501 - 3503.

2. JOHN T, VELOTTA E. Nontuberculous（atypical）mycobactenia keratitis after LASIK：current status and clinical implications. Cornea，2005，24：245 - 255.

（郑钦象　陈蔚　整理）

病例 9　假白喉棒状杆菌性角膜炎

病历摘要

【基本信息】

患者，女，60 岁。

主诉：左眼视物模糊伴红、痛、异物感 3 天。

【病史】

3 天前患者无明显诱因出现左眼视物模糊，伴眼红、眼痛，以及明显异物感，无眼前黑影飘动、视物变形等不适。既往有左眼表层点状角膜上皮病变病史，3 个月前曾至我院就诊，使用更昔洛韦眼用凝胶、伐昔洛韦片、0.1% 氟米龙滴眼液等抗病毒药物治疗后好转。

【专科检查】

VAsc：OD 0.6，OS 0.15；眼压：OD 10.0 mmHg，OS 7.4 mmHg。左眼结膜中度充血，角膜中央上皮弥漫点状缺损，上方边界清，晶状体混浊，玻璃体絮状混浊，眼底见视乳头界清色红，C/D 约为 0.3，视网膜平伏，黄斑中心凹反光未见（图 9-1），余无殊。

【诊断】

左眼角膜上皮缺损；双眼年龄相关性白内障。

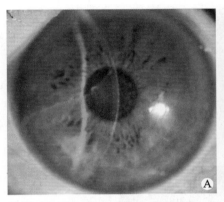
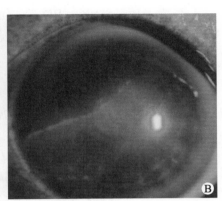
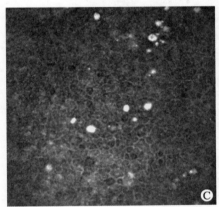

A. 眼前段照相，初次门诊眼前节照片显示结膜中度充血；B. 眼前段照相，左眼钴蓝光下角膜荧光素染色图像：角膜中央上皮弥漫点状缺损，上方边界清；C. 初次门诊角膜共聚焦显微镜检查显示未发现菌丝或真菌或棘阿米巴原虫等病原体。

图 9-1　辅助检查

【治疗及随访】

第 1 天

分析：左眼结膜中度充血，角膜中央上皮弥漫点状缺损，上方边界清，角膜病灶与 3 个月前发病类似，且角膜共聚焦显微镜检查未发现菌丝、真菌或棘阿米巴原虫等病原体，首先考虑病毒复发，予抗病毒治疗。

处方：更昔洛韦眼用凝胶 OS qid；盐酸伐昔洛韦片 0.3 g po bid；0.1% 氟米龙滴眼液 OS tid；双眼配戴治疗性角膜接触镜。

第 10 天

变化：症状没有明显好转。角膜共聚焦显微镜检查见炎性细胞（图 9-2）。

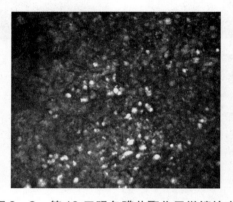

图 9-2　第 10 天眼角膜共聚焦显微镜检查

分析：角膜共聚焦显微镜检查仍未发现真菌或棘阿米巴原虫等病原体，角膜刮片阴性。考虑细菌感染可能。

处方：加替沙星滴眼液 OS qid；妥布霉素滴眼液 OS qid；余治疗同前。

第 27 天

变化：裂隙灯下可见左眼结膜中度充血，角膜病变范围从鼻侧转至颞侧，中央可见浅基质浸润（图 9-3）。

分析：经过有效的抗病毒治疗后患者病情无明显好转，且出现病变范围的转移以及浅基质浸润，考虑细菌感染的可能，再次行角膜刮片检查。3 天后，角膜刮片培养结果显示假白喉棒状杆菌感染，美罗培南敏感（图 9-4）。

处方：美罗培南滴眼液 OS q2h；加替沙星眼用凝胶 OS qid。

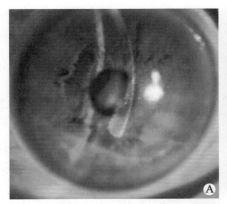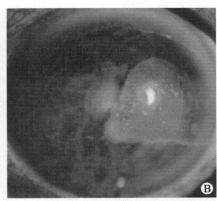

图 9-3 第 27 天左眼眼前段照相

培养结果: 1. 假白喉棒状杆菌											
药敏试验:1. 假白喉棒状杆菌			菌落计数:			敏感(S) 耐药(R) 中介(I)					
抗生素	MIC值 μg/mL	KB值 mm	结果	S	R	抗生素	MIC值 μg/mL	KB值 mm	结果	S	R
头孢他啶	0.5		S	≤8	≥32						
克林霉素	4		R	≤0.5	≥4						
庆大霉素	0.125		S	≤4	≥16						
左氧氟沙星	0.125		S	≤2	≥8						
美洛培南	0.008		S	≤4	≥16						
万古霉素	0.25		S	≤2	≥-						

图 9-4 角膜刮片培养结果

第 37 天

变化:患者自觉症状明显好转,专科查体示裂隙灯下可见左眼角膜病变范围较前缩小(图 9-5)。

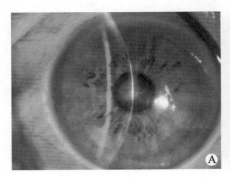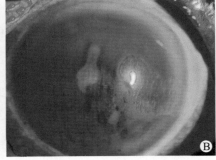

图 9-5 第 37 天左眼眼前段照相

分析：治疗有效，继续用药。

处方：继续维持原用药治疗。

第 41 天

变化：裂隙灯下可见左眼角膜病变范围明显缩小（图 9−6）。

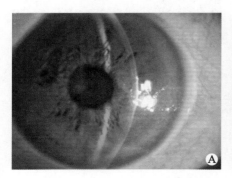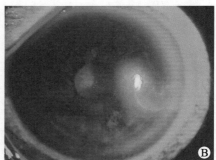

图 9−6　第 41 天左眼眼前段照相

处方：继续维持原用药治疗。

第 48 天

变化：裂隙灯下可见左眼角膜仅有少量点状缺损（图 9−7）。

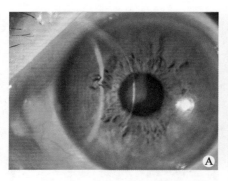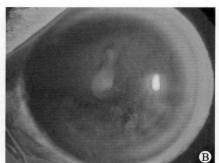

图 9−7　第 48 天左眼眼前段照相

处方：继续维持原用药治疗。

第 62 天

结局：患者无自觉症状，裂隙灯下左眼角膜完全愈合（图 9−8）。

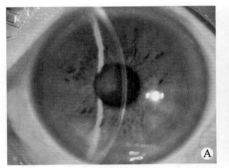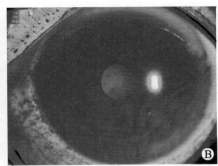

图 9 - 8 第 62 天左眼眼前段照相

患者使用美罗培南后复查眼前节照片显示如图 9 - 9。

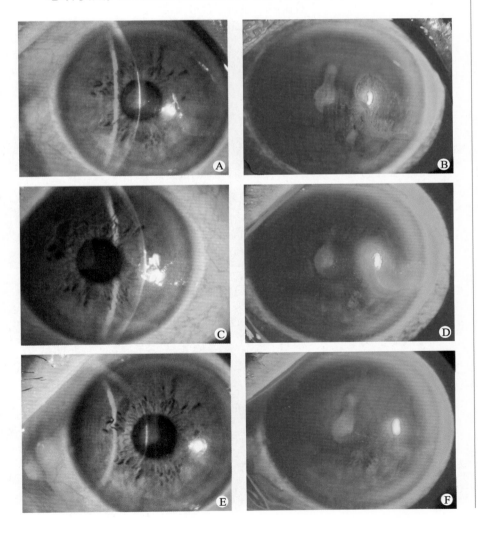

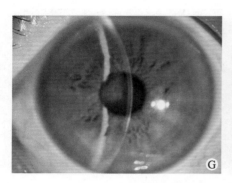
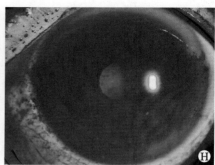

患者根据药敏试验结果使用美罗培南后 7 天（A、B）、11 天（C、D）、18 天（E、F）、32 天（G、H）复查眼前节照片显示角膜病变明显好转至痊愈的过程。

图 9 - 9　复查眼前节照相

病例分析

【病例特点】

1. 患者为老年女性，既往有病毒性角膜炎。

2. 专科检查：角膜上皮缺损复发，边界清晰，上皮缺损缘可见线性混浊灶；病变范围从鼻侧转移至颞侧，后期角膜中央可见浅基质浸润。

3. 实验室检查：初诊后 30 天角膜刮片细菌培养发现假白喉棒状杆菌，其对美罗培南敏感。

4. 特殊检查：角膜共聚焦显微镜检查未发现菌丝、真菌或棘阿米巴原虫等病原体。

5. 治疗：抗病毒药物治疗无效，局部氟喹诺酮类药物不敏感，根据药敏试验结果使用美罗培南后治疗效果好。

【诊断思路】

患者以左眼边界清晰的角膜上皮缺损为主要表现，并且既往有病毒性角膜炎病史，根据以往的临床经验，首先会考虑以下疾病。

1. 单纯疱疹病毒性角膜炎：该病多有反复发作史，病程迁延，特别是单纯疱疹病毒性角膜炎上皮型仅可见角膜上皮点、片状损害，与本病相似。

2. 药物毒性角膜炎：该病因局部用药不规范而引起，起病隐匿，以局限性或弥漫性表层点状角膜上皮病变为早期表现。

但结合本病病例特点可发现，本病发病前患者未局部用药，在经过有效的抗病毒治疗后病情无明显好转，且后期患者出现病变范围的转移以及浅基质浸润，应当考虑细菌感染的可能。实验室检查特别是细菌培养是本病诊断的首选方法。

【治疗思路】

1. 根据患者年龄、病史、查体，特别是发现角膜上皮缺损伴有相应部位的基质下混浊或浸润应怀疑患有此病，积极进行角膜刮片细菌培养以及药敏试验。

2. 根据药敏试验结果给药，假白喉棒状杆菌一般对青霉素敏感，对红霉素不敏感，其药物治疗的效果好。

【疾病介绍】

假白喉棒状杆菌是革兰阳性菌，棒状杆菌属。它是结膜囊内的正常菌群，数量随年龄增长而增加，可条件致病。它生长缓慢，致病性较弱，却是棒状杆菌角膜炎中主要的菌种之一。

假白喉棒状杆菌引起的角膜炎发病率低，文献报道极少。患者病程往往较慢，无明显疼痛，相比其他革兰阳性细菌性角膜炎的裂隙灯表现，如表皮葡萄球菌角膜炎圆形或椭圆形局灶性脓肿、肺炎链球菌角膜炎的匐行性溃疡、金黄色葡萄球菌角膜炎明显的前房反应，假白喉棒状杆菌查体仅可见角膜上皮缺损及相应部位的基质下混浊，伴或不伴前房反应。并且由于其致病性弱的特点，本病多见于老年人，多伴有眼表手术史，病毒性角膜炎或糖尿病病史。假白喉棒状杆菌角膜炎的诊断依赖细菌培养，镜下表现为菌体长而中间粗、两端圆钝无芽孢的革兰阳性棒状杆菌，相比白喉棒状杆菌，着色较均匀，很少有异染颗粒。

虽然假白喉棒状杆菌角膜炎并非常见的细菌性角膜炎，但近年来，棒状杆菌等眼部固有细菌感染检出逐年增高，占细菌性角膜炎的1%～16.1%，并且由于其症状不典型，易被误诊、漏诊，因此需要眼科医师的深入了解。

病例点评

假白喉棒状杆菌角膜炎在人群中的患病率较低，眼科医师在首诊时往往忽略此病，并且患者常为免疫功能低下的老年人，当合并有病毒性角膜炎既往史时，易误诊为病毒性角膜炎复发，仅使用抗病毒治疗，导致治疗效果不理想，症状迁延反复。对于老年人，尤其合并有眼部手术史、糖尿病病史、病毒性角膜炎病史的患者，眼科医师要意识到此病，积极进行细菌培养，根据药敏试验结果给药或经验性给药。

参考文献

1. BHARATHI M J, RAMAKRISHNAN R, SHIVAKUMAR C, et al. Etiology and antibacterial susceptibility pattern of community-acquired bacterial ocular infections in a tertiary eye care hospital in south India [J]. Indian journal of ophthalmology, 2010, 58(6): 497-507.

2. SCHAEFER F, BRUTTIN O, ZOGRAFOS L, et al. Bacterial keratitis: a prospective clinical and microbiological study [J]. British Journal of Ophthalmology, 2001, 85

（7）：842 - 847.

3. HALL R C, MCKELLAR M J. Bacterial keratitis in Christchurch, New Zealand, 1997—2001 ［J］. Clinical & experimental ophthalmology, 2004, 32（5）：478 - 481.

4. RUBINFELD R S, COHEN E J, ARENTSEN J J, et al. Diphtheroids as ocular pathogens ［J］. American journal of ophthalmology, 1989, 108（3）：251 - 254.

5. BURKOVSKI A. Corynebacterium pseudodiphtheriticum：putative probiotic, opportunistic infector, emerging pathogen ［J］. Virulence, 2015, 6（7）：673 - 674.

（郑钦象　陈蔚　整理）

病例 10　慢性移植物抗宿主病合并耐药性细菌性角膜炎

病历摘要

【基本信息】

患者，男性，38 岁。

主诉：双眼视物模糊伴异物感半年，右眼加重 3 个月。

【病史】

患者半年前出现双眼视物模糊，伴异物感、反复干涩，无眼前黑影遮挡、视物变形等不适，多次于我院门诊就诊，接受药物等对症治疗后，未见明显好转，3 个月前右眼视物模糊开始逐渐加重（图 10 – 1），为求进一步诊治，本次住院治疗。

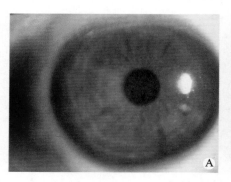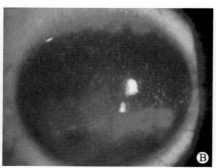

患者本次入院前 3 个月右眼眼前段照片，可见右眼角膜上皮广泛点状着染，局部密集点染。

图 10 – 1　右眼眼前段照相

右眼目前用药：玻璃酸钠滴眼液 qid，更昔洛韦眼用凝胶 qid，加替沙星眼用凝胶 tid。

患者 1 年余前于外院行骨髓移植（具体不详）；半年余前于外院行泪小点栓塞术；3 个月前因左眼角膜炎于我院行左眼羊膜移植术；现长期服用地塞米松片。

【体格检查】

面部皮肤大片色素沉着；身高 173 cm，体重 40 kg。

【专科检查】

VAsc：OD 0.12，OS 0.06。主觉验光：无明显提升。眼压：OD 9.3 mmHg，OS 6.7 mmHg。

右眼结膜充血，角膜中央约 2 mm×2 mm 溃疡灶，累及深基质，余角膜透明，前房深、清，瞳孔圆，直径约 3 mm，对光反射存在，晶状体透明，玻璃体絮状混浊，小瞳下眼底窥不入。左眼结膜充血，角膜中央约 4 mm×4 mm 混浊、基质浸润、轻度水肿、边界尚清，余角膜透明。双眼前段照相（图 10-2）；右眼角膜共聚焦显微镜检查（图 10-3）；B 超：双眼玻璃体轻度混浊。

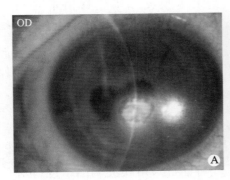
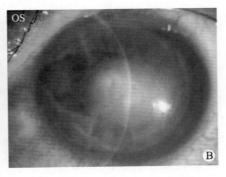

右眼角膜中央约 2 mm×2 mm 溃疡；左眼角膜中央约 4 mm×4 mm 基质混浊。

图 10-2　双眼眼前段照相

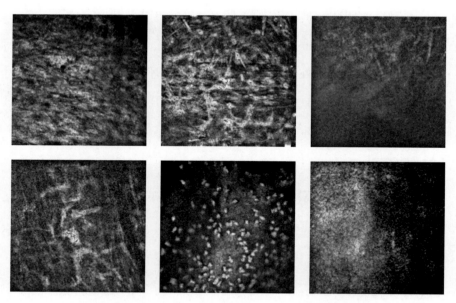

角膜炎症细胞浸润，未发现真菌菌丝、棘阿米巴原虫等。

图 10 - 3　右眼角膜共聚焦显微镜检查

【实验室检查】

右眼角膜涂片：真菌阴性；细菌阴性。

【诊断】

右眼角膜溃疡（性质待查）；左眼角膜炎（羊膜移植术后）；双眼干眼；慢性移植物抗宿主病。

【治疗及随访】

第 1 天

分析：患者右眼角膜溃疡灶，感染可能性较大，需取右眼病灶标本培养及药敏试验等进一步检查，确定右眼角膜炎病因，进行对症治疗。鉴于目前刮片结果阴性，角膜共聚焦显微镜检查未发现真菌菌丝，目前暂予局部广谱抗生素抗感染及自体血清营养角膜治疗。根据病情发展，必要时进行手术治疗。

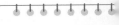

处方：加替沙星眼用凝胶 OD qid；自体血清滴眼液 OU q2h；0.1% 玻璃酸钠滴眼药 OU qid。

第 2 天

分析：细菌培养结果提示木糖葡萄球菌感染，该致病菌为一种葡萄球菌属的耐药菌，但对万古霉素敏感（图 10 – 4）。

一般细菌培养及鉴定　　　**温州医科大学附属眼视光医院检验报告**　条码号：1905080834

姓　名：		住院号：3152927	样本类型：角膜刮片	样本编号：1905081030004
性　别：男		病　区：	床　位：0808	样本状态：正常
年　龄：38岁		送检医生：李锦阳		临床诊断：双眼角膜溃疡

培养结果：1. 葡萄球菌属　　　菌落计数：木糖葡萄球菌　敏感（S）耐药（R）中介（I）
药敏试验：1. 葡萄球菌属

抗生素	MIC值 ug/ml	KB值 mm	结果	S	R	抗生素	MIC值 ug/ml	KB值 mm	结果	S	R
阿米卡星	128		R	≤16	≥64						
克林霉素	256		R	≤0.5	≥4						
氯霉素	32		R	≤8	≥32						
红霉素	16		R	≤0.5	≥8						
左氧氟沙星	32		R	≤1	≥4						
氧氟沙星	8		R	≤1	≥4						
苯唑西林	4		R	≤0.2	≥0.5						
青霉素	1		R	≤0.1	≥0.2						
妥布霉素	32		R	≤4	≥16						
万古霉素	2		S	≤4	≥32						

评论或结果解释：

采集时间：19/05/08 16:38　接收时间：19/05/08 18:51　检验者：李亚利　审核者：
审核时间：19/05/11 11:46　打印时间：　　　　　　此报告仅对该标本负责，请结合临床！

图 10 – 4　细菌培养结果

处方：万古霉素滴眼药 OD q2h；加替沙星眼用凝胶 OU qid；自体血清滴眼液 OU q2h；0.1% 玻璃酸钠滴眼液 OU q2h。

第 8 天

变化：右眼病灶较前清爽，溃疡好转，色变淡，边界较前清晰（图 10 – 5）。

分析：抗生素治疗有效。

处方：继续维持原用药治疗。

第 15 天

变化：右眼裸眼视力 0.2，结膜充血好转，病灶累及深度逐渐变浅，斑翳形成（图 10 – 6）。

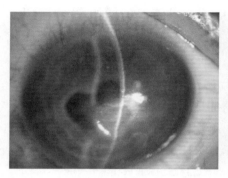 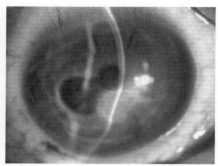

图 10 - 5　第 8 天右眼眼前段照相　　图 10 - 6　第 15 天右眼眼前段照相

分析：炎症减退，可减少局部抗生素用量，仍需继续滋润眼表治疗。

处方：加替沙星眼用凝胶 OU qid；自体血清滴眼液 OU q2h；0.1% 玻璃酸钠滴眼液 OU q2h。

病例分析

【病例特点】

1. 患者为中年男性，双眼眼红、干涩、视物模糊伴异物感半年余，右眼病情加重 3 个月。

2. 有骨髓移植病史。

3. 专科检查：右眼角膜中央约 2 mm × 2 mm 溃疡，左眼角膜中央约 4 mm × 4 mm 混浊。

4. 体格检查：面部皮肤有大片色素沉着；严重营养不良：身高 173 cm，体重 40 kg。

【诊断思路】

患者骨髓移植术后并发慢性移植物抗宿主病，累及眼部，破坏眼表免疫系统。患者前期主要表现为眼部干涩、异物感，角膜上皮缺损，药物未能很好地控制，角膜上皮缺损逐渐融合并加重，形成右眼角膜溃疡，长期发展可导致角膜穿孔。由于患者长期服用激素等免疫抑制类药物，可诱发或加重感染，故此次优先考虑右眼为感染性的角膜溃疡，并且高度怀疑为细菌性的，需对此进行鉴别诊断。

1. 无菌性角膜溃疡：表现为盾形溃疡，通常主观症状较轻，病灶比较局限；该患者角膜溃疡灶污秽，可考虑排除。

2. 真菌性、棘阿米巴性角膜炎：分别常有植物枝叶划伤角膜病史及配戴角膜接触镜史等，实验室辅助检查可见真菌菌丝及棘阿米巴原虫包囊；该患者与之不符，可予以排除。

3. 金黄色葡萄球菌性角膜炎：为一种急性化脓性角膜炎，溃疡灶通常为局限性圆形，边缘较清楚，一般浸润灶比较表浅；该患者角膜病灶为慢性发展，可予以排除。

4. 耐甲氧西林葡萄球菌性角膜炎：通常为机会感染，常发生于患者免疫力低下或眼部免疫功能低下时；该患者有骨髓移植病史，双眼干眼，且全身长期使用激素，故暂不能排除。

【治疗思路】

1. 患者有骨髓移植病史，且长期双眼干涩，此次慢性移植物抗宿主病合并右眼角膜溃疡明确。

2. 在明确右眼角膜炎的病因前根据角膜病灶特点进行鉴别诊断，根据临床经验初步用药。明确右眼角膜炎的病因后进行对症治疗。

3. 除了角膜炎需要治疗，患者的干眼症状仍需要治疗。不含防腐剂的人工泪液需高频率使用；血清制剂也可改善患者症状及促进角膜修复，但由于患者严重营养不良，故取用患者直系亲属（姐姐）的血液制备。

4. 当药物无法控制角膜炎，出现更严重溃疡，甚至角膜穿孔时，在适当时机行介入手术治疗，如羊膜移植手术、角膜移植手术等。

【疾病介绍】

移植物抗宿主病（graft versus host disease，GVHD）是造血干细胞移植术后一种常见而又重要的并发症，大约50%的经移植患者病情会发展为GVHD。本病是受体抗原提呈细胞和供体成熟T细胞相互作用的结果。据美国国立卫生研究院共识，GVHD根据不同的临床症状可分为急性、慢性GVHD，取消了原来用时间区分的方法。急性GVHD为一种直接的多器官炎症综合征，主要影响皮肤、肝脏和消化道。慢性GVHD是一种以组织炎症和纤维化为特征的多效性多器官综合征，涉及多个部位，包括皮肤、肺、肝脏、胃肠道、口腔、生殖器和眼睛。

发生慢性移植物抗宿主病（chronic graft versus host disease，cGVHD）的患者占造血干细胞移植接受者的30%~70%，临床表现为胶原血管疾病，在眼部可影响眼表系统的所有结构（图10-7）。cGVHD眼部表现的诊断标准为：新发干涩、异物感、疼痛；结膜瘢痕；角膜结膜炎；点状角膜炎/区域融合等。临床中通常症状为干眼，也包括结膜充血、角膜溃疡等，虽然这些症状不致命，但却显著影响患者生活质量。其中角膜溃疡是严重的并发症，不及时治疗控制会引发角膜穿孔、失明等严重后果。2013年的一篇文章回顾性研究了243例眼cGVHD患者，4例患者出现角膜溃疡且均为双眼发作，其中2例迅速发展为角膜穿孔。

美国国立卫生研究院共识的治疗建议包括以下4个方面：润滑、控制引流、控制蒸发、减少眼表炎症，其中减少眼表炎症至关重要。多次、频繁地使用不含防腐剂的人工泪液滋润眼表是其首要的治疗措施。因为血清制剂含多种营养因子，所以血清制剂的应用

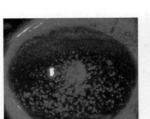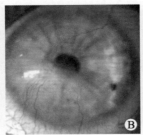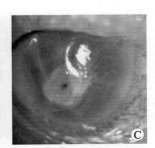
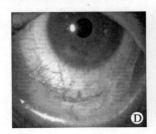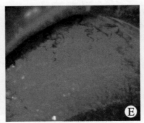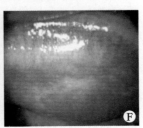

图 10 - 7　cGVHD 眼部常见症状体征

也可很好地改善 cGVHD 的眼部症状及促进角膜的修复。有研究表明不管是自体血清或异体血清，都能有效改善患者症状，无不良反应。当出现严重的并发症，如角膜溃疡、穿孔等时，则可根据病情严重程度进行手术治疗，例如羊膜移植、角膜移植、角膜缘干细胞移植等。角膜移植对于 cGVHD 的严重眼部症状也有一定的效果，如恢复角膜透明、改善视力；全身免疫抑制治疗后角膜移植排斥风险降低；同时，视力提升对患者心理健康有所帮助等。当然也有缺点，如并发症概率较高；严重干眼导致角膜移植术后上皮愈合不良；全身激素治疗，导致移植伤口愈合可能延迟等。

病例点评

慢性移植物抗宿主病眼部表现初发时，通常表现为双眼干涩、异物感，在角膜上皮逐渐受损后，可进一步引起无菌性或感染性的角膜溃疡，并且患者长期服用激素类等免疫抑制类药物，可诱发或加重感染。该患者入院前 3 个月即出现右眼角膜广泛上皮缺损，在使用药物后未能及时随诊复查，上皮缺损逐渐融合并加重，形成角膜溃疡。由于溃疡的具体病因不明，故根据经验先给予抗菌药物点眼，但右眼病灶未好转，且进一步加重。在入院后行病灶标本培养及药敏试验，查出致病菌为一种葡萄球菌属的耐药菌，仅对万古霉素敏感。及时更换用药后病灶逐渐缩小、变浅，避免了更严重的并发症及手术治疗的介入。

这种 cGVHD 合并眼部角膜感染的患者，需要积极控制感染，深究其原因，在明确病因后即可对症下药，从而避免发生严重并发症。cGVHD 导致了泪腺萎缩，眼表的泪膜结构受到破坏，而眼表的大部分症状是在干眼症状的基础上逐步发展的，故需长期进行干眼的对症治疗。

我们了解到这是一种全身性的慢性疾病引发的局部症状，尚只能对症治疗，所以 GVHD 相关角膜感染需早发现，早预防，早治疗。并且在改善患者主诉症状且避免角膜溃疡等严重并发症的基础上，还需对患者进行心理安慰等其他心理或精神治疗，增加患者诊治依从性，从而提高患者生活质量。

参考文献

1. Center for International Blood and Marrow Transplant Research（CIBMTR）. Current uses and outcomes of hematopoietic stem cell transplantation 2014：summary slides.［cited 2015 Oct 11］. Available from：http://www.cibmtr.org.

2. PAVLETIC S Z, VOGELSANG G B, LEE S J. 2014 National Institutes of Health consensus development project on criteria for clinical trials in chronic graft-versus-host disease：preface to the series［J］. Biol Blood Marrow Transpl, 2015, 21（3）：387 – 388.

3. ZEISER R, BLAZAR B R. Pathophysiology of chronic graft-versus-host disease and

therapeutic targets [J]. N Engl J Med, 2017, 377(26): 2565 – 2579.

4. WOLFF D, BERTZ H, GREINIX H, et al. The treatment of chronic graft-versus-host disease: consensus recommendations of experts from Germany, Austria, and Switzerland [J]. Dtsch Arztebl Int, 2011, 108(43): 732 – 740.

5. MACDONALD K P, HILL G R, BLAZAR B R. Chronic graft-versus-host disease: biological insights from preclinical and clinical studies [J]. Blood, 2017, 129(1): 13 – 21.

6. SHIKARI H, ANTIN J H, DANA R. Ocular graft-versus-host disease: a review [J]. Surv Ophthalmol, 2013, 58(3): 233 – 251.

7. GIANNACCARE G, PELLEGRINI M, BERNABEI F, et al. Ocular surface system alterations in ocular graft-versus-host disease: all the pieces of the complex puzzle [J]. Graefes Arch Clin Exp Ophthalmol, 2019, 257(7): 1341 – 1351.

8. STEVENSON W, SHIKARI H, SABOO S J, et al. Bilateral corneal ulceration in ocular graft-versus-host disease [J]. Clin Ophthalmol, 2013, 7: 2153 – 2158.

9. JAGASIA M H, GREINIX H T, ARORA M, et al. National Institutes of Health consensus development project on criteria for clinical trials in chronic graft-versus-host disease: I. The 2014 Diagnosis and Staging Working Group report [J]. Biol Blood Marrow Transplant, 21(3): 389 – 401, e1.

10. CARPENTER P A, KITKO C L, ELAD S, et al. National Institutes of Health consensus development project on criteria for clinical trials in chronic graft-versus-host disease: V. The 2014 Ancillary Therapy and Supportive Care Working Group report [J]. Biol Blood Marrow Transplant, 21(7): 1167 – 1187.

11. LI J, ZHANG X, ZHENG Q, et al. Comparative evaluation of silicone hydrogel contact lenses and autologous serum for management of sjögren syndrome-associated dry eye [J]. Cornea, 2015, 34(9): 1072 – 1078.

12. TAHMAZ V, GEHLSEN U, SAUERBIER L, et al. Treatment of severe chronic ocular qraft-versus-host disease using 100% autologous serum eye drops from a sealed manufacturing system: a retrospective cohort study [J]. Br J Ophthalmol, 2017, 101(3): 322 – 326.

13. OGAWA Y, OKAMOTO S, MORI T, et al. Autologous serum eye drops for the treatment of severe dry eye in patients with chronic graft-versus-host disease [J]. Bone Marrow Transplant, 2003, 31(7): 579 – 583.

87

14. NA K S, KIM M S. Allogeneic serum eye drops for the treatment of dry eye patients
with chronic graft-versus-host disease [J]. J Ocul Pharmacol Ther, 2012, 28(5):
479 – 483.

15. CHIANG C C, LIN J M, CHEN W L, et al. Allogeneic serum eye drops for the
treatment of severe dry eye in patients with chronic graft-versus-host disease [J].
Cornea, 2007, 26(7): 861 – 863.

（李锦阳　陈蔚　整理）

病例 11　细菌合并真菌感染

病历摘要

【基本信息】

患者，女性，7 岁。

主诉：右眼被树枝扎伤后视物模糊 5 小时。

【病史】

患者 5 小时前右眼被树枝扎伤，立即出现右眼视物模糊，伴眼红、眼痛，无热泪涌出感等，遂来我院急诊就诊。

【专科检查】

VAsc：OD 0.1，OS 1.0。眼压：OD 拒测，OS 指测 Tn。右眼结膜轻度充血，角膜中上方可见长约 5 mm 树枝样异物横行插入角膜深层，未突破后弹力层，局部角膜水肿，前房深，可见絮状渗出，虹膜纹理清晰，瞳孔圆，直径约 3 mm，对光反射存，晶状体透明，玻璃体透明，眼底隐见：视乳头边界清、色可，C/D 约为 0.3，后极部网膜平伏，余细节窥不清。左眼无殊。

【诊断】

右眼角膜深层异物。

【治疗及随访】

第 1 天

分析：患者因"右眼角膜深层异物"急诊入院，急诊全身麻醉下行"右眼角膜深层异物取出术",对取出的异物行病原微生物培养。由于异物为植物来源,且残留于角膜深层,容易继发真菌性角膜炎,故术后予以广谱抗生素预防细菌感染的同时加用抗真菌药物。密切观察角膜及前房病情变化,等待微生物检查结果。

处方:0.5%左氧氟沙星滴眼液 OD q10,30 分钟后改为 q1h;万古霉素眼水 OD q0.5h;头孢他啶眼水 OD q0.5h;1%伏立康唑眼水 OD q1h。

第 2 天

变化:眼部刺激症状较轻,右眼睑轻度肿胀,结膜充血水肿,角膜中上方基质层可见横行创道,创道处角膜水肿呈灰白色,表面污浊,创道周边角膜水肿,房水闪辉阳性,前房渗出增多,下方少许积脓,瞳孔圆、药物性散大。

分析:患者术后第 1 天出现角膜感染征象,应行角膜刮片并取结膜囊分泌物行病原学检查,同时行角膜共聚焦显微镜检查,并加强抗感染治疗。角膜共聚焦显微镜检查未发现真菌菌丝和棘阿米巴原虫包囊。溃疡区角膜组织结构不清,可见大量炎性细胞高反光影(图 11 - 1)。

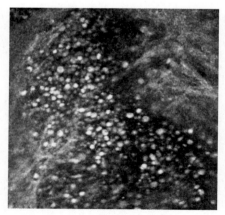

图 11 - 1　大量炎性细胞高反光影

处方：继续维持原用药治疗。

第 6 天

变化：右眼结膜充血水肿，创道处角膜呈灰白色浸润水肿，创口处溃疡，达深基质层，病灶周边角膜轻度水肿，前房深度可，房水闪辉阳性，未见积脓（图 11 - 2A，图 11 - 2B）。送检的异物标本培养可见链格孢属及蜡样芽孢杆菌（药敏试验结果见图 11 - 2C，图 11 - 2D），角膜刮片培养及结膜囊分泌物培养结果同上。

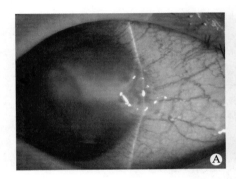

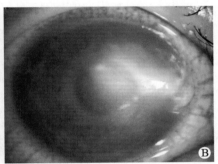

阿米卡星	S
克林霉素	I
氯霉素	S
庆大霉素	S
左氧氟沙星	S
青霉素	R
万古霉素	S
蜡样芽孢杆菌	
培养+药敏试验	蜡样芽孢杆菌

两性霉素B	—
伊曲康唑	—
伏立康唑	—
链格孢属	
培养+药敏试验	链格孢属

A、B. 第 6 天右眼眼前段照相；C、D. 微生物培养和药敏结果。

图 11 - 2　辅助检查

分析：根据经验予以药物治疗后，患者症状、体征未见明显好转，提示经验性治疗效果欠佳，入院时送检标本培养及药敏试验结果今日明确，修正诊断为"右眼感染性角膜炎（细菌合并真菌）、右眼角膜深层异物"。由于抗真菌药在角膜组织中渗透性较差，故考虑行角膜基质注药术，并根据药敏试验结果调整用药。

笔记

91

处理：行"右眼角膜基质注药术"（将 0.5% 万古霉素、0.05% 伏立康唑注入病灶处及其周边基质层）。

处方：1% 伏立康唑眼水 OD q1h；万古霉素眼水 OD q1h；0.5% 左氧氟沙星滴眼液 OD q1h；加替沙星眼用凝胶 OD qn；复方托吡卡胺滴眼液 OD qid；普拉洛芬滴眼液 OD qid。

第 16 天

变化：右眼结膜充血、水肿较前减轻，溃疡灶浸润范围缩小，同时可见角膜新生血管长入溃疡灶（图 11 –3）。

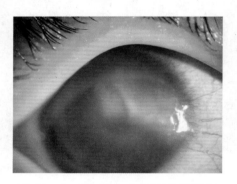

图 11 –3　第 16 天右眼眼前段照相

分析：角膜感染及药物的刺激性可引起炎症反应从而导致角膜新生血管形成，并进一步加重炎症反应及角膜瘢痕的形成，因此抑制角膜新生血管对促进视力的恢复具有重要意义。他克莫司可有效抑制免疫炎症反应，并减少角膜新生血管生成及基质胶原损害，且具有抗真菌的效果。

处方：0.1% 他克莫司滴眼液 OD bid；1% 伏立康唑眼水 OD q2h；万古霉素眼水 OD q1h；0.5% 左氧氟沙星滴眼液 OD q1h；加替沙星眼用凝胶 OD qn；复方托吡卡胺滴眼液 OD qid；普拉洛芬滴眼液 OD qid。

第 23 天

变化：右眼结膜轻度充血、无水肿，溃疡灶浸润范围进一步缩

笔记

小，新生血管向瞳孔区延伸，前房炎症反应消失（图11-4）。

分析：此时角膜感染已基本得到控制，前房炎症反应消失，但角膜新生血管的延伸提示角膜中炎症反应仍较强，此时应考虑调整治疗方案，避免使用刺激性较强的药物，并予以低浓度激素抑制炎症反应。

处方：停用伏立康唑眼水；0.1% 氟米龙滴眼液 OD qid；复方托吡卡胺滴眼液 OD bid；万古霉素眼水 OD q1h；0.5% 左氧氟沙星滴眼液 OD q1h；加替沙星眼用凝胶 OD qn；普拉洛芬滴眼液 OD qid。

第36天

变化：右眼角膜溃疡灶边缘浸润明显消退，角膜新生血管减少（图11-5）。

分析：溃疡灶基本愈合，角膜新生血管减少，提示感染及炎症均已得到控制。但此时不能为了控制炎症反应贸然使用强效糖皮质激素，以免反复感染。

处方：万古霉素眼水 OD qid；0.5% 左氧氟沙星滴眼液 OD qid；加替沙星眼用凝胶 OD qn；普拉洛芬滴眼液 OD qid；0.1% 氟米龙滴眼液 OD qid。

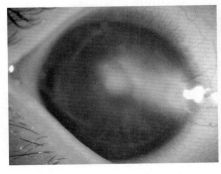 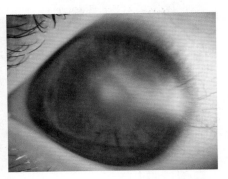

图11-4　第23天右眼眼前段照相　　　图11-5　第36天右眼眼前段照相

第 42 天

变化：右眼溃疡灶已进入愈合期，角膜新生血管明显消退（图 11 – 6）。

分析：此时患者角膜感染基本清除，为减少角膜瘢痕形成、促进视力恢复应加强抗感染治疗。

处方：0.1% 醋酸泼尼松龙滴眼液 OD bid；万古霉素眼水 OD qid；0.5% 左氧氟沙星滴眼液 OD qid；加替沙星眼用凝胶 OD qn。

第 72 天

结局：右眼视力 0.6，角膜缘 2—3 点处开始至瞳孔区可见基质灰白色混浊，近角膜缘处角膜变薄，混浊区可见基质新生血管长入，周围角膜透明无浸润（图 11 – 7）。

处方：0.1% 氟米龙滴眼液 OD tid；0.1% 玻璃酸钠滴眼液 OD qid。

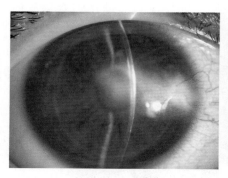 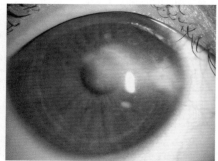

图 11 – 6　第 42 天右眼眼前段照相　　图 11 – 7　第 72 天右眼眼前段照相

病例分析

【病例特点】

1. 患者为女性儿童，有植物性角膜外伤史。

2. 行右眼角膜深层异物取出术后 1 天出现角膜伤道水肿，呈灰白色，表面污浊；结膜囊可见白色分泌物；前房渗出增加，前房积脓等感染征象。

3. 角膜取出的异物标本病原学检查、角膜刮片培养及结膜囊分泌物培养均提示链格孢属及蜡样芽孢杆菌混合感染。

4. 儿童患者，治疗需更加积极，故怀疑感染的情况下，立即予以万古霉素、头孢他啶、伏立康唑等局部治疗，以期尽早控制感染，挽救视力。

5. 得到药敏试验结果后改用敏感抗生素药物治疗有效，鉴于抗真菌药物匮乏，故在药敏试验没有拐点的情况下依然选择局部抗真菌治疗，同时加用免疫抑制剂（他克莫司）局部治疗，在抑制炎症反应的同时，可以起到抗真菌的作用。

【诊断思路】

本例患者在植物性角膜外伤后行"右眼角膜深层异物取出术"后 1 天出现角膜感染体征，根据经验首先考虑以下疾病。

1. 真菌性角膜炎：常发生于植物性角膜外伤后，起病一般比较缓慢，溃疡灶一般呈灰白色，表面粗糙干燥，溃疡灶周围可有伪足、卫星灶，前房常有反应性积脓。

2. 细菌性角膜炎：常有角膜外伤史，起病一般较急，患者眼部刺激症状通常较重，溃疡灶表面较为湿润，分泌物较多。

本例患者存在角膜植物异物，病情进展迅速，眼部刺激症状较轻，结膜囊可见脓性分泌物，溃疡灶表面湿润，伴少量前房积脓。因此仅通过患者病史、症状及体征难以判断感染类型。应结合病原学检查结果（对异物、角膜刮片及结膜囊分泌物行病原微生物检查），如首次结果阴性，需再次及多次行角膜及分泌物病原微生物检测。

【治疗思路】

1. 对于角膜异物或考虑存在角膜感染的患者，在予以抗感染药物治疗前应及时行病原微生物检查，避免因药物的使用降低检出率。

2. 对于有植物性角膜外伤史的患者，由于异物上可能存在病原微生物及角膜上皮屏障的破坏，应根据经验及时予以抗细菌和抗真菌药物，预防可能出现的感染性角膜炎，如经验性治疗无效，需要根据药敏试验结果调整治疗方案。此外，由于抗真菌药在角膜组织中的渗透性较弱，必要时应行角膜基质注药术。对于局部给药有效的患者，为避免药物毒性，应根据患者的临床反应及时调整眼局部治疗用药。

3. 对于存在前房炎症的患者，可以应用睫状肌麻痹剂减少虹膜粘连形成，缓解患者的疼痛，同时由于真菌性角膜炎在感染得到控制前禁用糖皮质激素，为抑制免疫炎症所引起的角膜新生血管及角膜基质损害可考虑应用他克莫司等免疫抑制剂，并在感染控制后逐步使用最低剂量的糖皮质激素控制炎症。

4. 当出现角膜变薄，即将穿孔或已经穿孔时，或者病情进展、对治疗无反应或者出现眼内炎时，可考虑穿透性角膜移植术等治疗，在少数情况下可施行板层角膜移植术。

【疾病介绍】

蜡样芽孢杆菌属于芽孢杆菌属，为需氧和兼性厌氧的革兰阳性芽孢杆菌，是导致食物中毒的常见病原菌，广泛分布于土壤、植物、水、蔬菜中，也可见于正常结膜囊，一般不致病，但在眼受外伤或眼内被异物污染时，此菌容易生长繁殖并造成感染。蜡样芽孢杆菌眼部感染主要是外伤后眼内炎，角膜感染报道较少，在细菌性角膜炎中占 1.4%，其感染的主要危险因素包括隐形眼镜配戴及灰尘颗粒、泥浆、园艺工具等导致的眼部外伤。

链格孢属是真菌性角膜炎主要致病原因之一，植物性外伤是其主要致病因素。研究显示抗真菌药对链格孢属通常没有特别高的敏感性，同时链格孢属对伏立康唑一般也具有相对耐药性，但可以通过频繁给药来克服这一点。有报道显示局部和全身使用伏立康唑可以在临床上解决对那他霉素及两性霉素 B 耐药的链格孢菌角膜炎。在通过真菌培养确定该患者存在链格孢属感染后，予以 1% 伏立康唑滴眼液 1 小时点眼 1 次，在使用 1 周后调整为 2 小时点眼 1 次。此外他克莫司等钙调神经磷酸酶的抑制剂也可以应用于真菌性角膜炎，此类药物（如他克莫司、环孢霉素）在抑制免疫炎症的同时可以起到直接抗真菌的作用并辅助抗真菌药物发挥更好的疗效。

本例患者的发病由植物性角膜外伤引起，虽其在角膜层间残留的树枝状异物通过急诊手术及时取出，但是导致了蜡样芽孢杆菌及链格孢属共同致病。对于此类病例需要特别重视，及时明确致病微生物是治疗的关键，有经验的眼科医师以及完备的微生物实验室是诊断和治疗的基础。

🏥 病例点评

细菌合并真菌感染的角膜炎在临床上十分罕见，其病灶往往缺乏典型的临床表现，容易导致漏诊和误诊。该患者在植物性角外伤后虽然及时取出了角膜异物并应用了抗细菌及抗真菌药物，但伤后仍出现角膜感染，送检的标本检出蜡样芽孢杆菌及链格孢属，提示存在双重感染。多重感染的角膜炎一般见于棘阿米巴角膜炎合并细菌或真菌感染，因此，对于细菌合并真菌感染的患者需要由经验丰

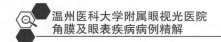

富的眼科医师做出准确的判断并制定有效的诊疗方案，否则一旦延误，将可能导致患者失明。

参考文献

1. JUVVADI P R, LEE S C, HEITMAN J, et al. Calcineurin in fungal virulence and drug resistance: prospects for harnessing targeted inhibition of calcineurin for an antifungal therapeutic approach [J]. Virulence, 2017, 8(2): 186 – 197.

2. BASAK S K, DEOLEKAR S S, MOHANTA A, et al. Bacillus cereus infection after Descemet stripping endothelial keratoplasty [J]. Cornea, 2012, 31(9): 1068 – 1070.

3. CHOUDHURI K K, SHARMA S, GARG P, et al. Clinical and microbiological profile of Bacillus keratitis [J]. Cornea, 2000, 19(3): 301 – 306.

4. ESPINEL-INGROFF A. In vitro fungicidal activities of voriconazole, itraconazole, and amphotericin B against opportunistic moniliaceous and dematiaceous fungi [J]. J Clin Microbiol, 2001, 39(3): 954 – 958.

5. BUNYA V Y, HAMMERSMITH K M, RAPUANO C J, et al. Topical and oral voriconazole in the treatment of fungal keratitis [J]. Am J Ophthalmol, 2007, 143 (1): 151 – 153.

（查志伟　陈蔚　整理）

笔记

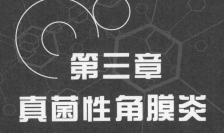

第三章
真菌性角膜炎

病例 12　　药物治疗真菌性角膜炎

病历摘要

【基本信息】

患者，男性，68 岁。

主诉： 左眼树枝划伤后视物模糊伴眼红、眼痛 2 个月。

【病史】

患者 2 个月前因树枝划伤后出现视物模糊伴眼红、眼痛，于当地医院接受局部抗生素治疗后未见好转。既往糖尿病 20 年，使用

笔记

胰岛素治疗，血糖控制不佳。8 年前患者在外院曾因双眼糖尿病性视网膜病变，行双眼全视网膜激光光凝术治疗。

【专科检查】

VAsc：OD 0.25，OS 0.15。眼压：OD 17.0 mmHg，OS 11.2 mmHg。右眼晶状体混浊，全周视网膜可见陈旧性激光斑，余未见异常。左眼结膜充血，角膜颞侧可见 4 mm×5 mm 纵行角膜溃疡，伴菌苔覆盖，溃疡周边角膜水肿，水肿累及瞳孔区，前房深，房水闪辉（+），细胞（+），瞳孔圆，直径约 3 mm，对光反射存，晶状体混浊，眼底模糊，全周视网膜可见陈旧性激光斑（图 12 – 1）。

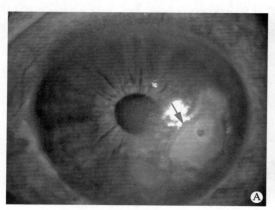
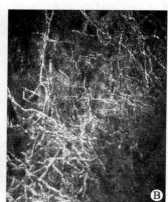

A. 患者入院眼前段照相，左眼结膜充血，角膜颞侧可见 4 mm×5 mm 纵行角膜溃疡，伴菌苔覆盖（箭头），溃疡周边角膜水肿，水肿累及瞳孔区；B. 角膜共聚焦显微镜检查见患者角膜浅基质层大量真菌菌丝。

图 12 – 1　左眼眼前段照相及角膜共聚焦显微镜检查

【实验室检查】

门诊角膜病灶涂片检查：找到大量真菌菌丝，白细胞（++）；细菌培养（3 天）：未见细菌生长；真菌培养 + 药敏试验（7 天）：暗色真菌，对两性霉素 B、伊曲康唑、伏立康唑均敏感。

【诊断】

左眼真菌性角膜炎；双眼糖尿病性视网膜病变（全视网膜激光

光凝术后）；双眼糖尿病性白内障；2型糖尿病。

【治疗及随访】

第1天

处方：伊曲康唑胶囊0.2g po qd；局部应用医院配置的0.25%两性霉素B眼水、1%伏立康唑眼水q0.5h频点抗真菌治疗；加替沙星眼用凝胶qid预防细菌感染；复方托吡卡胺滴眼液qid活动瞳孔；内科会诊，予以控制血糖。

第5天

变化：角膜溃疡灶缩小，表面菌苔变薄，溃疡周边角膜水肿减轻，瞳孔药物性散大（图12-2）。

分析：抗真菌药物治疗有效，继续全身和局部应用抗真菌药物治疗（酌情减量）。

处方：0.25%两性霉素B眼水OS q1h；1%伏立康唑眼水OS q1h；伊曲康唑胶囊0.2g po qd；加替沙星眼用凝胶qid。

第10天

变化：角膜溃疡灶较前稍缩小，表面菌苔消退，角膜水肿范围缩小（图12-3）。

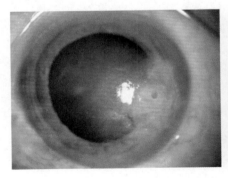
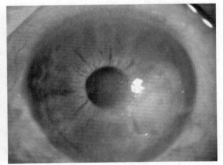

图12-2　第5天左眼眼前段照相　　图12-3　第10天左眼眼前段照相

分析：溃疡灶及水肿减轻，继续全身和局部应用抗真菌药物治疗。

处方：0.25% 两性霉素 B 眼水 OS q2h；1% 伏立康唑眼水 OS q2h；伊曲康唑胶囊 0.2 g po qd；加替沙星眼用凝胶 OS qid。

第 17 天

变化：溃疡灶较前继续好转，周边仍有水肿。肝肾功能正常（图 12 - 4）。

分析：真菌感染恢复可，继续全身和局部应用抗真菌药物治疗，注意药物毒副作用。

处方：0.25% 两性霉素 B 眼水 OS q3h；1% 伏立康唑眼水 OS q3h；伊曲康唑胶囊 0.2 g po qd。

第 38 天

变化：结膜充血加重，溃疡灶范围缩小，但表面菌苔增厚，角膜水肿加重，前房下方积血积脓。复查肝肾功能正常（图 12 - 5）。

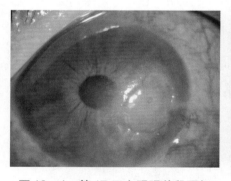

图 12 - 4　第 17 天左眼眼前段照相　　图 12 - 5　第 38 天左眼眼前段照相

分析：患者有感染复发倾向，需在原抗真菌治疗基础上予以角膜清创刮片治疗，并关注抗真菌药物的毒副作用。

处方：停用伊曲康唑；角膜清创刮片治疗 1 次；0.25% 两性霉素 B 眼水 OS q3h；1% 伏立康唑眼水 OS q3h；普拉洛芬滴眼液 OS qid。

第 52 天

变化：溃疡灶缩小，表面菌苔仍继续增厚，前房下方积脓减少

笔记

（图 12 - 6）。

分析：患者菌苔仍增厚，需继续行角膜清创刮片治疗增加抗菌药物渗透性。

处方：角膜清创刮片治疗 1 次；余维持原治疗。

第 67 天

变化：溃疡灶和菌苔逐渐消退，角膜水肿减轻（图 12 - 7）。

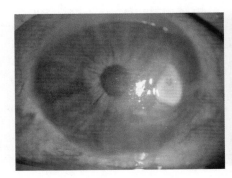
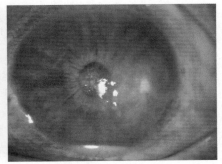

图 12 - 6　第 52 天左眼　　　　图 12 - 7　第 67 天左眼
眼前段照相　　　　　　　　　　眼前段照相

分析：感染较前减轻，继续抗真菌药物巩固治疗效果。

处方：0.25% 两性霉素 B 眼水 OS qid；1% 伏立康唑眼水 OS qid；控制血糖。

第 100 天

结局：角膜颞侧溃疡愈合，遗留角膜斑翳（图 12 - 8）。

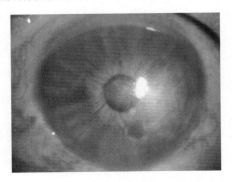

图 12 - 8　第 100 天左眼眼前段照相

病例分析

【病例特点】

1. 患者为老年男性，有植物性外伤史，有糖尿病史，血糖控制不佳。

2. 专科检查：左眼结膜充血，角膜颞侧可见 4 mm×5 mm 纵行角膜溃疡，伴菌苔覆盖，溃疡周边角膜水肿，水肿累及瞳孔区。

3. 特殊检查：角膜共聚焦显微镜检查发现基质层大量真菌菌丝；角膜刮片发现大量真菌菌丝；真菌培养鉴定为暗色真菌。

【诊断思路】

本例患者有植物性外伤史，左眼角膜颞侧溃疡灶有菌苔覆盖，角膜刮片涂片镜检和真菌培养均阳性，且角膜共聚焦显微镜检查发现大量真菌菌丝，可明确诊断为真菌性角膜炎。

【治疗思路】

1. 对于本例真菌性角膜炎患者，入院后按经验联合用药抗真菌治疗，随后药敏试验提示其对两性霉素 B、伊曲康唑、伏立康唑敏感，支持该用药方案。

2. 随访过程中出现溃疡反复和前房积脓表现，继续抗真菌治疗基础上给予角膜刮片清创治疗，以及普拉洛芬抗感染治疗，效果良好。

3. 患者血糖的控制应贯穿整个治疗过程。

【疾病介绍】

真菌性角膜炎是一种致盲率极高的真菌感染性角膜病，是发展中国家角膜盲的重要原因。致病因素主要有眼外伤、眼表疾病和糖皮质激素的滥用等。丝状真菌是我国真菌性角膜炎最常见的致病菌，其中，镰刀菌和曲霉菌是丝状真菌最常见的两种菌属。初步诊断主要根据是否有植物性外伤及角膜异物史，结合是否有典型的真菌性角膜炎特征（如溃疡表明菌丝苔被、卫星灶、免疫环、内皮斑等）。临床上，角膜刮片找到真菌菌丝和孢子是诊断真菌性角膜炎的金标准。此外，角膜刮片培养也是诊断真菌感染的可靠证据，还可进行菌种鉴定及药敏试验。角膜共聚焦显微镜检查可直接发现真菌菌丝，是近年来有利的辅助诊断工具。最近，有研究认为 PCR 可作为真菌性角膜炎诊断工具，且与常规方法诊断结果具有很好的一致性。真菌性角膜炎的治疗方式主要有传统抗真菌药物治疗和辅助性手术治疗，如角膜基质注药、结膜瓣遮盖、角膜移植等。由于抗真菌药物的有效性受限，目前真菌性角膜炎的药物治疗没有明确的指导方针，传统抗真菌药物主要有多烯类、唑类、棘白菌素类等，目前多采用多烯类和唑类联合治疗，一种或多种局部抗真菌药联合全身口服抗真菌治疗。那他霉素和伏立康唑是目前角膜病专家最常用的药物。那他霉素具有广泛的抗菌谱，是治疗真菌性角膜炎的首选药物。由于大部分抗真菌药物的渗透性不佳，角膜清创刮除角膜病灶上皮和坏死组织，可以增加局部抗真菌药物的渗透性从而提高药物的有效利用度。在临床上，与单纯药物治疗相比，角膜溃疡清创术联合抗真菌药物治疗真菌性角膜炎的疗效更好，临床症状消退时间更短，视力恢复更快。但也需谨慎持续清创导致瘢痕形成，从而影响患者视力。总之，真菌性角膜炎治疗具有挑战性，单纯抗真菌药物治疗效果不佳，近年来多采用多元化治疗方式，即早期清创联合抗真菌药物治疗，对疗效差者应尽早施行手术干预。

病例点评

本例患者体征、角膜刮片及培养、角膜共聚焦显微镜检查均明确提示角膜真菌感染。临床上，由于商品化抗真菌滴眼液缺乏，可以自行配制敏感的抗真菌滴眼液治疗。本例患者在门诊随访过程中（特别在晚期出现坏死菌苔形态时）使用角膜清创治疗，提高了抗真菌药物的渗透性从而增强了治疗效果。本例患者病程较长，在门诊随访中有出现病情反复的情况，这可能与有糖尿病史，且血糖控制差有关，故患者血糖的控制等全身情况对于真菌治疗也很重要。

参考文献

1. 黄晓明，赵桂秋，林静等. 糖尿病真菌性角膜炎患者临床特征、病原学特点及预后的回顾性分析 [J]. 中华实验眼科杂志，2014，32(7)：621 – 626.

2. 赵小红. 角膜溃疡清创术联合抗真菌药物治疗真菌性角膜炎的疗效分析 [J]. 中外医疗，2018，37(28)：7 – 9.

3. DAN J, ZHOU Q, ZHAI H, et al. Clinical analysis of fungal keratitis in patients with and without diabetes [J]. PloS One, 2018, 13(5)：e0196741.

4. MANIKANDAN P, ABDEL-HADI A, RANDHIR BABU SINGH Y, et al. Fungal keratitis：epidemiology, rapid detection, and antifungal susceptibilities of fusarium and aspergillus isolates from corneal scrapings [J]. Biomed research international, 2019, 2019：6395840.

5. MAHMOUDI S, MASOOMI A, AHMADIKIA K, et al. Fungal keratitis：an overview of clinical and laboratory aspects [J]. Mycoses, 2018, 61(12)：916 – 930.

6. SAHAY P, SINGHAL D, NAGPAL R, et al. Pharmacologic therapy of mycotic keratitis [J]. Surv Ophthalmol, 2019, 64(3)：380 – 400.

7. PRAJNA N V, KRISHNAN T, MASCARENHAS J, et al. The mycotic ulcer treatment trial：a randomized trial comparing natamycin vs voriconazole [J]. JAMA Ophthalmol, 2013, 131(4)：422 – 429.

（赵泽林　陈蔚　整理）

病例 13 基质注药治疗真菌性角膜炎

病历摘要

【基本信息】

患者，男性，49 岁。

主诉： 右眼被板栗刺刺伤后眼红、眼痛伴视物模糊 2 月余。

【病史】

患者 2 月余前采摘板栗时右眼被板栗刺刺伤后出现右眼眼红、转动时疼痛，伴轻度视物模糊，于当地医院被诊断为右眼角膜异物，接受剔除右眼角膜异物治疗后出现眼红、眼痛加重，随后接受普拉洛芬、泼尼松龙、左氧氟沙星、阿托品眼用凝胶治疗，眼红、眼痛稍有好转，但病情反复。

【专科检查】

VAsc：OD HM/30 cm，OS 1.2。眼压：OD 13.4 mmHg，OS 14.5 mmHg。右眼结膜混合充血，角膜水肿，中央偏上方可见约 4 mm×5 mm 不规则浸润灶，边界模糊，伴卫星灶，后方可见大片内皮斑，前房下方可见约 1 mm 积脓，前房可见渗出，瞳孔圆，直径约 4 mm，对光反射迟钝，余窥不清；左眼眼前节及眼底检查未见明显异常（图 13-1）。

【实验室检查】

角膜病灶涂片检查：未找到真菌菌丝和细菌；白细胞（+）；细菌培养 3 天未见细菌生长，真菌培养 7 天未见真菌生长。

辅助检查见图 13-1。

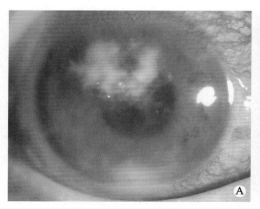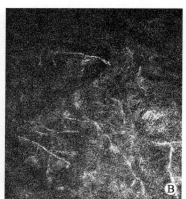

A. 眼前段照相：右眼结膜混合充血，角膜水肿，中央偏上方可见约 4 mm×5 mm 不规则浸润灶，边界模糊，后方可见大片内皮斑，前房下方可见约 1 mm 积脓，前房可见渗出物；B. 角膜共聚焦显微镜检查见深基质层真菌菌丝（箭头所示）。

图 13-1 辅助检查

【诊断】

右眼真菌性角膜炎；右眼角膜异物剔除术后。

【治疗及随访】

第 1 天

处方： 伊曲康唑胶囊 0.2 g po qd；5% 那他霉素滴眼液 OD q0.5h（逐渐减量至停药）；1% 伏立康唑眼水（配制）OD q0.5h（酌情减量）；加替沙星眼用凝胶 OD qid。

表面麻醉下行角膜基质注药术（0.05% 伏立康唑）4 次（分别间隔 2 天、3 天、3 天）。

随访：

第 24 天

变化： 角膜水肿较前减轻，内皮斑减少，前房渗出呈点状，前房积脓明显减轻，复查肝肾功能正常（图 13-2）。

分析： 真菌感染好转，说明基质注药和抗真菌药物治疗有效，需继续局部抗真菌治疗，关注抗真菌药物毒副作用。

处方：5% 那他霉素滴眼液（逐渐减量至停药）；1% 伏立康唑眼水逐渐减量（q2h 用满 1 个月后改 OD qid 维持）；加替沙星眼用凝胶 OD qid。

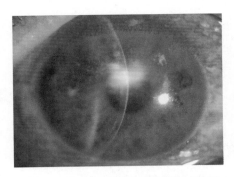

图 13 - 2　第 24 天右眼眼前段照相

第 120 天

变化：患者视力提高，A 图示病灶明显缩小稳定，前房积脓消失，B 图共聚焦显微镜提示基质层无菌丝生长（图 13 - 3）。

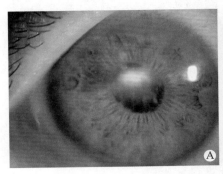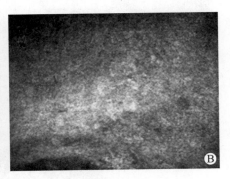

图 13 - 3　第 120 天右眼眼前段照相和角膜共聚焦显微镜检查

分析：真菌感染病灶逐渐趋于稳定，继续抗真菌药物巩固治疗。

处方：1% 伏立康唑眼水（医院配置）OD qid；加替沙星眼用凝胶 OD qid。

109

第 180 天

变化： 角膜基本无浸润，形成角膜斑翳，角膜上方混浊伴血管长入，部分累及瞳孔区，裸眼视力达 0.4（图 13－4）。

分析： 真菌感染基本稳定，可停用抗真菌药物。

处方： 普拉洛芬滴眼液 OD qid。

第 300 天

变化： 角膜基本无浸润，形成角膜斑翳，部分累及瞳孔区（图 13－5）。

处方： 未进行特殊处理。

结局： 角膜上方遗留角膜斑翳，累及上方瞳孔区（图 13－6）。

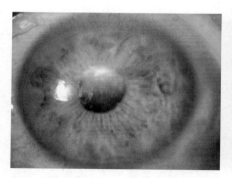
图 13－4　第 180 天右眼
眼前段照相

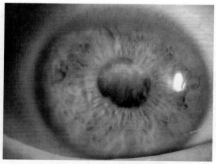
图 13－5　第 300 天右眼
眼前段照相

第 600 天

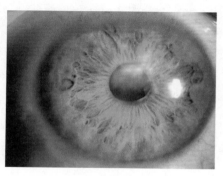
图 13－6　第 600 天右眼眼前段照相

病例分析

【病例特点】

1. 患者为中年男性，有眼部被板栗刺刺伤史及局部糖皮质激素应用史。

2. 结膜混合充血，角膜水肿，中央偏上方可见约 4 mm × 5 mm 不规则浸润灶，边界模糊，伴卫星灶，后方可见大片内皮斑，前房下方可见约 1 mm 积脓，前房可见渗出物。

3. 角膜共聚焦显微镜检查示深基质层真菌菌丝。

【诊断思路】

本例患者有明确的植物性外伤史，虽然角膜刮片和细菌、真菌培养均阴性，但病灶有内皮斑、卫星灶，且角膜共聚焦显微镜检查示深基质层真菌菌丝，可诊断为真菌性角膜炎，仍需与以下疾病认真鉴别。

1. 单纯疱疹病毒性角膜炎：多有反复发作史，结膜反应轻，溃疡呈地图或圆盘状，无角膜外伤史；抗病毒药物治疗有效。本患者可排除。

2. 细菌性角膜炎：发病急骤迅猛，临床症状与体征一致，角膜溃疡灶与周围组织界限不清，角膜后沉着物为尘状，抗生素治疗有效。本例患者角膜刮片和细菌培养均阴性，可排除。

3. 棘阿米巴原虫感染：一般有配戴角膜接触镜史，角膜病变具有病毒性和细菌性角膜炎特征，疼痛明显，找到棘阿米巴原虫可确诊。本患者与之不符，可排除。

【治疗思路】

1. 本患者真菌性角膜炎主要累及深基质层，考虑到抗真菌药物局部滴眼在深基质层渗透性不佳，需在抗真菌药物治疗的基础上行基质注药术治疗。

2. 病情好转后继续坚持抗真菌治疗，以防复发。

3. 对于溃疡灶浸润广泛或穿孔的患者，要尽早考虑角膜移植手术治疗，定期复查。

【疾病介绍】

真菌性角膜炎是一种致盲率极高的真菌感染性角膜病，植物性外伤史和糖皮质激素的使用是常见的诱发因素。当角膜感染浸润较深时，角膜刮片和培养阳性率较低，角膜共聚焦显微镜检查具有很好的诊断价值。真菌性角膜炎的治疗中，相对传统的局部与口服给药，角膜基质注药可使抗真菌药物直达病灶，提高局部药物浓度，显著减少全身不良反应，临床疗效较显著。在治疗角膜深层感染时，那他霉素较低的生物利用度和较差的角膜穿透性，限制了它的临床疗效。伏立康唑为第二代三唑类抗真菌药，显示出较两性霉素 B 更好的角膜穿透性、良好的眼部生物利用度和广泛的抗菌谱。临床中常选用 0.05% 的伏立康唑进行角膜基质注药。伏立康唑角膜基质内注射联合那他霉素滴眼治疗真菌性角膜炎疗效确切、安全可靠，能促进临床症状、体征消退，改善患者的视力状态并降低复发率。另外，有研究认为可以根据角膜的外观确定注射间隔，以持续性角膜水肿作为残留伏立康唑的指标，建议注射间隔为 2 ～ 3 天。少数顽固性真菌性角膜炎病例需要伏立康唑基质内反复注射联合前房冲洗或角膜清创术治疗。Park 等进行的家兔实验表明，基质内注射伏立康唑浓度 > 0.1% 时，角膜内皮细胞出现毒性反应；而当浓度 ≤ 0.05% 时，角膜内皮未观察到毒性反应。角膜基质内注射伏立康唑治疗真菌性角膜炎短期内未见明显并发症，但重复基质内注药是否会引发角膜内皮及眼前节的毒副反应等都需进一步深入研究。当角膜基质浸润广泛或溃疡穿孔时，需考虑角膜移植手术治疗。

笔记

病例点评

　　本例患者有明确角膜异物史及前期使用糖皮质激素史，角膜卫星灶、内皮斑，支持真菌性角膜炎诊断。但由于患者角膜基质浸润较深，患者角膜刮片和培养结果均阴性，而角膜共聚焦显微镜检查发现深基质层真菌菌丝的存在，为诊断提供了明确的依据。治疗方面，在抗真菌药物治疗的基础上，根据病情变化重复进行了 4 次角膜基质注药术，角膜浸润最终好转。术后仍需长期进行局部抗真菌药物治疗并密切随访观察，避免真菌复发，确保较好的治疗效果。

参考文献

1. SHARMA N, CHACKO J, VELPANDIAN T, et al. Comparative evaluation of topical versus intrastromal voriconazole as an adjunct to natamycin in recalcitrant fungal keratitis [J]. Ophthalmology, 2013, 120: 677 – 681.

2. GUBER I, BERGIN C, MAJO F. Repeated intrastromal injections of voriconazole in combination with corneal debridement for recalcitrant fungal keratitis-a case series [J]. Klin Monbl Augenheilkd, 2016, 233(4): 369 – 372.

3. KALAISELVI G, NARAYANA S, KRISHNAN T, et al. Intrastromal voriconazole for deep recalcitrant fungal keratitis: a case series [J]. Br J Ophthalmol, 2015, 99(2): 195 – 198.

4. MAHMOUDI S, MASOOMI A, AHMADIKIA K, et al. Fungal keratitis: an overview of clinical and laboratory aspects [J]. Mycoses, 2018, 61(12): 916 – 930.

5. 鲁江, 刘云, 贺经. 伏立康唑角膜基质内注射联合纳他霉素滴眼治疗真菌性角膜炎的疗效评估 [J]. 湖南师范大学学报(医学版), 2017, 14(5): 73 – 76.

6. PARK C H, LEE H S, CHUNG S K. Toxicity of intrastromal voriconazole injection on corneal endothelium in rabbits [J]. Cornea, 2014, 33(9): 928 – 934.

（赵泽林　陈蔚　整理）

病例 14   结膜瓣遮盖术治疗真菌性角膜炎

📋 病历摘要

【基本信息】

患者，男性，44岁。

主诉：左眼被木屑溅入后眼红、眼痛、视物模糊1月余。

【病史】

患者1个月前被木屑溅入左眼致眼红、眼痛、视物模糊，无热泪涌出等不适，当地诊所行左眼清创包扎处理后眼红、眼痛无明显好转；遂多次就诊于附近医院，诊断为左眼真菌角膜炎，予以局部及全身抗真菌治疗（那他霉素滴眼液、伊曲康唑胶囊口服），疗效不佳。既往高血压、2型糖尿病病史2年。

【专科检查】

VAsc：OD 0.8，OS HM/20 cm。眼压：OD 18.9 mmHg，OS 37.7 mmHg。左眼眼睑肿胀，全结膜充血（++），角膜中央偏上方见大片角膜溃疡灶，累及角膜缘，边界模糊，浸润至深基质层，前房大量白色积脓，可见液平，高约6 mm，余窥不清。右眼无殊。

辅助检查：左眼眼前段照相（图14-1）；左眼角膜共聚焦显微镜检查（图14-2）；左眼眼前节OCT（图14-3）；左眼眼部B超（图14-4）。

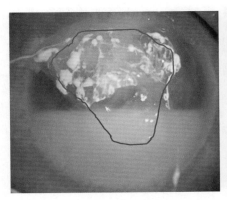

全结膜充血，角膜大片溃疡灶（蓝色线内区域），大量白色前房积脓。

图 14 - 1　眼前段照相

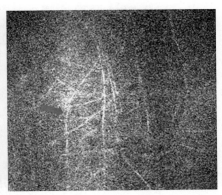

角膜深基质层可见真菌菌丝（红箭头）。

图 14 - 2　角膜共聚焦显微镜检查

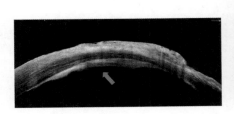

角膜深层受累，局部溃疡，内皮面可见脓性渗出（红箭头）。

图 14 - 3　眼前节 OCT

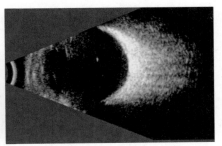

玻璃体轻度混浊，提示病变未累及玻璃体。

图 14 - 4　眼部 B 超

【实验室检查】

左眼角膜刮片：涂片未找到细菌、真菌；培养未见细菌、真菌生长。

【诊断】

左眼真菌性角膜溃疡伴前房积脓；高血压病；2 型糖尿病。

【治疗及随访】

治疗方案

1. 药物治疗：0.25% 两性霉素 B 眼水 OS q0.5h，1% 伏立康唑

笔记

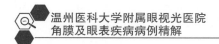

眼水 OS q0.5h，局部抗感染，24 小时后，逐渐降低用药频率至 q2h；伏立康唑片口服（0.2 g bid）全身抗感染治疗（一般不可超过 3 周）。0.5% 左氧氟沙星滴眼液 OS qid 预防细菌感染。

2. 对症治疗：糖尿病低盐低脂饮食，0.1% 玻璃酸钠滴眼液点 OS qid 改善不适感，酒石酸溴莫尼定滴眼液点 OS bid、布林佐胺滴眼液点 OS bid 降眼压。

3. 患者溃疡灶范围大，局部用药效果差，需要及早手术治疗：左眼前房冲洗与结膜瓣遮盖及角膜基质注药术（0.05% 伏立康唑），结膜瓣桥式遮盖方法如图 14 - 5。

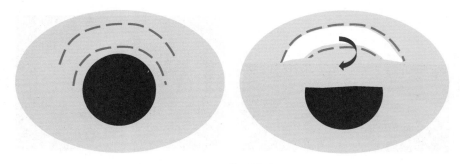

图 14 - 5　结膜瓣桥式遮盖术

4. 术后加用 0.1% 普拉洛芬滴眼液点 OS qid 抗感染治疗，复方托吡卡胺滴眼液点 OS tid 活动瞳孔治疗，临时甘露醇输液一次降眼压治疗。密切观察病情变化，积极处理并发症。

5. 长期随访眼部情况，术后 1 个月左右拆线，定期复查肝肾功能、血糖、血压。

6. 炎症稳定后，可择期行角膜移植术。

第 3 天

变化：结膜瓣遮盖溃疡灶，前房积脓减少，眼压偏高（图 14 - 6）。

分析：前房冲洗与结膜瓣遮盖及角膜基质注药（0.05% 伏立康唑）术后，病情好转，继续观察。

处方：0.25% 两性霉素 B 眼水 OS q2h；1% 伏立康唑眼水 OS q2h；伏立康唑片 0.2 g po bid；左氧氟沙星眼用凝胶 OS qid；0.1% 玻璃酸钠滴眼液 OS qid；酒石酸溴莫尼定滴眼液 OS bid；布林佐胺滴眼液 OS bid。

第 7 天

变化：前房积脓较前增加（图 14 - 7）；复查肝肾功能正常。

分析：前房炎症反应未充分控制，需加强局部抗感染（禁用激素）、扩瞳预防瞳孔后粘连治疗。

处方：0.1% 普拉洛芬滴眼液 OS qid；复方托吡卡胺滴眼液 OS tid。

余治疗同前。

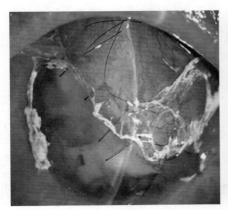

图 14 - 6　第 3 天左眼
眼前段照相

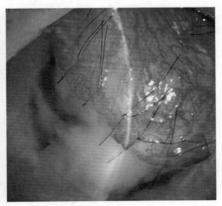

图 14 - 7　第 7 天左眼
眼前段照相

第 14 天

变化：结膜充血减轻，前房积脓消退；眼压正常；复查肝肾功能正常（图 14 - 8）。

分析：病情好转。

处方：停伏立康唑片、酒石酸溴莫尼定滴眼液、布林佐胺滴眼液；余同前。

第 23 天

变化：角膜浸润灶逐渐缩小（图 14 - 9）。

分析：病情稳定，结膜贴附良好，予以拆线。

处方：0.25% 两性霉素 B 眼水 OS qid；1% 伏立康唑眼水 OS qid；左氧氟沙星眼用凝胶 OS qid；0.1% 玻璃酸钠滴眼液 OS qid。

结局：角膜病灶血管翳形成，余角膜透明（图 14 - 10）。

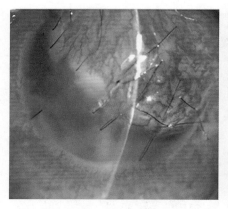

图 14 - 8　第 14 天左眼
眼前段照相

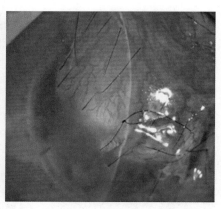

图 14 - 9　第 23 天左眼
眼前段照相

第 86 天

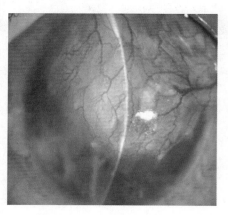

图 14 - 10　第 86 天左眼眼前段照相

病例分析

【病例特点】

1. 患者为中年男性，有眼部外伤史、糖尿病病史，病史 1 月余，常规抗真菌药物治疗无效。

2. 病灶范围大，溃疡浸润深，前房积脓伴高眼压。

3. 活体角膜共聚焦显微镜检查可见真菌菌丝累及角膜深基质。

【诊断思路】

患者有明确眼部植物性外伤史，有糖尿病史；病情严重，体征不典型，并且角膜表面组织坏死，故角膜刮片涂片、培养可出现阴性结果；角膜共聚焦显微镜检查发现角膜深基质层真菌菌丝，为真菌性角膜炎的诊断提供了有力依据。需要鉴别其他感染性角膜疾病。

1. 细菌性角膜炎：发病急骤迅猛，临床症状与体征一致，有脓性分泌物，角膜组织溃疡与周围组织界限不清，角膜后沉着物多为尘状 KP，刮片镜检或培养可见细菌，抗生素治疗有效。

2. 单纯疱疹病毒性角膜炎：多有反复发作史，结膜反应较轻，角膜溃疡呈树枝、地图或圆盘状，多无前房积脓，无角膜外伤史，抗病毒治疗有效。

3. 棘阿米巴角膜炎：一般有角膜接触镜配戴史，角膜病变具有病毒性和细菌性角膜炎特征，找到棘阿米巴原虫可确诊。

【治疗思路】

1. 对于轻度真菌性角膜炎患者，可行单纯抗真菌药物治疗，定期复查。

笔记

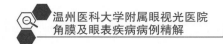

2. 对于中重度真菌性角膜炎患者，建议行全身加局部药物治疗，联合角膜基质注药术、结膜瓣遮盖术等。

3. 对于病灶遮挡瞳孔区的患者，待炎症稳定后可行角膜移植术；角膜溃疡穿孔患者也可考虑角膜移植术。

值得注意的是，在真菌感染未控制的情况下，若急于行角膜移植，容易造成真菌复发，需要谨慎。激素对溃疡有扩散作用，故真菌性角膜炎活动期禁用激素。本病例伴有严重虹膜睫状体反应，必须用托吡卡胺或阿托品充分扩瞳。在药物效果不佳，同时角膜溃疡较大的情况下，可选用结膜瓣遮盖术，有利于溃疡愈合；术中需将溃疡灶表面的坏死组织充分切除，并可考虑同时角膜基质注药，提高深基质抗真菌药物的浓度。由于真菌十分顽固，因此抗真菌治疗必须长期持久，直至根治真菌性角膜炎。

【疾病介绍】

真菌性角膜炎是一种由致病真菌引起的、高发病率、高致盲率的感染性角膜病，在临床上较难诊断，容易被误诊，常因治疗不及时或治疗不当而造成失明。据报道，中国北部地区真菌性角膜炎占感染性角膜炎的比例高达56.4%。

引起真菌性角膜炎的常见病原真菌主要分为丝状真菌和酵母菌两大类。真菌性角膜炎的主要致病真菌种类因国家而异，甚至在同一国家的不同地区，由于气候、年龄、性别、社会经济环境、农业活动和程度的不同而有很大差异。我国发病率最高的是丝状菌，其中常见的有镰刀菌或曲霉菌，多见于植物外伤后；酵母菌如念珠菌感染则多见于隐形眼镜配戴者，以及一些眼表疾病的患者（如干眼综合征、单纯疱疹病毒感染、暴露性角膜病变及长期应用皮质类固醇激素等）。

真菌性角膜炎具有免疫环、卫星灶、伪足、前房积脓、内皮斑等临床特征。角膜刮片后进行涂片及真菌培养是真菌性角膜炎的诊断金标准，其阳性率较高，但需侵入性取材并且耗时长。近年来，活体共聚焦显微镜作为一种新兴检查设备，具有动态、无创、快捷等优点，可用于真菌性角膜溃疡的早期诊断和指导治疗，目前已广泛应用于临床。基因组学、人工智能成像也逐渐在真菌性角膜炎的诊疗中发挥作用。

抗真菌药物主要包括多烯类（两性霉素B、那他霉素），唑类（氟康唑、伊曲康唑、伏立康唑等），嘧啶类（5-氟胞嘧啶）及棘白菌素类（卡泊芬净）。角膜渗透性差和易产生耐药性是抗真菌药物治疗的两大难题，往往需要联合全身用药，甚至需行角膜基质注射术。除药物治疗外，角膜清创术、结膜瓣遮盖术可有效控制感染，增强抗真菌能力。此外，穿透性角膜移植术是治疗真菌性角膜炎的主要外科手段，既可用于后期恢复视力，又可作为急性角膜穿孔的应急方案。总而言之，真菌性角膜炎需要综合治疗。

🩺 病例点评

当真菌性角膜炎浸润较深时，由于眼部穿透力差，单纯药物治疗很难控制病变。对于药物疗效不佳，病情未控制的真菌性角膜炎，由于术后容易复发，不适合立刻行角膜移植术。该病例溃疡范围大，保守治疗疗效有限，单纯角膜基质注药又不能促进溃疡愈合，故采用角膜基质注药联合结膜瓣遮盖术。结膜瓣遮盖可以提高局部抗真菌能力，促进溃疡愈合，从而获得较好的预后。同时还可作为应急方法预防或治疗角膜穿孔、控制炎症，为进一步行角膜移植术创造条件。结膜瓣遮盖术具有操作简便、经济易得、无排斥反应、术后并发症少等优点，因此此手术值得在基层医院推广。

参考文献

1. MAHMOUDI S, MASOOMI A, AHMADIKIA K, et al. Fungal keratitis：an overview of clinical and laboratory aspects［J］. Mycoses, 2018, 61(12)：916－930.

2. AUSTIN A, LIETMAN T, ROSE-NUSSBAUMER J. Update on the management of infectious keratitis［J］. Ophthalmology, 2017, 124(11)：1678－1689.

3. EGUCHI H, HOTTA F, KUWAHARA T, et al. Diagnostic approach to ocular infections using various techniques from conventional culture to next-generation sequencing analysis［J］. Cornea, 2017, 36 Suppl 1：S46－S52.

4. XIE L, ZHONG W, SHI W, et al. Spectrum of fungal keratitis in north China［J］. Ophthalmology, 2006, 113(11)：1943－1948.

5. 李素霞, 史伟云, 刘明娜, 等. 结膜瓣遮盖术治疗难治性角膜溃疡［J］. 眼科新进展, 2007, 27(3)：204－207.

6. 邹文进, 梁海明, 王松, 等. 结膜瓣遮盖术治疗真菌性角膜溃疡的要点［J］. 广东医学, 2013, 34(9)：1378－1380.

（赵泽林　陈蔚　整理）

病例 15　全角膜累及真菌性角膜炎

病历摘要

【基本信息】

患者，男性，39 岁。

主诉：右眼眼红伴疼痛 20 余天，加重 4 天。

【病史】

患者 20 余天前无明显诱因出现右眼眼红、疼痛，伴视物模糊、畏光，无头痛、恶心呕吐，未予诊治。15 天前至当地医院，诊断为右眼细菌性角膜炎，接受局部和全身抗感染治疗（克林霉素片，左氧氟沙星滴眼液，妥布霉素滴眼液，红霉素眼膏），上述症状较前好转。4 天前眼痛加重，至当地医院门诊，接受庆大霉素静脉滴注，症状无好转，遂至我院，急诊拟右眼角膜炎收住入院。

【专科检查】

VAsc：OD FC/BE，OS 1.0。眼压：OD 指测 Tn，OS 8.5 mmHg。右眼泪道冲洗通畅，压之无脓；眼睑形态正常，启闭可，结膜混合充血，重度水肿，结膜囊黏液脓性分泌物，角膜中央偏下方见直径 6 mm 白色溃疡灶，边界模糊，前房深，积脓约 2 mm，余窥不清。左眼无殊。辅助检查（图 15 - 1）。

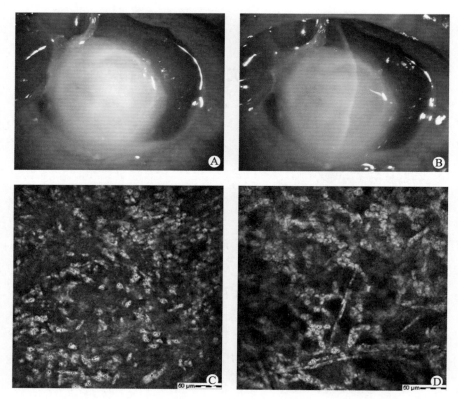

A、B. 眼前段照相：右眼结膜混合充血，重度水肿，结膜囊黏液脓性分泌物，角膜中央偏下方见直径 6 mm 白色溃疡灶，边界模糊，前房深，积脓高约 2 mm；C、D. 角膜共聚焦显微镜检查：白色混浊区域见炎症细胞浸润，未找到典型真菌菌丝。

图 15 - 1　辅助检查

【实验室检查】

角膜刮片：涂片未找到细菌和真菌。

【诊断】

右眼角膜炎。

【治疗及随访】

第 1 天

分析：门诊及入院后行 3 次角膜刮片，但刮片结果均未找到细菌、真菌，根据经验暂予局部及全身抗细菌治疗。

处方： 50 mg/mL 万古霉素眼水 OD q10 min，次日改 q0.5h；50 mg/mL 头孢他啶眼水 OD q10 min，次日改 q0.5h；克林霉素磷酸酯针 0.6 g bid ivgtt。

第4天

分析： 角膜感染加重，病灶扩大侵及全角膜，抗细菌治疗无效。真菌培养皿可见少许真菌生长，支持真菌性角膜炎诊断，但量少无法进行菌种鉴定及药敏试验。为进一步明确感染病原体，局部麻醉下行板层角膜病灶切除，并送病理检查；清除坏死组织后，行右眼角膜基质注抗真菌药和结膜瓣遮盖术，试保眼球完整性。7 天后病理检查回报：PAS 染色（真菌＋），六胺银染色（真菌＋），病理检查诊断为真菌性角膜炎（图 15 - 2）。

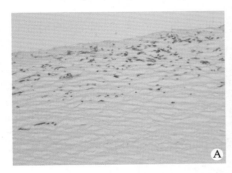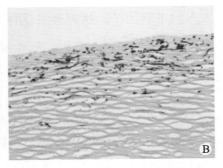

A. PAS×200，基质内见大量紫红色真菌菌丝；B. 六胺银×200，基质内见大量棕黄色真菌菌丝。

图 15 - 2　病例检查

手术简要经过： 板层切除病灶后，用 30 G 注气针针头于病灶周边基质层多点进针注入 0.05% 伏立康唑 0.2 mL，见角膜基质水肿，上方剪开球结膜，覆盖于角膜上，缝合固定结膜。

术后处方： 1% 伏立康唑眼水 OD q0.5h；伊曲康唑胶囊 0.2 g po qd。

第 5 天

变化：结膜瓣遮盖术后第 1 天，结膜瓣血供丰富（图 15 - 3）。

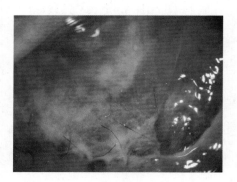

图 15 - 3　第 5 天右眼眼前段照相

分析：病原体培养见真菌生长，鉴定为镰刀菌属，药敏试验示其对两性霉素 B、伏立康唑敏感。外科处理的主要目标是控制感染，保持眼球的完整性，结膜瓣血供丰富，可为眼部无血管组织引入多种细胞因子，达到灭菌目的。同时需行局部及全身抗真菌治疗。

处方：0.25% 两性霉素 B 眼水 OD q0.5h；1% 伏立康唑眼水 OD q0.5h；伏立康唑片 0.2 g po bid。

第 26 天

变化：结膜瓣遮盖在位，结膜囊内未见明显分泌物，角膜下方病灶边缘显现，见新生血管长入（图 15 - 4）。

分析：真菌感染已控制，待炎症进一步消退，可行角膜移植术。

处方：1% 伏立康唑眼水 OD qid；0.25% 两性霉素 B 眼水 OD qid；加替沙星眼用凝胶 OD qid。

第 37 天

变化：结膜充血、水肿较前减轻；结膜瓣存活良好，血管长入角膜基质；角膜病灶瘢痕化、边界清晰（图 15 - 5）。

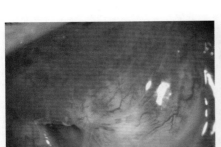 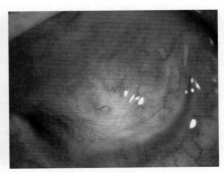

图 15 - 4　第 26 天右眼　　　　　　图 15 - 5　第 37 天右眼
眼前段照相　　　　　　　　　　　眼前段照相

分析：真菌感染已控制，眼表炎症减轻，可行穿透性角膜移植术恢复部分视功能。

处方：维持原治疗。

第 52 天

变化：穿透性角膜移植术后 14 天，结膜充血，角膜植片在位，轻度水肿（图 15 - 6）。

分析：角膜移植术后应密切观察植床切缘，观察真菌有无复发，且需继续抗真菌治疗，同时进行抗排斥，预防细菌、病毒治疗。

处方：盐酸伐昔洛韦片 0.3 g po bid；0.1% 他克莫司滴眼液 OD qid；0.1% 玻璃酸钠滴眼液 q2h；0.5% 左氧氟沙星滴眼液 qid；1% 伏立康唑眼水 qid（术后 1 个月停药）。

第 17 个月

结局：视力 0.2，角膜植片透明，无水肿，缝线在位，内皮细胞计数 1870 个/mm^2。继续抗排斥治疗（图 15 - 7）。

处方：0.1% 他克莫司滴眼液 OD bid；0.1% 玻璃酸钠滴眼液 OD tid。

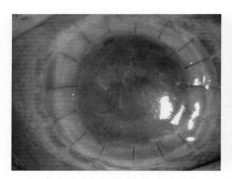 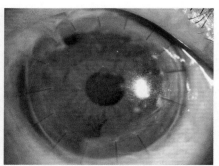

图 15-6　第52天右眼　　　　图 15-7　第17个月右眼
　　　　眼前段照相　　　　　　　　　眼前段照相

病例分析

【病例特点】

1. 本病为累及全角膜的严重感染性角膜炎,角膜刮片涂片镜检及共聚焦显微镜检查未找到病原菌。

2. 角膜刮片培养见真菌生长,鉴定为镰刀菌属,药敏试验示其对两性霉素 B、伏立康唑敏感。

3. 角膜基质注药和结膜瓣遮盖术控制感染和维持眼球完整性,穿透性角膜移植术恢复部分视功能。

【诊断思路】

患者无明确外伤史,感染已持续 20 余天,经过局部及全身的抗感染治疗,病情未控制,来我院时结膜高度水肿,感染灶直径 6 mm,前房积脓约 2 mm。此时首要任务是确定感染的病原体以行针对性治疗。根据以往的临床经验,可首选排除以下情况。

1. 单纯疱疹病毒性角膜炎:多有反复发作史,结膜反应轻,溃疡灶呈地图或圆盘状。

2. 棘阿米巴原虫感染:一般有配戴角膜接触镜史或污水接触

史，眼痛剧烈，后期角膜常呈现中央或旁中央环状浸润。

但无法确定感染是细菌性或真菌性。3 次行角膜刮片培养均未找到病原体，角膜共聚焦显微镜检查未见真菌菌丝及棘阿米巴包囊。在没有实验室检验结果及其他辅助检查支持的情况下，对病因不明的角膜浸润和溃疡先进行诊断性治疗，未能完全排除真菌感染前暂不用激素。若诊断性治疗后病情仍加重，应考虑行角膜组织活检尽快明确病原菌。切除部分板层病灶可以起到清创的作用。

【治疗思路】

1. 本病例明确真菌性角膜炎诊断时，病灶直径大，已经累及角膜缘，且进展迅速。现有的抗真菌药物普遍存在角膜穿透性差，毒性大，抗菌谱窄等问题。因此，手术干预在治疗难治性真菌性角膜炎中较为普遍。

2. 结膜瓣遮盖术于 1958 年 Gunderson 首次报道用于治疗慢性角膜溃疡。结膜瓣遮盖的主要目的不是提高视力，而是预防或治疗角膜穿孔，进而在严重感染时有保护眼球不致摘除的可能。结膜瓣血供丰富，可以消灭眼表病原体并为感染角膜提供营养物质，修复眼表的完整性。结膜瓣遮盖术对于耐药病原体感染的角膜炎以及已经存在角膜小穿孔的患者均有很好的效果。

3. 尽管有研究显示基质注射伏立康唑和局部应用伏立康唑在中重度真菌性角膜炎中治疗效果无显著性差异，但是本例患者真菌感染已波及全角膜，并且结膜瓣遮盖后可能影响局部药物的吸收，基质注药联合局部及全身应用抗真菌药物可为感染部位提供稳定的药物浓度，从而提高治愈的可能。

【疾病介绍】

真菌性角膜炎药物治疗效果差，很多病例需要手术干预。常见的手术方式有羊膜覆盖术、结膜瓣遮盖术和角膜移植术。羊膜可以促进角膜上皮细胞的移行，进而促进角膜创面的愈合，但由于羊膜本身并没有血供且无抗真菌的作用，对于治疗真菌性角膜炎临床上应用较少。对于累及角膜浅层的真菌性角膜炎可采用局部抗真菌治疗，待病情稳定后可行深板层角膜移植恢复视力。对于累及角膜全层或疑似角膜全层的严重真菌性角膜炎，则需考虑行穿透性角膜移植术。但若感染面积过大，穿透性角膜移植术植片的排斥率及溶解率较高，且术后容易真菌感染复发。结膜瓣遮盖术治疗严重真菌性角膜炎具有术中取材方便和可以同时清除感染灶的优点。结膜瓣除为眼表提供机械性保护作用外，其作用机制还有：①结膜瓣血供丰富，可为病变部位提供愈合所必需的营养物质；②血液中的免疫因子及细胞可加速病原体的清除；③可维持病灶局部持久有效的药物浓度，以杀灭病原体；④结膜瓣为坏死组织提供结构支撑而保持眼球的完整性。因此，对于感染面积大的严重真菌性角膜炎，结膜瓣遮盖可以作为一个过渡的治疗手段来控制真菌感染。

病例点评

对于此类严重真菌感染波及全角膜及前房的患者，在感染未控制的情况下行角膜移植术，需要扩大、切除病灶。此时的角膜移植存在较大风险，包括真菌感染复发、容易发生排斥反应、破坏角膜缘干细胞导致术后角膜上皮愈合困难、破坏房角结构导致术后继发性青光眼等。因此，这种情况下即使行角膜移植，临床上大部分患者预后是非常差的。我们在告知患者可能需行眼球摘除术的基础上，试行右眼角膜基质注药和结膜瓣遮盖术保眼球，术后继续局部

笔记

和全身抗真菌治疗。当炎症反应消退后，再行角膜移植术恢复视功能，可以减少上述并发症的发生。

参考文献

1. AUSTIN A, LIETMAN T, ROSE-NUSSBAUMER J. Update on the Management of Infectious Keratitis [J]. Ophthalmology, 2017, 124(11): 1678 – 1689.

2. GUNDERSEN T. Conjunctival flaps in the treatment of corneal disease with reference to a new technique of application [J]. AMA Arch Ophthalmol, 1958, 60(5): 880 – 888.

3. NIZEYIMANA H, ZHOU D D, LIU X F, et al. Clinical efficacy of conjunctival flap surgery in the treatment of refractory fungal keratitis [J]. Exp Ther Med, 2017, 14 (2): 1109 – 1113.

4. ABDULHALIM B E, WAGIH M M, GAD A A, et al. Amniotic membrane graft to conjunctival flap in treatment of non-viral resistant infectious keratitis: a randomised clinical study [J]. Br J Ophthalmol, 2015, 99(1): 59 – 63.

5. NARAYANA S, KRISHNAN T, RAMAKRISHNAN S, et al. Mycotic antimicrobial localized injection: a randomized clinical trial evaluating intrastromal injection of voriconazole [J]. Ophthalmology, 2019, 126(8): 1084 – 1089.

6. HERNÁNDEZ PRATS C, LLINARES TELLO F, BURGOS SAN JOSE A, et al. Voriconazole in fungal keratitis caused by Scedosporium apiospermum [J]. Ann Pharmacother, 2004, 38(3): 414 – 417.

（李玲　秦晓怡　整理）

病例 16　　深板层角膜移植术后层间感染

📋 病历摘要

【基本信息】

患者，男性，17 岁。

主诉：左眼深板层角膜移植术后 2 天，视力下降 1 天。

【病史】

患者 2 天前因左眼圆锥角膜行深板层角膜移植术。术后接受 0.5% 左氧氟沙星滴眼液 1 天 4 次，妥布霉素地塞米松滴眼液 2 小时 1 次，妥布霉素地塞米松眼膏每晚 1 次，0.1% 玻璃酸钠滴眼液 2 小时 1 次，盐酸伐昔洛韦片 0.3 g，1 天 2 次。1 天前无明显诱因出现左眼视力下降，伴眼红、眼痛、畏光、流泪。3 个月前因右眼圆锥角膜于当地医院行右眼深板层角膜移植术。

【专科检查】

VAsc：OD 0.3，OS 0.1。眼压：OD 16.9 mmHg，OS 16.1 mmHg。左眼结膜充血，角膜植片轻度水肿，层间可见散在灰白色污渍样混浊，后弹力层轻度皱褶，KP 阴性，前房深度可，房水清，瞳孔圆，晶状体透明，眼底不清（图 16-1）。右眼角膜植片在位透明，余无殊。

【诊断】

左眼角膜炎（细菌性？真菌性？）；双眼圆锥角膜（深板层角膜移植术后）。

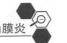

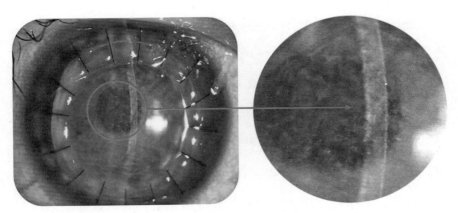

左眼深板层角膜移植术后 2 天。结膜充血，角膜植片轻度水肿，层间可见散在灰白色污渍样混浊，后弹力层轻度皱褶，KP 阴性，前房深度可，房水清，瞳孔圆，晶状体透明。

图 16 - 1　眼前段照相

【治疗及随访】

第 1 天

分析：深板层角膜移植术后 2 天，植片轻度水肿，层间可见散在灰白色污渍样混浊，共聚焦显微镜检查提示基质水肿炎症，未见典型真菌菌丝图像（图 16 - 2），考虑深板层角膜移植术后层间感染，需及时行病原学检测，必要时更换角膜植片。

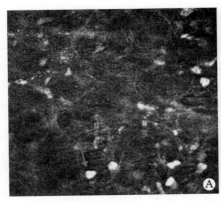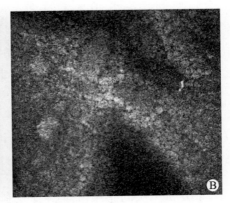

A. 基质细胞肿胀，可见炎细胞浸润（箭头），未见典型真菌菌丝图像；
B. 内皮细胞肿胀，部分失去多边形结构，边界模糊。

图 16 - 2　角膜共聚焦显微镜检查

处理：更换角膜植片 + 植床冲洗；层间冲洗液、感染角膜植片进行细菌及真菌涂片 + 培养 + 药敏试验。

处方：头孢唑林钠滴眼液 OS q1h；头孢他啶滴眼液 OS q1h；加替沙星眼用凝胶 OS qid；盐酸伐昔洛韦片 0.3 g po bid；注射用头孢唑林钠 1 g + 0.9% 氯化钠 250 mL igvtt bid。

第 4 天

变化：术中标本提示高里假丝酵母菌感染，药敏试验结果示其对两性霉素 B 及伏立康唑敏感，伊曲康唑耐药（图 16 - 3）。

培养结果：高里假丝酵母菌				
药敏试验：高里假丝酵母菌				
抗生素	MIC值 µg/mL	KB值 mm	结果	S	R
两性霉素 B	0.032		S	≤1	≥1.5
伊曲康唑	0.75		R	≤0.1	≥0.7
伏立康唑	0.016		S	≤1	≥3

图 16 - 3 药敏试验结果

分析：需立即根据药敏试验结果调整治疗方案，修正诊断为左眼真菌性角膜层间感染，双眼圆锥角膜（深板层角膜移植术后）。

处方：1% 伏立康唑眼水 OS q1h；他克莫司滴眼液 OS qid；加替沙星眼用凝胶 OS qid；0.1% 玻璃酸钠滴眼液 OS qid；盐酸伐昔洛韦片 0.3 g po bid；停全身抗生素。

第 6 天

变化：更换角膜植片及植床冲洗术后第 5 天，角膜植片轻度水肿，层间无明显混浊，后弹力层轻度皱褶，前房清（图 16 - 4）。

分析：层间感染基本得到控制，继续抗感染治疗。

处方：1% 伏立康唑眼水 OS q2h，余维持原治疗。

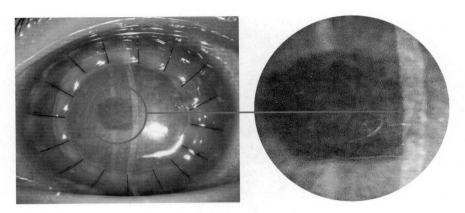

图 16 -4　第 6 天左眼眼前段照相

第 10 天

变化：角膜植片透明，层间无混浊（图 16 -5）。

分析：层间感染得到控制，药物开始缓慢减量。

处理：1% 伏立康唑眼水 OS qid；他克莫司滴眼液 OS qid；

0.1% 玻璃酸钠滴眼液 OS q2h；盐酸伐昔洛韦片 0.3 g po bid。

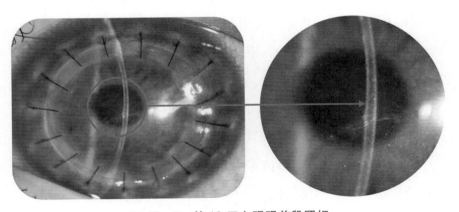

图 16 -5　第 10 天左眼眼前段照相

第 12 个月

结局：左眼裸眼视力 0.80；戴镜视力 - 0.00/ - 2.00 × 5 = 0.90。

角膜植片透明，缝线部分拆除（图 16 -6）。

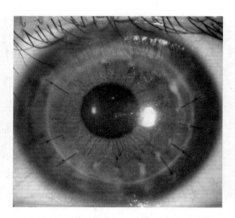

图 16 - 6　第 12 个月左眼眼前段照相

病例分析

【病例特点】

1. 患者为青年男性，深板层角膜移植术后第 2 天出现视力下降，伴眼红、眼痛、畏光、流泪。

2. 角膜植片轻度水肿，层间可见散在灰白色污渍样混浊，后弹力层轻度皱褶，KP 阴性。

3. 共聚焦显微镜检查提示角膜基质细胞肿胀，炎细胞浸润，内皮细胞肿胀，边界模糊，无真菌菌丝影像。

4. 考虑深板层角膜移植术后出现的急性层间感染，需尽快行微生物检测，明确感染源性质。

【诊断思路】

患者深板层角膜移植术后早期出现视力下降，伴眼红、眼痛、畏光、流泪，查体见角膜植片层间散在灰白色污渍样混浊，需要首先鉴别与此病临床表现类似的疾病。

1. 供体植片来源的感染：因常规角膜植片保存液中不含有抗

真菌药物，若植片在保存液中已存在污染，移植到受体上则会出现角膜植片感染或植片植床层间感染，真菌污染的潜在易感角膜捐赠者的危险因素包括心脏病、酗酒和死亡时间超过 12 小时。本病例尚不能排除此可能。

2. 手术源性感染：受体眼表含有潜在的真菌而无临床疾病，或外科器械受到污染，或术中无菌条件不足，均可导致术后发生真菌感染。本病例尚不能排除此可能。

3. 角膜移植术后排斥：裂隙灯或共聚焦显微镜检查见眼睑肿胀，结膜充血，角膜基质水肿明显，角膜内皮可见 KP。与本病例不符。

4. 角膜上皮内生：植片植床界面可见角膜上皮向内生长，局部混浊，植片边缘隆起或卷起，呈灰白色，染色可见植片边缘荧光素聚集。与本病例不符。

5. 角膜移植物 - 宿主界面沉积：植片植床界面可见混浊，可能为钙质沉积、界面黏弹剂残留或手术手套滑石粉残留所导致，发生无菌性炎症。与本病例不符。

仔细结合本病例特点，根据本例中深板层角膜移植术后角膜层间散在混浊，及时更换角膜植片及冲洗植床，并根据冲洗液和感染植片培养结果，诊断为真菌性角膜层间感染。

【治疗思路】

1. 对于板层角膜移植术后患者，植片与植床界面出现异常沉积物或浸润灶，要给予重视，及时处理，寻找病因。

2. 若怀疑为感染灶，微生物学与病理学结果为诊断的金标准，根据其结果及时调整治疗方案。

3. 通常早期使用广谱抗细菌药物，在高度怀疑或确认有真菌感染的情况时，可局部甚至全身使用抗真菌药物。

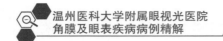

4. 若局部及全身用药难以阻止感染的进展，可以在植片与植床的界面进行冲洗，并在深层基质中注射抗真菌药物，或更换植片。

5. 若感染波及眼内，可能需行玻璃体腔注药术或玻璃体切割术。

6. 角膜移植术后，供体角膜培养液需常规进行微生物培养，如发现污染，需尽早更换植片。

【疾病介绍】

角膜移植术后微生物感染是一种严重的并发症，尽管不常见，但在术后早期，角膜移植术后的角膜炎可能会影响角膜植片的透明性，并导致严重的视力丧失，甚至可能会引起眼内炎。美国眼库协会一份 2010 年至 2017 年的回顾性报告显示，角膜移植术后感染真菌或细菌的总概率为 0.026%，其中感染真菌的概率更高（63%）。在过去的 20 年中，成分角膜移植，包括板层角膜移植和角膜内皮移植，已逐渐取代了穿透性角膜移植的统治地位，这些手术方式的优点是降低了排斥的风险，缩短了术后激素的使用时间，无须进行开放性的手术等，降低了早期和晚期的并发症发生率。但它们的共同特点是形成了移植物 - 宿主界面，这个部位出现的感染是罕见的，但因为感染部位位于深层基质中，故这种类型角膜炎的诊断及治疗对眼科医生来说是一个挑战。

角膜移植术后层间感染的微生物通常是真菌，以念珠菌属和不太常见的细菌为主。感染源主要是供体角膜，根据病原体的致病性、微生物载量和毒力，感染最早可在术后几天内发病，最长可在术后 3 个月内发病。感染初期，轻微的眼部疼痛和红肿可能是唯一症状，视力可能不受影响。裂隙灯检查时，角膜大部分是透明的，仅在层间发现单个或多个白色浸润，前房通常安静，没有炎症。前段光学相干断层扫描有助于确定层间感染浸润位置，角膜共聚焦显微镜检查可用于检测菌丝。感染后期的特点是浸润合并、增大，边缘欠清，角膜水肿和基质浸润，前房可见炎性细胞。此时，眼部疼痛和畏光症状明显加重，视力较以往明显下降。

角膜层间感染是一种新型角膜感染，可能在任何类型的非穿透性角膜移植术后发生，感染的发生部位在移植物和宿主角膜之间的界面，微生物可能会在此处定植、扩散，并可能引起眼内炎。多数情况下，由于感染部位特殊，使用局部及全身抗菌药物不能有效阻止感染的进展。有文献报道显示，在移植物-宿主界面进行冲洗或注射抗真菌药物可能为控制感染的治疗方法，但更换角膜植片治疗效果最佳，其并发症及术后视觉效果更好。

病例点评

角膜层间感染是一种特殊类型的角膜感染性疾病，供体移植物与宿主角膜之间界面的存在为微生物感染发展提供了特殊的环境，使得这一类型的角膜炎难以治疗。此外，角膜移植术后长期局部使用激素和暴露的角膜缝线，也增加了角膜移植术后层间感染的风险。角膜层间感染为微生物学检测增加了难度，并降低了药物可达到的有效浓度，多数需要更换植片或者改为穿透性角膜移植手术，故更应早发现、早治疗，以减少并发症，提高患者术后生活质量。

参考文献

1. LAYER N, CEVALLOS V, MAXWELL A J, et al. Efficacy and safety of antifungal additives in Optisol-GS corneal storage medium [J]. JAMA Ophthalmol, 2014, 132 (7): 832 - 837.

笔记

2. GAO Y, LI C, ZHANG L, et al. Infectious interface keratitis（IIK）following lamellar keratoplasty：a literature review［J］. Ocul Surf, 2019, 17(4)：635 – 643.

3. HASSAN S S, WILHELMUS K R, DAHL P, et al. Infectious disease risk factors of corneal graft donors［J］. Arch Ophthalmol, 2008, 126(2)：235 – 239.

4. DAVILA J R, MIAN S I. Infectious keratitis after keratoplasty［J］. Curr Opin Ophthalmol, 2016, 27(4)：358 – 366.

5. FONTANA L, MORAMARCO A, MANDARÀ E, et al. Interface infectious keratitis after anterior and posterior lamellar keratoplasty. Clinical features and treatment strategies. A review［J］. Br J Ophthalmol, 2019, 103(3)：307 – 314.

6. KYMIONIS G D, PLAKA A D, LIMNOPOULOU A N, et al. Interface lamellar keratitis induced by a post-descemet stripping automated endothelial keratoplasty corneal trauma［J］. Cornea, 2013, 32(3)：362 – 364.

7. CHHADVA P, CABOT F, ZIEBARTH N, et al. Persistent corneal opacity after descemet stripping automated endothelial keratoplasty suggesting inert material deposits into the interface［J］. Cornea, 2013, 32(11)：1512 – 1513.

（李锦阳　陈蔚　整理）

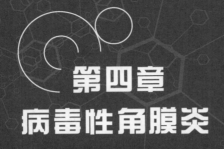

第四章
病毒性角膜炎

病例 17　单纯疱疹病毒性角膜炎（上皮型）

📋 病历摘要

【基本信息】

患者，女性，55 岁。

主诉：右眼眼红伴异物感 3 天。

【病史】

患者 3 天前感冒后出现右眼眼红、异物感，伴视物模糊、畏光流泪，无眼部外伤，无异物入眼，至当地医院就诊，接受氯霉素治疗后无好转。

【专科检查】

VAsc：OD 0.2，OS 0.2。眼压：OD 9.2 mmHg，OS 13.9 mmHg。右眼结膜充血，角膜轻度混浊水肿，中央偏颞侧可见横行树枝样上皮缺损，前房深，虹膜纹理清，瞳孔圆，直径约 3 mm，对光反射存，余无殊（图 17 –1）。左眼无殊。

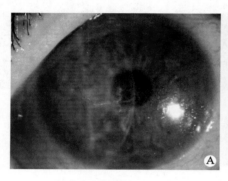 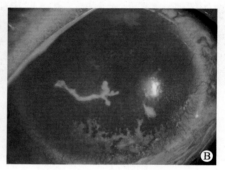

A. 角膜中央偏颞侧见树枝状上皮浸润；B. 荧光素染色钴蓝光下见病灶周围隆起，末端球形膨大。

图 17 –1　眼前段照相

【诊断】

右眼单纯疱疹病毒性角膜炎（上皮型）。

【治疗及随访】

第 1 天

分析：荧光素染色下角膜上皮树枝状浸润是单纯疱疹病毒性角膜炎的典型症状，需局部或全身应用抗病毒药物治疗。

处方：更昔洛韦眼用凝胶 OD qid；0.1% 玻璃酸钠滴眼液 OD qid。

第 7 天

变化：病灶消失，上皮缺损愈合（图 17 –2）。

笔记

分析：积极应用抗病毒治疗 1 周后，上皮缺损愈合，降低频率改为更昔洛韦凝胶 1 天 3 次，继续应用 1 周。

处方：更昔洛韦眼用凝胶 OD tid。

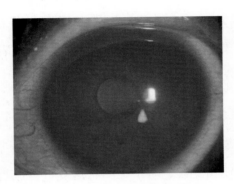

图 17－2　第 7 天右眼眼前段照相

病例分析

【病例特点】

1. 患者眼红伴异物感。

2. 角膜见树枝样上皮缺损。

3. 抗病毒治疗有效。

【诊断思路】

本例病变以角膜上皮缺损为主，表现为典型的树枝状缺损，但临床上其他疾病可出现类树枝样病变，需与以下疾病仔细鉴别。

1. 带状疱疹性角膜炎：有眼部带状疱疹病史，面部可见典型呈条带状分布疱疹。可表现为树枝状或者星状上皮细胞隆起，但病变更为表浅，末端无膨大，无中央溃疡灶，荧光素染色仅少量着染。

2. 药物毒性角膜炎：可表现为假树枝样角膜上皮溃疡或裂隙

笔记

样角膜病变,荧光素染色后范围往往较大,"树枝"边界粗糙伴细小点染,末端无膨大。多有长期使用或滥用局部眼用制剂的病史,根据病史较易鉴别。

3. 棘阿米巴角膜炎:早期可出现上皮或上皮下浸润,假树枝状改变。眼痛剧烈,难以忍受,多有接触镜配戴或者污水接触史。

【治疗思路】

1. 以局部或全身抗病毒治疗为主。对于树枝状病变,需口服足量抗病毒药物治疗7~10天,或局部应用更昔洛韦凝胶至溃疡愈合后再降低频率使用7天;对于地图状病变,口服抗病毒药物治疗需延长至14~21天。

2. 去除角膜上皮有助于减少病毒数量。

3. 初期治疗中应避免使用局部糖皮质激素,如果患者已经在使用糖皮质激素,则需立即终止使用。

4. 若1周治疗无效,或患者依从性较差,则需考虑耐药或神经营养性角膜病变。

5. 若患者单纯疱疹病毒反复多次发作,可以长期低剂量口服抗病毒药物进行预防治疗。

【疾病介绍】

上皮型是单纯疱疹病毒性角膜炎中较为常见的类型。多单眼发病,病变发生在角膜上皮和上皮下。疱疹病灶大小不一,早期表现为上皮内小疱,后逐渐融合成树枝状,末端分枝呈结节状膨大。病变区角膜知觉多减弱,但其周围角膜的敏感性却相对增加,故患者主观症状可表现为眼部疼痛、畏光、异物感和流泪等刺激症状以及视物模糊。若病灶向深层发展,树枝状病变扩大融合可演变成地图状角膜炎,病灶为不规则地图状,周围边缘灰白色隆起,底部基质层混浊水肿，常伴有后弹力膜皱褶及前房闪辉，治愈后遗留瘢痕。炎症的持续时间和发作次数与瘢痕的严重程度相关。若瘢痕位于中央角膜，可能导致视力下降、眩光等不适。诊断主要依据其临床症状和体征，进行角膜荧光素染色，观察病灶的形态和累及部位。抗病毒药物是治疗的首选方法，常用的局部抗病毒药物包括更昔洛韦凝胶、三氟胸苷滴眼液等，口服抗病毒药物包括阿昔洛韦、伐昔洛韦以及泛昔洛韦。治愈后疾病可因病毒的再次激活而复发，其复发率为 18% ～40%，其中约一半患者多次复发。

🩺 病例点评

　　单纯疱疹病毒性上皮角膜炎被认为是由于病毒在角膜上皮内的直接入侵和活动性感染所致。不予治疗或不当使用糖皮质激素可能导致树枝状角膜炎进展为地图状角膜炎，甚至导致严重的坏死型角膜基质炎。合理规范应用抗病毒药物治疗可以减少不适，最大限度地减少视力损失，降低复发率。

参考文献

1. 刘国华,王郡甫. 单纯疱疹病毒性角膜炎的研究进展［J］. 中国斜视与小儿眼科杂志, 2006, 14(3)：153 – 156.

2. WILHELMUS K R. Diagnosis and management of herpes simplex stromal keratitis ［J］. Cornea, 1987, 6(4)：286 – 291.

3. 李莹. 单纯疱疹病毒性角膜炎的临床特点及诊疗思维［J］. 眼科, 2012, 21(3)：157 – 161.

4. 张晓英, 李凌. 单纯疱疹病毒性角膜炎的研究新进展［J］. 国际眼科杂志. 2011, 11(3)：439 – 441.

5. HARRIS K D. Herpes simplex virus keratitis［J］. Home Healthcare Now, 2019, 37

（5）：281 –284.

6. ROOZBAHANI M, HAMMERSMITH K M. Management of herpes simplex virus epithelial keratitis［J］. Current Opinion in Ophthalmology, 2018, 29（4）：360 – 364.

7. CHOU TY, HONG B Y. Ganciclovir ophthalmic gel 0. 15% for the treatment of acute herpetic keratitis：background, effectiveness, tolerability, safety, and future applications［J］. Therapeutics and Clinical Risk Management, 2014, 10：665 –681.

（王海鸥　陈蔚　整理）

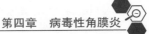

病例 18 单纯疱疹病毒性角膜炎（免疫性基质型）

病历摘要

【基本信息】

患者，男性，34 岁。

主诉： 右眼反复眼红 6 年，视物模糊 3 周。

【病史】

患者 6 年前感冒后出现右眼眼红，药物治疗后好转。6 年来右眼眼红反复发作。3 周前感冒后右眼出现视物模糊，伴眼红、异物感，无恶心呕吐、视物变形等不适。

【专科检查】

VAsc：OD 0.16，OS 1.0。眼压：OD 8.4 mmHg，OS 14.3 mmHg。双眼眼睑形态正常，启闭可，右眼混合性充血，角膜中央见一大小约为 5 mm × 5 mm 浸润灶，角膜上皮完整，基质水肿增厚，上方见新生血管长入，隐见虹膜纹理清，瞳孔圆，对光反射正常，晶状体及眼底窥不清。左眼无殊。

【辅助检查】

右眼眼前段照相（图 18 - 1）；右眼角膜共聚焦显微镜检查（图 18 - 2）。

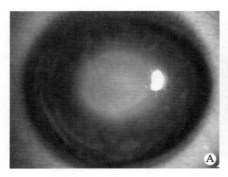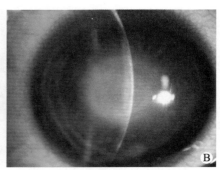

A. 角膜中央见白色盘状混浊灶；B. 角膜上皮完整，中央基质水肿增厚。

图 18 - 1　眼前段照相

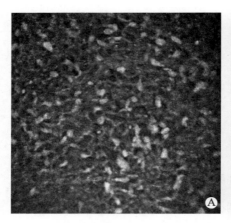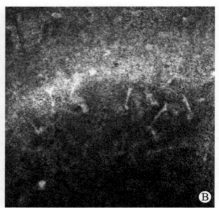

A. 角膜基质细胞肿胀，可见炎细胞浸润；B. 上皮下及基质薄翳区片状高反光影。

图 18 - 2　角膜共聚焦显微镜检查

【诊断】

右眼单纯疱疹病毒性角膜炎（免疫性基质型）。

【治疗及随访】

第 1 天

分析：角膜中央基质水肿，上皮完整，考虑免疫反应引起的炎症。需局部应用大剂量激素联合全身抗病毒药物。

处方：0.1% 醋酸泼尼松龙滴眼液 OD q2h；妥布霉素地塞米松

眼膏 OD qn；盐酸伐昔洛韦片 0.3 g po bid。

第 6 天

变化：角膜中央水肿范围较前缩小，水肿程度减轻（图 18 -3）。

分析：病情得到控制，局部激素适当减量。

处方：停妥布霉素地塞米松眼膏；0.1% 醋酸泼尼松龙滴眼液 OD qid；盐酸伐昔洛韦片 0.3 g po bid。

第 14 天

变化：结膜充血消失，水肿继续减轻（图 18 -4）。

分析：基质逐步恢复，激素可以缓慢减量，不能贸然停药，继续口服抗病毒药物。

处方：0.1% 醋酸泼尼松龙滴眼液 OD tid；盐酸伐昔洛韦片 0.3 g po bid。

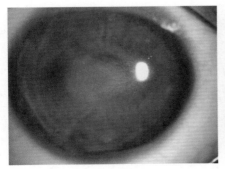 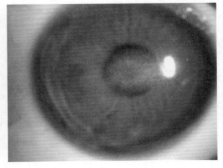

图 18 -3   第 6 天右眼   图 18 -4   第 14 天右眼
眼前段照相   眼前段照相

第 28 天

变化：水肿显著减轻，基质厚度基本恢复，瞳孔区仍残留部分混浊（图 18 -5）。

分析：激素持续缓慢减量，减量时间大于 10 周，激素减量期间必须口服预防剂量的抗病毒药物。

处方：0.1% 醋酸泼尼松龙滴眼液 OD bid；盐酸伐昔洛韦片 300 mg po bid。

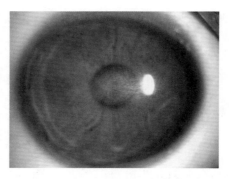

图 18 – 5　第 28 天右眼眼前段照相

病例分析

【病例特点】

1. 患者既往反复眼红病。

2. 感冒后出现视物模糊，伴异物感。

3. 查体示角膜中央水肿浸润，角膜上皮完整，伴角膜新生血管。

4. 经局部激素 + 全身抗病毒治疗后水肿消退，遗留基质瘢痕。

【诊断思路】

免疫基质性角膜炎的鉴别诊断包括任何导致间质性角膜炎的原因，包括以下疾病。

1. 角膜内皮炎：内皮炎原发病灶为角膜内皮面，在基质水肿对应部位的内皮面可见角膜后沉着物，部分患者可伴眼压升高，无基质浸润或新生血管。当基质水肿范围较大时，初次检查时难以发现角膜后沉着物，需仔细鉴别。

2. 带状疱疹病毒性角膜炎：多发于老年患者，在疱疹出现的前几天有头痛、发热等前驱症状，特定皮区出现疱疹伴发痒、灼烧感、刺痛感。

3. 梅毒性角膜炎：较为少见，为单侧局部发病，常侵犯某一象限，可伴有毛刷状的幻影血管。梅毒血清学检测结果阳性。

4. 腮腺炎性角膜炎：角膜炎与腮腺炎同时发病，角膜基质炎广泛而严重，并有白色交错线纹状的皱褶，角膜上皮完整。

根据本病例的临床表现，不难诊断为免疫基质型的单纯疱疹性角膜炎。本病以临床症状和体征作为主要诊断依据。角膜共聚焦显微镜检查和实验室检查可帮助诊断，PCR 技术可以快速敏感地检测角膜、房水、泪液中的单纯疱疹病毒 DNA，验证诊断。

【治疗思路】

1. 对于不伴上皮缺损的基质型角膜炎患者，应局部应用大剂量糖皮质激素联合预防剂量的口服抗病毒药物。美国 HSK 治疗指南推荐预防剂量为阿昔洛韦 400 mg bid 或伐昔洛韦 500 mg qd。结合我国伐昔洛韦药物说明书推荐服用方法，可改为 300 mg bid。当病情控制后，糖皮质激素可逐渐减量，剂量和频率越低，减量的间隔时间越长。激素使用期间抗病毒药物需持续使用。

2. 对于伴上皮缺损的基质型角膜炎患者，局部糖皮质激素用量可相对降低，同时联合治疗剂量的口服抗病毒药物，美国 HSK 治疗指南推荐的治疗剂量为阿昔洛韦 800 mg 3 ~ 5 次/天或伐昔洛韦 1 g tid 口服 7 ~ 10 天，但需结合我国人种特点和抗病毒药物说明书进行适当调整。

3. 对于反复发作，经过一段时间治疗后角膜溃疡不愈合、角膜大量新生血管和瘢痕形成，视力严重下降的患者，可以通过板层或穿透性角膜移植手术来达到控制病情、提高视力的目的。

【疾病介绍】

单纯疱疹病毒基质炎主要分为免疫性基质炎和坏死性角膜基质炎。免疫性基质炎主要由机体对病毒的免疫反应引起，体液免疫和细胞免疫都参与了人体对单纯疱疹病毒的反应，包括抗病毒抗体、血清补体淋巴细胞、旁路激活的 CD4$^+$T 细胞、多形核白细胞、巨噬细胞等。病毒进入角膜基质细胞后其病毒抗原可直接激发炎症反应，或者在细胞内缓慢增殖，通过改变细胞膜抗原性，诱导免疫反应。最常见的临床表现为基质盘状水肿，也可以表现为弥漫性、局限性、环形、马蹄形水肿。基质盘状水肿，后弹力层可有皱褶；当伴发前葡萄膜炎时，在水肿区域角膜内皮面可出现沉积物。免疫性基质炎角膜上皮多完整，荧光素染色一般为阴性，但活动期可同时伴有上皮性角膜炎。慢性或复发性盘状角膜炎后期可发生持续性大疱性角膜病变，可致角膜瘢痕、变薄、新生血管和脂质沉积。现行的临床和实验研究主要采用糖皮质激素联合抗病毒药物治疗，可以显著延缓基质型单纯疱疹病毒性角膜炎的病程和进展，大大缩短了基质炎症的持续时间。当遗留严重瘢痕影响视力时，可以采用深板层或者穿透性角膜移植术治疗。深板层角膜移植由于保留了患者的内皮细胞，从而避免了术中开窗的风险，并且术后排斥率更低。充分的术前评估对于术式的选择至关重要，尤其是针对角膜厚度、内皮细胞计数和角膜缘功能的评估。对于角膜没有增厚，内皮细胞计数尚可的患者可优先考虑深板层角膜炎移植术治疗。

📋 病例点评

免疫性角膜基质炎是慢性复发性单纯疱疹病毒常见的临床表现。病变主要由基质中残留的病毒抗原导致的免疫反应引起，其慢性、复发性炎症病程可持续数年。宿主对单纯疱疹病毒的免疫反应具有双面性，一方面，它可以清除病毒，阻止感染的直接毒性作用；另一方面，它可能导致局部组织破坏、瘢痕形成和炎症复发，可能造成视力的永久损害。因此，鉴别免疫反应的双重效应，予以及时合理的治疗非常关键。

参考文献

1. 刘国华,王郡甫. 单纯疱疹病毒性角膜炎的研究进展 [J]. 中国斜视与小儿眼科杂志, 2006, 14(3): 153 – 156.

2. 李莹. 单纯疱疹病毒性角膜炎的临床特点及诊疗思维 [J]. 眼科, 2012, 21(3): 157 – 161.

3. KNICKELBEIN J E, HENDIRCKS R L, CHARUKAMNOETKANOK P. Management of herpes simplex virus stromal keratitis: an evidence-based review [J]. Survey of Ophthalmology, 2009, 54(2): 226 – 234.

4. GUESS S, STONE D U, CHODOSH J. Evidence-based treatment of herpes simplex virus keratitis: a systematic review [J]. Ocul Surf, 2007, 5(3): 240 – 250.

5. Nunes Oda S, Pereira Rde S. Regression of herpes viral infection symptoms using melatonin and SB-73: comparison with Aeyclovir [J]. J Pineal Bcs, 2008, 44(4): 373 – 378.

（王海鸥　陈蔚　整理）

病例 19 单纯疱疹病毒性角膜炎 （坏死型）

病历摘要

【基本信息】

患者，男性，48 岁。

主诉： 左眼反复眼红、眼痛 3 年，视力下降 3 天。

【病史】

患者 3 年前无明显诱因出现左眼眼红、眼痛，伴视物模糊，接受抗病毒治疗后好转。3 年来左眼眼红、眼痛反复发作，接受治疗后均好转。3 天前再次出现左眼眼红、眼痛，伴视力下降，无头痛、恶心呕吐等不适，未接受诊治。遂来我院就诊。

【专科检查】

VAsc：OD 1.0，OS FC/10 cm，各方位光定位存。眼压：OD 11.3 mmHg，OS T-1。左眼混合充血，角膜全周新生血管长入，中央大小约 4 mm×6 mm 溃疡，中央基质溶解穿孔伴虹膜嵌顿，前房稍浅，虹膜纹理欠清，余窥不清（图 19-1）。右眼无殊。

【实验室检查】

角膜涂片培养：未发现细菌及真菌。

【诊断】

左眼单纯疱疹病毒性角膜炎（坏死型）。

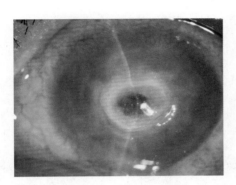

角膜灰白色坏死浸润灶及新生血管长入，中央基质溶解穿孔，虹膜嵌顿。

图 19 -1　眼前段照相

【治疗及随访】

第 1 天

分析：坏死型基质炎为病毒直接感染基质所致，此时需以足量抗病毒治疗为主，目前处于溶解期，激素用量需谨慎，可同时使用胶原酶抑制剂阻止角膜进一步溶解。

处方：注射用阿昔洛韦针 0.5 g ivgtt q8h；更昔洛韦眼用凝胶 OS qid；0.5% 左氧氟沙星滴眼液 OS qid；0.1% 玻璃酸钠滴眼液 OS qid；盐酸多西环素胶囊 0.1 g po bid。

第 6 天

变化：浸润灶较前变淡，边界稍清，前房加深（图 19 -2）。

分析：感染得到控制，抗病毒药物可适当减量，适当加用局部激素抗感染治疗。

处方：盐酸伐昔洛韦片 0.6 g po bid；0.1% 氟米龙滴眼液 OS tid；余治疗同前。

第 20 天

变化：眼表充血减轻，角膜新生血管较前减退（图 19 -3）。

分析：炎症较前明显控制，但遗留中央区瘢痕影响视力，且基质变薄较难修复，需行手术治疗恢复视力。

处理：穿透性角膜移植术治疗。

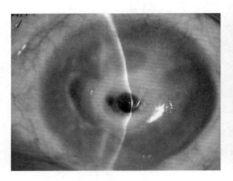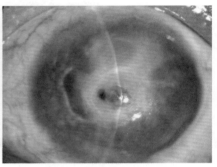

图 19 - 2　第 6 天左眼　　　　图 19 - 3　第 20 天左眼
眼前段照相　　　　　　　眼前段照相

第 25 天

变化：角膜植片在位，缝线无松脱（图 19 - 4）。

分析：穿透性角膜移植术后，需抗排斥，预防感染，促进术后角膜上皮化，并继续抗病毒治疗。

处方：0.5% 左氧氟沙星滴眼液 OS qid；0.1% 玻璃酸钠滴眼液 OS qid；妥布霉素地塞米松滴眼液 OS qid；盐酸伐昔洛韦片 0.3 g po bid。

第 180 天

变化：结膜无充血，植片透明，无排斥迹象（图 19 - 5）。

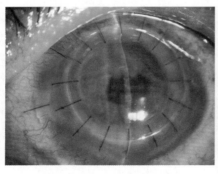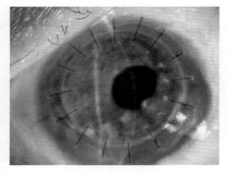

图 19 - 4　第 25 天左眼　　　　图 19 - 5　第 180 天左眼
眼前段照相　　　　　　　眼前段照相

分析：抗排斥药物可适当减量，需继续口服抗病毒药物预防病毒复发。

处方：0.1% 玻璃酸钠滴眼液 OS qid；妥布霉素地塞米松滴眼液 OS bid；盐酸伐昔洛韦片 0.3 g po bid。

病例分析

【病例特点】

1. 患者有反复眼红、眼痛病史，近期视力下降。

2. 左眼角膜全周新生血管长入，中央基质溶解穿孔，虹膜嵌顿。

3. 角膜微生物学检查未发现细菌或真菌。

【诊断思路】

结合症状及体征初步诊断坏死型单纯疱疹病毒性角膜炎，需与下列疾病进行鉴别。

1. 细菌性角膜炎：多有外伤或异物史，发病急骤迅猛，临床症状与体征一致，角膜组织溃疡灶与周围组织界限不清，角膜后沉着物多为尘状，抗生素治疗有效。

2. 神经营养性角膜病变：由角膜神经损伤、泪液分泌异常和上皮基底膜受损造成，为非感染性角膜病变。该病进展较慢，角膜病变为圆形或卵圆形溃疡灶，溃疡基底部通常为灰白色混浊，周边因上皮堆积而形成厚而清晰光滑的边界，常伴角膜知觉减退。

3. 干燥综合征：严重的干燥综合征角膜结膜炎可表现为角膜溶解变薄，甚至穿孔。但该病多为双眼发病，角膜新生血管少见，泪河窄甚至消失，角膜弥漫荧光素点染，多伴有口干或类风湿性关节炎等全身病变。

157

病毒性角膜炎由于上皮缺损，免疫力低下，其感染细菌等其他微生物的风险也大大增加。由于有明确的病毒性角膜炎病史，当患者再次发病时，合并感染往往较易被忽略。然而临床上病毒合并其他微生物感染的病例并不罕见，因此，对于存在角膜浸润溃疡的患者，即使既往有明确的病毒性角膜炎病史，也应行角膜刮片检查，明确是否合并细菌或真菌等其他微生物感染。

【治疗思路】

1. 足量的全身联合局部抗病毒药物治疗。

2. 结合初期足量的抗病毒治疗，联合使用小剂量局部类固醇激素减轻炎症，并根据病情及时调整频率和浓度。

3. 对于溃疡较浅的坏死型单纯疱疹病毒性角膜炎，羊膜移植对角膜上皮的愈合有着较好的疗效。但如果溃疡位于角膜中央，由于基质瘢痕的形成，术后视力预后较差。当溃疡深度超过2/3甚至引起角膜穿孔时，需考虑角膜移植术。

4. 对于因病毒性角膜炎行角膜移植治疗的患者，推荐口服抗病毒药物至少1年以预防复发。

【疾病介绍】

由于发病率较低，关于坏死型单纯疱疹病毒性角膜炎的治疗尚无足够的循证医学证据，目前尚无统一的标准治疗方案。但公认的原则是在足量抗病毒的治疗基础上，合理地联合局部激素治疗。

基质型单纯疱疹病毒性角膜炎可分为坏死型角膜炎与非坏死型角膜炎。针对104名基质型单纯疱疹病毒性角膜炎患者的研究显示，7%的患者为坏死型，88%的为非坏死型，5%的为两者混合。坏死型单纯疱疹病毒性角膜炎是一种威胁视力的紧急疾病，主要由病毒直接复制与免疫反应所致，起病急，进展快，在临床上看起来与暴发性细菌性或真菌性角膜炎伴上皮溃疡相似。患者常见眼部症状有眼痛、发红、视力下降、畏光、流泪等，裂隙灯下可见患者角膜基质水肿，角膜基质内多个或单个黄白色坏死浸润灶及新生血管长入，常伴有上皮缺损，炎症反应严重的患者在短时间内即会出现角膜变薄和穿孔。根据临床体征和既往单纯疱疹病毒性角膜炎病史即可诊断，但同时也应注意是否有合并感染的可能。Surabhi Dutt 等对 15 名坏死型基质性角膜炎患者全身及局部抗病毒治疗的疗效进行了评估，发现局部和全身性阿昔洛韦有助于坏死型角膜炎溃疡愈合，并且初始抗病毒治疗后应用局部类固醇是安全的，可以减少炎症和改善视力。如果诊断不及时，没有尽早进行治疗，坏死型单纯疱疹病毒性角膜炎容易形成角膜瘢痕，如果瘢痕位于角膜中央，则会严重影响视力。对于角膜穿孔的患者，则需要进行手术治疗。

病例点评

坏死型单纯疱疹病毒性角膜炎是一种较为罕见、凶险的病毒性角膜炎，得不到及时治疗容易导致角膜瘢痕形成、角膜穿孔，预后较差。糖皮质激素的应用是本病治疗的关键点，它是一把双刃剑，给药时机、给药量、减量速度都至关重要。如果激素使用不当，会进一步造成角膜基质溶解。

参考文献

1. 福斯特. 角膜理论基础与临床实践［M］. 李莹，译. 4 级. 天津：天津科技翻译出版公司，2007.

2. 曼尼斯. 角膜：上卷［M］. 史伟云，译. 4 版. 北京：人民卫生出版社，2018.

3. 克里斯托弗. Wills 临床眼科彩色图谱及精要：角膜病［M］. 陈蔚，译. 2 版. 天津：天津科技翻译出版公司，2014.

4. WHITE M L, CHODOSH J. Herpes simplex virus keratitis：a treatment guideline. Massachusetts Eye and Ear Infirmary Department of Ophthalmology Harvard Medical School.

5. TULI S, GRAY M, SHAH A. Surgical management of herpetic keratitis［J］. Curr Opin Ophthalmol, 2018, 29(4)：347 – 354.

6. 李素霞，王敬亭，江音，等. 深板层角膜移植联合抗病毒药物治疗严重基质坏死型单纯疱疹病毒性角膜炎的临床观察［J］. 中华眼科杂志, 2018, 54(2)：97 – 104.

7. BARRON B A, GEE L, HAUCK W W, et al. Herpetic eye disease study. A controlled trial of oral acyclovir for herpes simplex stromal keratitis［J］. Ophthalmology, 1994, 101(12)：1871 – 1882.

8. KNICKELBEIN J E, HENDRICKS R L, CHARUKAMNOETKANOK P. Management of herpes simplex virus stromal keratitis：an evidence-based review［J］. Surv Ophthalmol, 2009, 54(2)：226 – 234.

9. GUESS S, STONE D U, CHODOSH J. Evidence-based treatment of herpes simplex virus keratitis：a systematic review［J］. Ocul Surf, 2007, 5(3)：240 – 250.

10. DUTT S, ACHARYA M, GOUR A, et al. Clinical efficacy of oral and topical acyclovir in herpes simplex virus stromal necrotizing keratitis［J］. Indian J Ophthalmol, 2016, 64(4)：292 – 295.

（王海鸥　陈蔚　整理）

病例20 单纯疱疹病毒性角膜炎（内皮型）

病历摘要

【基本信息】

患者，男性，42岁。

主诉： 左眼视物模糊伴眼红1周。

【病史】

患者1周前无明显诱因出现左眼视物模糊，伴眼红，无视物变形、视物遮挡感。

【专科检查】

VAsc：OD 1.0，OS 0.6。眼压：OD 12.7 mmHg，OS 13.3 mmHg。左眼结膜充血，角膜中央基质水肿，水肿区角膜内皮见大量KP附着，前房深，房水闪辉（＋），余无殊。右眼无殊。

【实验室检查】

房水PCR：单纯疱疹病毒DNA 1.54×10^5 copy/mL。

【辅助检查】

左眼眼前段照相（图20-1）；左眼角膜共聚焦显微镜检查（图20-2）。

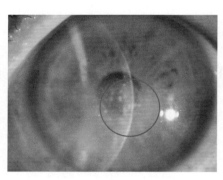

角膜中央基质水肿，水肿区内皮见大量 KP 附着。

图 20 - 1　眼前段照相

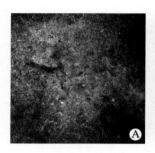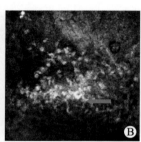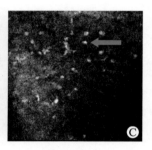

A. 内皮细胞肿胀，六边形形态消失，边界欠清；B. 内皮面见高反光 KP；C. 散在炎症细胞。

图 20 - 2　角膜共聚焦显微镜检查

【诊断】

左眼单纯疱疹病毒性角膜炎（内皮型）。

【治疗及随访】

第 1 天

分析：角膜水肿，对应区域内皮 KP，为内皮炎典型表现，予足量抗病毒联合局部激素治疗。

处方：妥布霉素地塞米松滴眼液 OS q2h；妥布霉素地塞米松眼膏 OS qn；0.1% 玻璃酸钠滴眼液 OS qid；盐酸伐昔洛韦片 0.6 g po bid。

第 14 天

变化：角膜水肿消退，KP 基本消失（图 20 - 3）。

分析：激素缓慢减量，口服药物减至预防用量。

处方：妥布霉素地塞米松滴眼液 OS qid；0.1% 玻璃酸钠滴眼液 OS qid；盐酸伐昔洛韦片 0.3 g po bid。

第 30 天

结局：左眼视力 0.8，角膜水肿消退，KP 消失（图 20 - 4）。

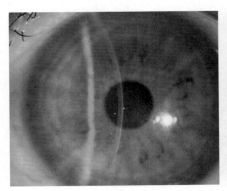
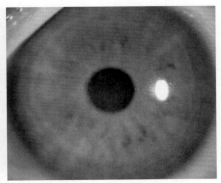

图 20 - 3 第 14 天左眼
眼前段照相

图 20 - 4 第 30 天左眼
眼前段照相

病例分析

【病例特点】

1. 患者左眼视物模糊伴眼红 1 周。

2. 角膜基质水肿，水肿对应区内皮可见大量 KP 附着。

3. 房水 PCR 检测单纯疱疹病毒 DNA 阳性。

4. 抗病毒及抗感染治疗后水肿及 KP 消失。

【诊断思路】

　　PCR 是病毒性角膜炎病原学诊断的金标准，但房水 PCR 检测

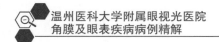

的阳性率往往不高。对于无法进行房水病原学检测或者病原学检测结果阴性的病例，需与下列疾病相鉴别。

1. 巨细胞病毒性角膜内皮炎：典型表现为内皮面钱币状 KP，部分伴有前葡萄膜炎反应或眼压升高，阿昔洛韦和伐昔洛韦治疗无效。

2. 急性虹膜睫状体炎：患者主要表现为眼红、眼痛、畏光、流泪、视物下降。裂隙灯下可见睫状充血或混合充血，前房炎症反应重，角膜大量 KP 附着。但是此类患者往往较少发生角膜水肿。

3. 单纯疱疹病毒性角膜炎免疫基质型：主要表现为角膜基质水肿，无 KP 等内皮面炎症表现，可伴有角膜新生血管长入。当水肿较重内皮面窥视不清时，两者较难鉴别。

4. Fuchs 角膜内皮营养不良：多发于 50~60 岁女性患者，结膜无充血，角膜后弹力层增厚可见角膜小滴，内皮面可见细小金箔样反光，颗粒较 KP 小。角膜内皮镜检查可见液性暗区，角膜共聚焦显微镜检查可发现后弹力层赘疣。

【治疗思路】

对于该疾病的治疗需注意以下几点。

1. 需在足量抗病毒药物治疗的基础上联合使用局部激素治疗。抗病毒药物剂量美国 HSV 指南推荐为阿昔洛韦 400 mg 3~5 次/天或伐昔洛韦 500 mg bid，7~10 天后改为预防剂量。口服抗病毒药物期间注意嘱患者多饮水，注意肝肾功能方面的不良反应。根据炎症控制情况，逐渐减量激素（每 1~2 周减 1 次），频率越低，减量速度越慢。若减量至某一剂量时炎症出现反弹，应加回至上一次剂量，待稳定后再缓慢减量。

2. 对于症状反复发作的患者需全身长期使用抗病毒药物进行预防。

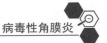

3. 若伐昔洛韦或阿昔洛韦治疗无效，需考虑巨细胞病毒感染的可能，可改用更昔洛韦口服治疗。

【疾病介绍】

内皮型单纯疱疹病毒性角膜炎是单纯疱疹病毒性角膜炎中较为少见的一种类型，确切发病机制目前尚不清楚，推测可能为房水中的病毒侵入角膜内皮，并引起内皮层的免疫反应导致。患者主要表现为眼红、眼痛、视力下降、畏光、流泪。裂隙灯下可观察到角膜水肿，水肿对应区域可见角膜后沉着物。

根据角膜 KP 的不同形态，可将内皮型单纯疱疹病毒性角膜炎分为盘状内皮炎、弥漫性内皮炎、线状内皮炎。其中盘状内皮炎最为常见，表现为圆形基质水肿伴 KP，容易与单纯疱疹病毒基质性角膜炎中的盘状角膜炎混淆，前者炎症位于内皮，由于内皮功能不良导致基质水肿，KP 只存在于水肿区域。弥漫性内皮炎表现为全角膜弥漫性 KP，伴有基质弥漫性水肿。线状内皮炎患者可见 KP 呈线状分布，由周边向中央进展。角膜共聚焦显微镜下可见角膜内皮细胞水肿，边界不清，大小不一，密度下降。局部使用皮质类固醇联合预防性抗病毒药物可延缓炎症的持续或进展，并缩短单纯疱疹病毒基质性角膜炎的持续时间。盘状内皮炎和弥漫性内皮炎对激素敏感，经抗病毒与局部激素治疗后，预后良好；而线状内皮炎预后差，如果未经积极治疗，会导致严重的角膜水肿。

🏥 病例点评

角膜内皮炎中的基质水肿是继发引起的，如果不及时治疗，角膜水肿持续存在，可继发引起基质新生血管和瘢痕形成，最终导致内皮细胞永久丧失和难治性角膜水肿。治疗上应正确合理使用激素和抗病毒药物，将病毒引起的损伤降到最低，必要时需长期口服抗病毒药物预防复发。

参考文献

1. 福斯特. 角膜理论基础与临床实践［M］. 李莹，译. 天津：天津科技翻译出版公司，2007.

2. 曼尼斯. 角膜：上卷［M］. 史伟云，译. 4 版. 北京：人民卫生出版社，2018.

3. 克里斯托弗. Wills 临床眼科彩色图谱及精要：角膜病［M］. 陈蔚，译. 2 版. 天津：天津科技翻译出版公司，2014.

4. 代艳. 单纯疱疹病毒性角膜炎内皮型的诊治［J］. 国际眼科杂志，2013，13(3)：565 － 566.

5. 史伟云. 重视单纯疱疹病毒性角膜炎内皮型的诊治［J］. 中华眼科杂志，2011，47(1)：4 － 6.

6. BASAK S K, BASAK S. Descemet membrane endothelial keratoplasty in irreversible corneal edema due to herpes simplex virus endotheliitis［J］. Cornea, 2020, 39(1)：8 － 12.

7. SUZUKI T, OHASHI Y. Corneal endotheliitis［J］. Semin Ophthalmol, 2008, 23(4)：235 － 240.

8. WANG X, WANG L, WU N. Clinical efficacy of oral ganciclovir for prophylaxis and treatment of recurrent herpes simplex keratitis［J］. Chin Med J (Engl), 2015, 128(1)：46 － 50.

9. PENG R M, GUO Y X, XIAO G G, et al. Characteristics of corneal endotheliitis among different viruses by in vivo confocal microscopy［J］. Ocular Immunology and Inflammation, 2021, 29(2)：324 － 332.

10. SHEN Y C, WANG C Y, CHEN Y C. et al. Progressive herpetic linear endotheliitis［J］. Cornea, 2007, 26(3)：365 － 367.

11. WHITE M L, CHODOSH J. Herpes simplex virus keratitis：a treatment guideline. Massachusetts Eye and Ear Infirmary Department of Ophthalmology Harvard Medical School.

（马慧香　陈蔚　整理）

病例 21　混合型单纯疱疹病毒性角膜炎

病历摘要

【基本信息】

患者，女性，46 岁。

主诉：左眼眼红、眼痛伴视物模糊 20 余天。

【病史】

20 余天前患者无明显诱因出现左眼眼红、眼痛，伴视物模糊，以及明显异物感，无眼前黑影飘动、视物变形等不适。既往左眼有类似发作病史。

【专科检查】

VAsc：OD 0.8，OS 0.16。眼压：OD 17.2 mmHg，OS 15.7 mmHg。左眼结膜充血，角膜上方上皮树枝状浸润，基质混浊伴局限水肿，羊脂状 KP（＋＋）（图 21 - 1），前房深、清，瞳孔圆，直径约 3 mm，直接对光反射灵敏，晶状体透明，眼底见视乳头界清色红，C/D 约 0.3，视网膜平伏，黄斑中心凹反光未见。

【诊断】

左眼单纯疱疹病毒性角膜炎（混合型）。

【治疗及随访】

第 1 天

分析：常规进行角膜刮片＋培养，排除混合细菌、真菌感染，

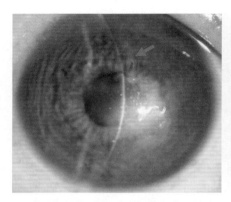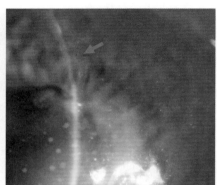

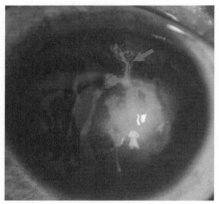

　　左眼结膜中度充血，上方角膜上皮树枝状浸润（红箭头处），瞳孔区基质混浊伴局限水肿，约 4 mm×3 mm，后见羊脂状 KP(++)。

图 21 -1　眼前段照相

考虑单纯疱疹病毒性角膜炎同时累及上皮、基质与内皮，需进行抗病毒治疗。

　　处方：更昔洛韦眼用凝胶 OS qid；0.1% 玻璃酸钠滴眼液 OS qid；盐酸伐昔洛韦片 0.6 g po bid。

　　第 8 天

　　变化：眼压 OD 14.4 mmHg，OS 12.1 mmHg。左眼结膜轻度充血，上方角膜上皮树枝状浸润消退，瞳孔区基质混浊、轻度水肿，羊脂状 KP(+)（图 21 -2）。

　　分析：经过充分的口服与局部充分抗病毒治疗后，角膜上皮基本愈合，基质水肿明显减轻，KP 减少。抗病毒治疗有效，症状改善明显，此阶段角膜上皮已愈合，故加用糖皮质激素局部抗感染，余继续抗病毒治疗。

处方：醋酸泼尼松龙滴眼液 OS qid；余维持治疗。

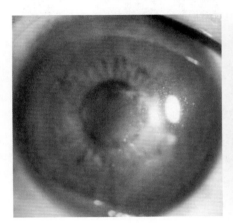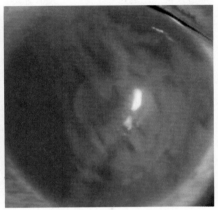

图 21 - 2　第 8 天左眼眼前段照相

第 20 天

变化：患者体征持续好转。

处方：醋酸泼尼松龙滴眼液 OS bid；余维持原治疗。

第 30 天

变化：眼压 OD 16.9 mmHg，OS 15.9 mmHg。左眼结膜轻度充血，角膜上皮完整，瞳孔区基质混浊、无水肿，羊脂状 KP 消失，前房清（图 21 - 3）。

分析：经过有效治疗后，患者炎症消退，但患者有反复病毒发作病史，因此不能贸然停药，应维持预防量抗病毒药口服，防止复发。

处方：伐昔洛韦分散片 0.3 g po bid；0.1% 氟米龙滴眼液 OS tid；0.1% 玻璃酸钠滴眼液 OS qid。

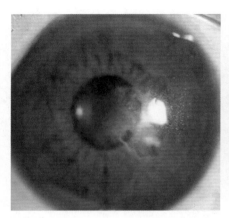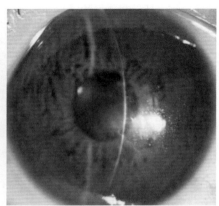

图 21 −3　第 30 天左眼眼前段照相

病例分析

【病例特点】

1. 患者为中年女性，46 岁，既往类似发作病史，曾诊断为单纯疱疹病毒性角膜炎。

2. 专科检查发现角膜上皮树枝状浸润，基质混浊伴局限水肿，羊脂状 KP（++），病变范围累及角膜上皮、基质及内皮。

3. 联合全身与局部抗病毒治疗后病情好转，痊愈后维持预防量抗病毒药口服，预防复发。

【诊断思路】

患者以左眼角膜上皮树枝状浸润、基质混浊伴局限水肿及羊脂状 KP（++）为主要表现，并且既往有类似病毒性角膜炎发作病史，根据以往的临床经验，首先考虑以下疾病。

1. 带状疱疹病毒性角膜炎：可有角膜上皮树枝状浸润表现，树枝呈微隆起，末端无膨大，患者角膜感觉明显减退。同侧颜面部皮肤可有疱疹皮炎表现。

2. 棘阿米巴角膜炎：以睫状充血、剧烈疼痛为主要临床表现，多有外伤或角膜接触镜配戴史，早期以上皮性病变为主，有迁延不愈倾向，可引起假性树枝状角膜炎，浸润由角膜中央沿神经分布向角膜周边部呈放射状，后期可进展为基质浸润及溃疡形成，角膜共聚焦显微镜下可观察到棘阿米巴包囊。

3. 真菌性角膜炎：发展相对缓慢，眼部刺激症状轻，角膜病灶呈现灰白色，外观干燥粗糙，有时在病灶周围可见伪足或卫星灶形成，病灶表面物质易于刮除。实验室辅助检查可见真菌菌体和菌丝。

4. 青睫综合征：以单眼反复发作为主，伴视力轻度减退，眼压中等升高，结膜有轻微睫状充血，角膜上皮水肿，少量灰白色KP，前房闪辉弱阳性，房角开放，常可自行缓解。

结合本病病史与树枝状浸润特点，不难诊断为单纯疱疹病毒性角膜炎，专科检测可发现病变累及患者角膜上皮、基质、内皮层，包含了单纯疱疹病毒性角膜炎上皮型、基质型与内皮型特征，为混合型病变。病毒检测有助于本病的确诊，但是由于敏感性低的局限性，不作为首选方法，目前诊断的主要依据为临床特征。

【治疗思路】

1. 足量有效的抗病毒治疗，在全身抗病毒用药的同时，可联合局部使用抗病毒眼用制剂。

2. 对混合型单纯疱疹病毒性角膜炎应优先治疗前房和内皮炎症，在内皮和基质炎症减轻前，可先不考虑角膜上皮损伤，因此早期可以暂时不使用局部激素，通过抗病毒治疗观察病灶改善情况；也可以同时使用局部激素抗感染，治疗时应尽量减少局部用药，推荐使用无防腐剂人工泪液，避免药物毒性角膜结膜炎。

3. 在炎症消退后，不宜全面停药，应口服预防量伐昔洛韦或阿昔洛韦维持半年避免病毒复发，维持期应定期检测肝肾功能，避免药物对肝肾功能的损害。

【疾病介绍】

单纯疱疹病毒性角膜炎是由单纯疱疹病毒引起的一种严重的感染性角膜疾病，也是我国常见的致盲性疾病之一。其包括原发感染与复发感染，原发感染一般见于儿童，以滤泡性与膜性结膜炎为主要特征，可伴有头面部疱疹。临床研究显示，90% 的成年人血清中单纯疱疹病毒抗原呈阳性，当机体抵抗力下降时，潜伏于三叉神经节的病毒复发感染，20%~30% 的疱疹病毒感染者会出现临床表现。复发感染的炎症反应可能导致无法挽回的组织损害，包括角膜新生血管的形成、角膜斑翳，甚至失明。

临床上，根据感染累及的部位与深度单纯疱疹病毒性角膜炎常分为 3 种临床类型：上皮型、基质型、内皮型。其中，上皮型表现为角膜上皮孤立的点、片状浸润，随着病情进展，角膜上皮点片状损害可逐渐融合，延三叉神经末梢分布，呈现末端膨大的树枝状浸润，甚至地图状浸润；基质型主要表现为角膜基质混浊水肿，按其累及的深度又可细分为浅中基质型与深基质型，后者又可分为基质坏死型与盘状角膜炎；而内皮型则以睫状充血、基质水肿、大量角膜后沉积物为特征，最终可导致角膜内皮失代偿引起角膜大疱性改变。部分复发感染患者可同时表现为多种临床类型，面对此类复杂的混合型单纯疱疹病毒性角膜炎患者，应给予足量有效的抗病毒治疗，同时可给予局部激素眼药水抗感染治疗，并在炎症消退后口服预防量抗病毒药物避免单纯疱疹病毒性角膜炎复发。

病例点评

　　临床中，有时会遇到部分患者既有感染性角膜上皮或者神经营养性溃疡等浅层病变，又合并免疫性角膜基质炎或者角膜内皮炎等深层病变，不属于 Holland 分类中的任何一种，我们把出现 2 种或 2 种以上角膜不同部位累及者称为混合型单纯疱疹病毒性角膜炎。

　　角膜上皮及浅基质溃疡合并角膜免疫性基质炎的机制既有病毒复制引起的破坏因素又有免疫因素参与。这些混合型单纯疱疹病毒性角膜炎的患者往往都有反复发作、迁延不愈的病史，如果按照传统的认识，对于上皮型和浅层活动性病变一般不用皮质类固醇，但是由于免疫性基质炎或者内皮炎的存在，仅仅进行抗病毒治疗往往不能迅速控制病情，甚至造成内皮的不可逆性失代偿，最终需要穿透性角膜移植。我们的经验是在足量抗病毒治疗的前提下适当应用皮质类固醇，可抑制组织免疫反应，减轻浸润水肿和炎症对组织的损害，减少瘢痕和新生血管的形成，促进角膜炎的愈合，提高视力。原则上先进行充分的局部和全身抗病毒治疗，同时可以全身应用激素数天，待上皮和基质浅层病变愈合后开始应用局部激素眼药水并逐渐减量，降低至最低浓度和最小次数，当炎症消退后持续一段时间，方可停药，以防复发。

参考文献

1. RISINGER C, SØRENSEN K K, JENSEN K J, et al. Linear multiepitope（glyco）peptides for type-specific serology of herpes simplex virus（HSV）infections. ACS Infect Dis [J], 2017, 3 (5): 360 - 367.

2. MANCINI M, VIDAL S M. Insights into the pathogenesis of herpes simplex

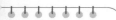

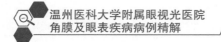

encephalitis from mouse models [J]. Mamm Genome, 2018, 29(7/8): 425 – 445.

3. YIN J, HUANG Z, XIA Y, et al. Lornoxicam suppresses recurrent herpetic stromal keratitis through down-regulation of nuclear factor-kappa B: an experimental study in mice [J]. Mol Vis, 2009, 15: 1252 – 1259.

4. ROBIN J B, STERGENR J B, KAUFMAN H E. Progressive herpetic corneal endothelitis [J]. Am J Ophtalmol, 1985, 100(2): 336 – 337.

（李锦阳　陈蔚　整理）

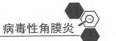

病例 22　白内障术后角膜内皮炎

病历摘要

病例 1

【基本信息】

患者，男性，81 岁。

主诉：左眼白内障术后 15 天，视物模糊 2 天。

【病史】

患者 15 天前因左眼白内障于当地医院行白内障超声乳化及人工晶状体植入手术。术后视力恢复可，无眼红、眼痛等不适。2 天前无明显诱因出现左眼视物模糊，伴眼红、异物感、畏光、流泪，无视物变形等不适。目前用药：妥布霉素地塞米松滴眼液 1 天 2 次；0.5% 左氧氟沙星滴眼液 1 天 4 次；0.1% 玻璃酸钠滴眼液 1 天 4 次。既往患有 2 型糖尿病病史 8 年。

【专科检查】

VAsc：OD 1.0，OS 0.3；眼压：OD 12.7 mmHg，OS 16.1 mmHg。左眼结膜充血，角膜基质轻度水肿，后弹力层皱褶，前房深度可，瞳孔圆，人工晶状体位正，余窥不清；右眼晶状体混浊（图 22 - 1）。

角膜共聚焦显微镜检查如图 22 - 2 所示。

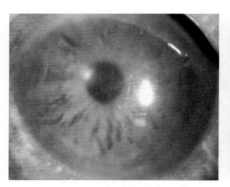 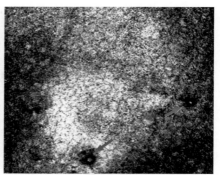

角膜中央基质轻度水肿，后弹
力层皱褶。

图 22 −1　左眼眼前段照相

内皮细胞肿胀六边形结构消失，
见假性赘疣（箭头）。

图 22 −2　角膜共聚焦显微镜检查

【诊断】

左眼角膜内皮炎；左眼人工晶状体眼；右眼白内障；2 型糖
尿病。

【治疗及随访】

第 1 天

分析：角膜水肿，角膜共聚焦显微镜检查提示内皮病变（图
22 −2），考虑病毒性角膜内皮炎，需在全身足量抗病毒治疗的前提
下联合局部激素。

处方：盐酸伐昔洛韦片 0.6 g po bid；更昔洛韦眼用凝胶 OS qid；
妥布霉素地塞米松滴眼液 OS qid；0.1% 玻璃酸钠滴眼液 OS qid。

第 12 天

变化：基质水肿仍存在（箭头），出现地图样角膜上皮缺损
（图 22 −3）。

分析：基质水肿未完全消退，激素不能停，同时出现上皮病
变，需在原来足量的抗感染抗病毒药物治疗基础上，促进上皮恢复。

处方：0.1% 玻璃酸钠滴眼液 OS q1h；余维持原治疗。

第 19 天

变化： 上皮出现典型的树枝状改变，角膜基质水肿消退（图 22 - 4）。

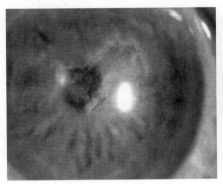 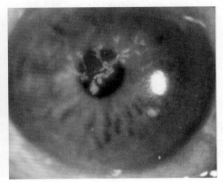

图 22 - 3 　第 12 天左眼 　　　　 图 22 - 4 　第 19 天左眼
　　　　 眼前段照相 　　　　　　　　　　 眼前段照相

分析： 树枝状改变并非病毒重新活动，而是病毒性角膜炎上皮愈合的一个过程，此时病情得到控制，口服药物可减至预防用量。虽然水肿消失，但此时不能贸然停用激素，需缓慢减量，否则易引起水肿反复。

处方： 妥布霉素地塞米松滴眼液 OS bid；盐酸伐昔洛韦片 0.3 g po bid；余维持原治疗。

第 30 天

变化： 上皮基本愈合（图 22 - 5）。

分析： 炎症好转明显，继续缓慢减量。

处方： 盐酸伐昔洛韦片 0.3 g po bid；更昔洛韦眼用凝胶 OS qid；0.1% 氟米龙滴眼液 OS qid；0.1% 玻璃酸钠滴眼液 OS qid。

第 60 天

结局： 视力 0.8，上皮完整，角膜恢复透明（图 22 - 6）。

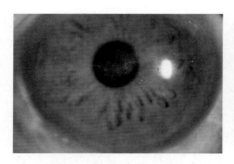

图 22 -5　第 30 天左眼
眼前段照相

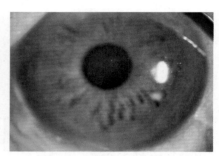

图 22 -6　第 60 天左眼
眼前段照相

病例 2

【基本信息】

患者，女性，75 岁，患糖尿病 6 年、高血压 10 年。

主诉：双眼白内障术后 20 天，视物模糊 2 天。

【病史】

患者 20 天前因左眼白内障于当地医院行白内障超声乳化及人工晶状体植入手术，右眼于 19 天前行白内障手术。术后视力恢复可，无眼红、眼痛等不适。3 天前无明显诱因出现双眼视物模糊伴畏光流泪，无视物变形等不适。既往 2 型糖尿病病史 5 年。

【专科检查】

VAsc：OD 0.1，OS 0.1；眼压：OD 12.4 mmHg，OS 11.6 mmHg。双眼结膜充血，角膜中央基质轻度水肿，大小约 4 mm×4 mm，后弹力层皱褶，内皮面色素性 KP，前房深度可，瞳孔圆，人工晶状体位正，余窥不清（图 22 -7）。

角膜共聚焦显微镜检查如图 22 -8 所示。

【诊断】

双眼角膜内皮炎；双眼人工晶状体眼；2 型糖尿病；高血压。

笔记

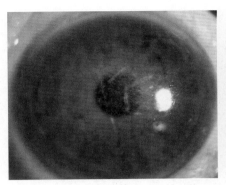
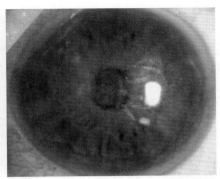

图 22 - 7　眼前段照相

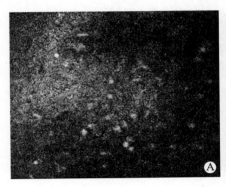
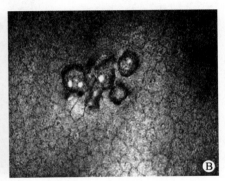

A. 内皮细胞肿胀，形态异常，见高反光角膜后沉着物；B. 鹰眼样细胞。

图 22 - 8　角膜共聚焦显微镜检查

【治疗及随访】

第 1 天

分析： 角膜水肿合并对应区域内皮面 KP，为典型的角膜内皮炎。

处方： 盐酸伐昔洛韦片 0.3 g po bid；更昔洛韦眼用凝胶 OU qid；0.1% 醋酸泼尼松龙滴眼液 OU qid；0.1% 玻璃酸钠滴眼液 OU qid；0.5% 左氧氟沙星滴眼液 OU bid。

第 8 天

变化： 角膜上皮较前粗糙（图 22 - 9）。

分析： 病灶无好转，原抗病毒药物治疗无效，需换药。上皮粗

筆记

糙，需警惕药物毒性。

处方：更昔洛韦胶囊 1.0 g po tid；停更昔洛韦凝胶；余维持原治疗。

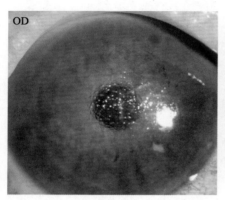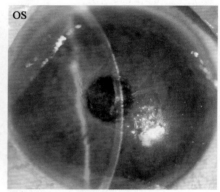

图 22 - 9　第 8 天双眼眼前段照相

第 18 天

变化：水肿好转，上皮缺损较前范围扩大（图 22 - 10）。

分析：抗感染及抗病毒治疗起效，但上皮毒性较前明显加重，激素可适当减量，同时促进上皮修复。

处方：0.1% 醋酸泼尼松龙滴眼液 OU tid；自体血清滴眼液 OU q2h；余维持原治疗。

第 32 天

变化：左眼上皮较前明显愈合（图 22 - 11）。

分析：原治疗有效，角膜水肿基本消失，激素适当减量。

处方：0.1% 醋酸泼尼松龙滴眼液 OU bid；自体血清滴眼液 OU q2h；0.5% 左氧氟沙星滴眼 OU bid；更昔洛韦胶囊 1.0 g po tid。

第 50 天

结局：双眼视力 0.7，角膜恢复透明，角膜共聚焦显微镜检查示内皮形态恢复正常（图 22 - 12）。

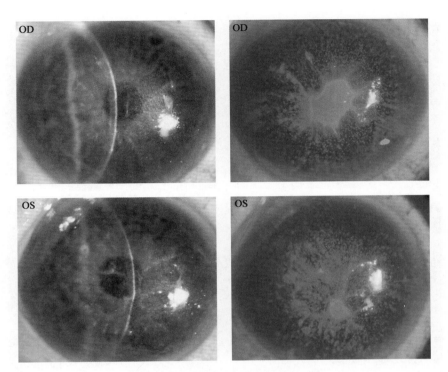

图 22 - 10　第 18 天双眼眼前段照相

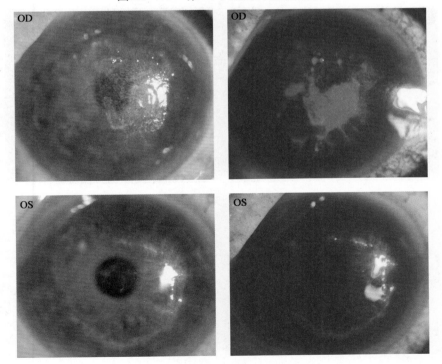

图 22 - 11　第 32 天双眼眼前段照相

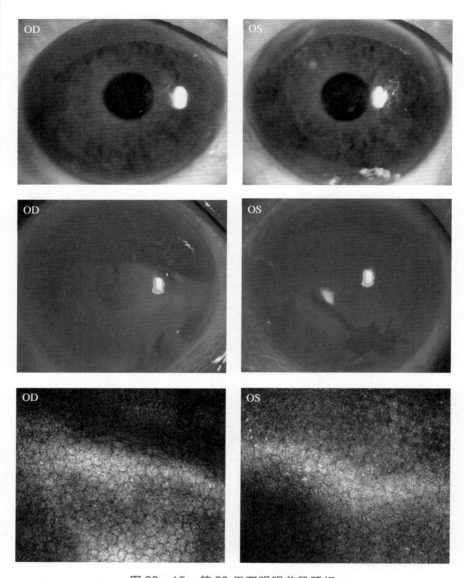

图 22 – 12　第 50 天双眼眼前段照相

病例分析

【病例特点】

1. 患者为老年人，白内障术后视力恢复可，术后 2 ~ 3 周出现视力下降，伴眼红、异物感。

2．角膜基质轻度水肿，后弹力层皱褶。

3．角膜共聚焦显微镜检查提示内皮细胞形态异常，伴假性赘疣或 KP。

4．抗病毒治疗后好转。

【诊断思路】

患者白内障术后早期视力下降，查体示角膜水肿，根据以往的临床经验，首先考虑以下疾病。

1．眼前节毒性综合征：起病急，多于术后 24～48 小时发病，前房反应较重。

2．白内障术后单纯角膜水肿：术后数小时内发生，且随时间推移角膜水肿逐渐减轻至消退。

3．白内障术后后弹力层脱离：术后即可出现角膜水肿，水肿程度多数较重，裂隙灯下及前节 OCT 可发现脱离的后弹力层条带，水肿迁延不愈，药物治疗无明显变化。

但仔细结合本例病例特点，并非术后立即发生视力下降和角膜水肿，而是在术后 2 周左右开始发病，不符合上述疾病特征。根据本例中角膜水肿及角膜共聚焦显微镜检查所提示角膜内皮的变化，不难诊断为角膜内皮炎。实验室的病毒检测有助于本病的确诊，但由于敏感性低，并且临床上取材困难，存在眼内感染风险，通常不作为首选方法，故目前主要诊断依据为临床特征。但需注意，白内障术后角膜内皮炎由于术后早期常规应用糖皮质激素，与普通病毒性角膜内皮炎相比，炎症反应不明显，水肿往往较轻，广大医师诊疗时不可掉以轻心。

【治疗思路】

1．须在足量抗病毒药物治疗的基础上联合使用局部激素治疗。

2. 激素不可突然停用，应缓慢减量，预防炎症复发。

3. 尽量减少局部用药，避免药物毒性问题。可采用人工泪液保护角膜上皮，部分上皮恢复欠佳的病例可加用自体血清治疗。

4. 引起角膜内皮炎的病毒种类较多，除单纯疱疹病毒外，巨细胞病毒也是重要的病原体之一，而阿昔洛韦对巨细胞病毒无效。因此，对于白内障术后角膜内皮炎，足量阿昔洛韦或伐昔洛韦治疗1周无效，提示可能为巨细胞病毒感染，需改用口服更昔洛韦胶囊治疗。

【疾病介绍】

随着白内障手术的普遍开展，白内障术后并发的角膜内皮炎的危害性不可忽视。其发生可能由多种因素引起：① 手术创伤导致潜伏病毒激活；② 眼部手术对角膜内皮造成的损伤；③ 患者自身免疫力因素；④ 术后局部频繁使用类固醇激素。我们中心一项基于白内障术后角膜内皮炎的研究发现，本病术后发生率为0.28%，从手术到发病来院就诊的时间为术后约24.51天（5～45天）。由于发病到患者来院就诊的滞后性，推测内皮炎主要在术后2～3周开始发病。白内障术后内皮炎以单眼发病为主，部分行双眼白内障手术的患者双眼先后发病。糖尿病和高龄是发病的危险因素。糖尿病患者本病的发生率是非糖尿病患者的2倍，这可能与高血糖引起的免疫异常及血－房水屏障减弱有关。白内障术后内皮炎早期临床表现仅为轻度的视物模糊伴异物感，角膜可见轻度的水肿，合并后弹力层皱褶及角膜KP，易被误诊为单纯的手术损伤引起的角膜水肿。多数医师对白内障术后早期病毒性角膜内皮炎的治疗容易存在以下误区：疾病初发时未考虑到病毒感染，未进行抗病毒治疗，仅予加强局部激素治疗；待出现角膜基质炎症时，意识到病毒感染严重，考虑到激素的免疫抑制作用，武断地停用激素，仅予抗病毒治疗，从而使炎症进一步加重甚至引起前房积脓，导致疾病处理异常棘手。

早期认为角膜内皮炎主要由疱疹病毒引起，随着检测技术的不断进步，越来越多的病原体浮出水面，如巨细胞病毒、EB 病毒、柯萨奇病毒、腮腺炎病毒。近年来越来越多的内皮炎病例中检测到巨细胞病毒，推测巨细胞病毒可能是引起角膜内皮炎最主要的病原体。常规的抗病毒药物如阿昔洛韦或伐昔洛韦对巨细胞病毒无效，而更昔洛韦可以有效地对抗巨细胞病毒。

日本的一项研究将巨细胞病毒内皮炎分为典型和非典型两种类型。典型的巨细胞病毒内皮炎表现为钱币状或线性 KP；非典型的巨细胞病毒内皮炎表现为局限性水肿及对应区域的内皮面 KP，并伴随以下表现：反复或慢性前葡萄膜炎、高眼压或角膜内皮细胞丢失。部分病例角膜共聚焦显微镜检查可发现鹰眼细胞，表现为内皮细胞增大，细胞核高反光，伴周围低反射区域，类似猫头鹰眼睛。明确诊断主要依靠房水 PCR 检测。有研究报道巨细胞病毒 pCR 检测阳性率可达80%，但当炎症反应较轻，病毒载量可能较低，需反复多次进行检测。对于无法开展 pCR 检测的医院，可根据临床表现进行诊断性治疗。在我院诊治的白内障术后角膜内皮炎患者中，近一半的患者经伐昔洛韦治疗后无明显缓解，我们考虑其可能为巨细胞病毒感染。这些患者在口服更昔洛韦胶囊后，病情迅速得到控制。

📋 病例点评

随着白内障手术和屈光手术的不断增多，手术后引起的单纯疱疹病毒性角膜炎也日见增多。发病机制可能与术后应用激素时间较长、浓度较高有关，尤其是手术后一些有角膜水肿需要激素治疗的

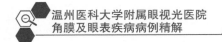

患者，更容易出现潜在的病毒复发扩散，同时手术创伤本身、高龄和糖尿病也是重要的疾病诱发因素。对于白内障术后2周左右出现的角膜水肿或浸润，要警惕病毒性角膜内皮炎的可能，尤其是应用大量糖皮质激素后水肿退却不明显时更要意识到该病。这种情况容易被误诊为细菌性角膜炎或角膜内皮失代偿等其他类型的角膜炎，在治疗中给予了大量的抗生素类眼药水和其他眼药水，从而在病毒性角膜内皮炎的基础上有严重的角膜药物毒性反应，使治疗更加棘手，因此治疗中要尽量减少使用局部含防腐剂的眼药水，还可以给予自体血清以尽快修复上皮。对于可能是巨细胞病毒引起的常规阿昔洛韦、伐昔洛韦治疗无效的患者，需改用更昔洛韦全身治疗，在足量抗病毒有效的前提下，全程都可以使用局部皮质类固醇治疗，并逐渐减量。另外，术前手术医师谈话时需告知患者白内障术后角膜内皮炎发作的可能，尤其是对高龄或患有糖尿病的患者。

参考文献

1. WANG H, ZHENG J. ZHENG Q, et al. Incidence and risk factors of new onset endotheliitis after cataract surgery［J］. Invest Ophthalmol Vis Sci, 2018, 59(12)：5210 – 5216.

2. MOSHIRFAR M, MURRI M S, SHAH T J, et al. A review of corneal endotheliitis and endotheliopathy：differential diagnosis, evaluation, and treatment ［J］. Ophthalmology and therapy, 2019, 8(2)：195 – 213.

3. WANG S Y, LI B, LI D H, et al. Adenovirus-mediated corneal endotheliitis：a case report［J］. International journal of ophthalmology, 2019, 12(10)：1659 – 1661.

4. KOIZUMI N, MIYAZAKI D, INOUE T, et al. The effect of topical application of 0. 15% ganciclovir gel on cytomegalovirus corneal endotheliitis［J］. The British journal of ophthalmology, 2017, 101(2)：114 – 119.

（王海鸥　陈蔚　整理）

病例 23　双眼单纯疱疹病毒性角膜炎

病历摘要

【基本信息】

患者，男性，53 岁。

主诉：双眼反复眼红、眼痛、视力下降 5 年。

【病史】

患者 5 年前无明显诱因出现双眼眼红、眼痛、视力下降，伴畏光流泪，无分泌物增多，至当地医院就诊，诊断为"双眼病毒性角膜炎"，接受局部抗病毒治疗后好转。后反复出现双眼眼红、眼痛、视物模糊，近 2 年来发作频繁，平均 2~3 个月发作 1 次，至当地医院就诊，为"双眼病毒性角膜炎（复发）"，接受抗病毒药物治疗、"双眼羊膜覆盖术"（4 年前）、"左眼深板层角膜移植术"（9 个月前）等处理。近年来，患者双眼视物模糊逐渐加重，多次发作前出现类似感冒或鼻塞症状，半个月前患者再次出现不适症状，遂来我院就诊。

【体格检查】

患者生命体征平稳。

无全身过敏性、免疫系统疾病。

【专科检查】

VAsc：OD FC/20 cm，OS FC/20 cm。眼压：OD 15.3 mmHg，

OS 11.4 mmHg。右眼混合充血，角膜水肿，上皮粗糙，可见大量新生血管长入，中央角膜可见 5 mm × 5 mm 灰白色基质混浊，余窥不清；左眼混合充血，角膜植片水肿，上皮粗糙，可见浅层溃疡，大量新生血管长入，角膜植片在位，隐见角膜缝线，隐见深度可，周边虹膜纹理可，余窥不见（图 23 - 1）。

角膜共聚焦显微镜检查如图 23 - 2 所示。

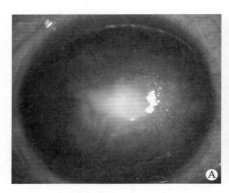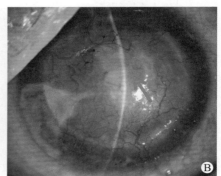

A. 右眼角膜水肿，大量新生血管长入，中央见白色混浊；B. 左眼角膜水肿，可见浅层溃疡（箭头处），大量新生血管长入，角膜植片在位。

图 23 - 1　双眼眼前段照相

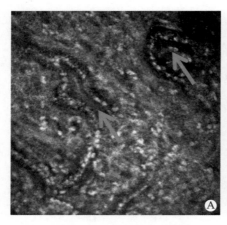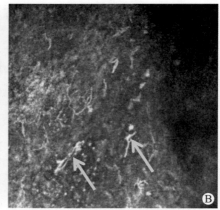

A. 病灶区可见数条新生血管（红色箭头）和大量炎性细胞；B. 病灶区角膜前弹力层可见朗格汉斯细胞聚集（黄色箭头），神经纤维密度下降，甚至消失，可见炎性细胞浸润。

图 23 - 2　角膜共聚焦显微镜检查

【诊断】

双眼单纯疱疹病毒性角膜炎；左眼角膜移植术后；右眼角膜白斑。

【治疗及随访】

第 1 天

分析：根据症状体征，考虑双眼单纯疱疹病毒性角膜炎复发（基质型）。需在全身足量抗病毒治疗的前提下，联合局部激素用药。同时，双眼角膜上皮粗糙，予以自体血清滋润营养，促上皮生长。

处方：注射用阿昔洛韦 0.5 g ivgtt q8h；更昔洛韦眼用凝胶 OU qid；0.1% 醋酸泼尼松龙滴眼液 OU qid；自体血清滴眼液 OU q2h。

第 8 天

变化：VAsc：OD FC/50 cm，OS FC/20 cm。双眼角膜水肿减轻，上皮粗糙程度明显改善，左眼角膜新生血管较前变细，数量减少（图 23 - 3）。

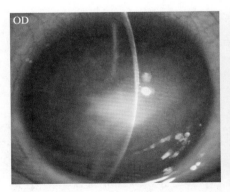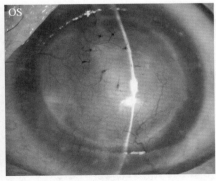

图 23 - 3　第 8 天双眼眼前段照相

分析：双眼炎症和角膜水肿减轻，抗病毒联合局部激素用药有效。患者双眼视力较差，严重影响生活质量，予左眼手术治疗提高视力。

处方：双眼继续维持原用药；左眼行"穿透性角膜移植术"。

第 20 天

变化：VAsc：OD FC/70 cm，OS 0.04。右眼角膜水肿进一步减轻；"左眼穿透性角膜移植术"术后第 10 天，植片轻度水肿（图23 - 4）。

分析：右眼逐渐好转。左眼手术顺利，需继续予抗病毒药物治疗。患者为二次移植，且植床存在大量新生血管，在术后常规治疗的基础上，需加用免疫抑制剂加强抗排斥治疗。此外，患者角膜缘功能欠佳，需密切关注术后上皮愈合情况，予配戴绷带镜促进上皮修复。

处方：0.5% 左氧氟沙星滴眼液 OS qid；0.1% 醋酸泼尼松龙滴眼液 OS q2h；盐酸伐昔洛韦片 0.6 g po bid；自体血清滴眼液 OS q2h；0.1% 他克莫司滴眼液 OS qid；地塞米松磷酸钠注射液 5 mg ivgtt qd（术后 3 天）；注射用头孢呋辛钠 1.5 g ivgtt bid（术后 3 天）；右眼继续维持原治疗。

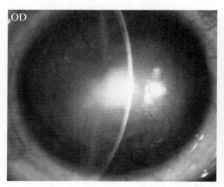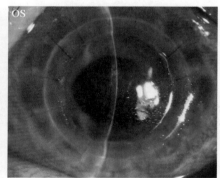

图 23 - 4　第 20 天双眼眼前段照相

第 46 天

变化：VAsc：OD 0.04，OS 0.15。左眼术后 1 月余，左眼植片

中央上皮缺损（图23-5）。

分析： 左眼角膜移植术后角膜水肿，上皮修复缓慢，存在术后感染、角膜溶解等风险，需手术介入促进上皮愈合。

处方： 左眼羊膜移植的角膜成形术；配戴治疗性角膜绷带镜；自体血清滴眼液 OS q2h；继续维持原用药治疗。

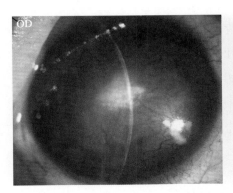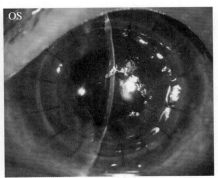

图23-5　第46天双眼眼前段照相

第67天

变化： VAsc：OD FC/1 m，OS 0.12。右眼混合充血加重，基质水肿，血管怒张；左眼羊膜移植拆线后中央上皮仍未愈合（图23-6）。

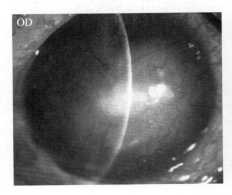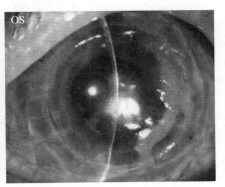

图23-6　第67天双眼眼前段照相

分析： 患者治疗后期全身应用阿昔洛韦针无法缓解病情，考虑阿昔洛韦等传统抗病毒治疗无效，予全身膦甲酸钠氯化钠针静脉滴注抗病毒治疗。

处方：膦甲酸钠氯化钠针 3 g q8h ivgtt（14 天）；停盐酸伐昔洛韦片；余继续维持原用药治疗。

第 89 天

变化：VAsc：OD FC/1 m，OS 0.2。右眼结膜充血明显减轻，角膜水肿减轻；左眼角膜植片水肿减轻，上皮愈合（图 23 - 7）。

分析：患者应用膦甲酸钠氯化钠针后病毒感染得到有效控制，双眼炎症消退，左眼上皮愈合，抗病毒、抗感染及上皮修复治疗有效，需维持口服抗病毒药物预防复发、免疫抑制剂抗排斥治疗。

处方：盐酸伐昔洛韦片 0.3 g po bid；0.1% 玻璃酸钠滴眼液 OU qid；0.1% 他克莫司滴眼液 OU qid。

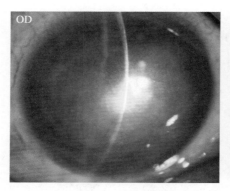 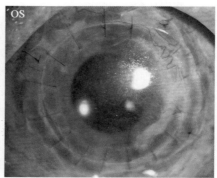

图 23 - 7　第 89 天双眼眼前段照相

第 320 天

末次随访，VAsc：OD FC/1 m，OS 0.3。随访期间双眼病毒性角膜炎无复发（图 23 - 8）。

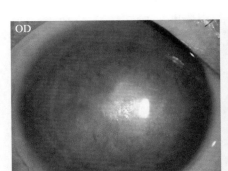
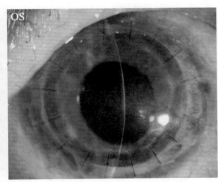

图 23 - 8　第 320 天双眼眼前段照相

病例分析

【病例特点】

1. 患者为中老年男性，双眼反复发作眼红、眼痛，视力下降并逐渐加重。

2. 多次发作前出现与感冒相似症状，如发热头痛，腰酸背痛，疲乏无力；鼻侧两翼，屁股两侧，关节出现疱疹；鼻塞口干，身体发凉、怕冷等症状。

3. 有长达 5 年的病史，每次经过药物及手术治疗均能好转，但仍复发，治疗效果欠佳。

4. 专科检查见双眼角膜基质混浊，大量新生血管长入。

5. 既往全身阿昔洛韦治疗有效，后出现耐药。

【诊断思路】

患者为中老年男性，有双眼症状反复发作史，发病前有类似感冒或咳嗽症状，抗病毒性药物治疗有效。双眼反复红痛伴视力下降和因反复发作致角膜组织出现角膜瘢痕、新生血管形成等严重病理

笔记

体征，考虑单纯疱疹病毒性角膜炎的诊断。对于不十分典型的患者，可结合一定辅助检查，如印迹细胞学检查、棉拭子病毒培养分离和聚合酶链反应等。需要与以下疾病进行鉴别诊断。

1. 干燥综合征：该类患者早期眼部特征一般以上皮病变为主，如角膜丝、黏液斑、浅表点状角膜炎和上皮缺损。严重时会出现角膜新生血管、变薄、瘢痕形成、溃疡或溶解穿孔等和本病例类似体征，但其除眼部症状外，须合并有唾液腺受损表现，如口干等口腔症状，以及其他分泌器官破坏的表现。

2. Stevens-Johnson 综合征：是一种急性的、自限性皮肤和黏膜大疱性炎症，常由药物和感染触发，年轻人和女性常见。慢性期眼部表现除瘢痕化、新生血管长入外，多合并有结膜纤维化、睑球粘连、倒睫等表现。此外，患者全身表现为进行性皮肤斑丘疹和水疱、皮肤黏膜剥离和脱落可协助鉴别诊断。

3. 角膜移植术后排斥：该疾病和单纯疱疹病毒性角膜炎引起的角膜改变最难鉴别，术后排斥反应的供体角膜可能会出现上皮下浸润灶、上皮排斥线、角膜后沉积物、内皮排斥反应线、上皮或基质水肿等，治疗需要频点局部糖皮质激素或全身激素用药，仅针对单纯疱疹病毒性角膜炎的治疗不能控制排斥反应。

【治疗思路】

1. 由于单纯疱疹病毒性角膜炎的疾病特点，临床上尚无药物能完全根治，目前治疗的原则是在抗病毒药物治疗的基础上，根据单纯疱疹病毒性角膜炎的疾病类型（上皮型、基质型和内皮型），联合其他药物或手术进行对症治疗。

2. 患者在出现对常用抗病毒药物，如阿昔洛韦、伐昔洛韦、泛昔洛韦等药物耐药的情况下，考虑全身应用单纯疱疹病毒性角膜炎治疗中的二线治疗药物膦甲酸钠氯化钠针，对患者的病情有帮助。但须注意膦甲酸钠氯化钠针的不良反应，因此需缓慢滴注，静脉滴注速度不得大于 1 mg/（kg·min），滴注时间需大于 2 小时，治疗期间建议患者多饮水（每日大于 2 L），减轻肝肾损害。避免与肾毒性药物（如氨基糖苷类抗生素、两性霉素 B 等）联用。用药期间 1 周内至少检查 2 次肝肾功能、血常规、电解质、心电图，避免出现严重不良反应。

3. 患者角膜大量新生血管，且既往已行深板层角膜移植术，此次穿透性角膜移植属于高危移植，术后应注意抗排斥治疗。此外，由于病毒反复发作对角膜神经的破坏，以及角膜缘干细胞的破坏，角膜移植术后的再上皮化需重点关注。常规药物治疗无效的情况下，可根据病情采用自体血清滴眼液、角膜绷带镜、羊膜移植或者睑裂缝合等方式，务必促进角膜上皮修复，降低术后感染及角膜溶解的风险。

【疾病介绍】

单纯疱疹病毒性角膜炎一般单侧发病，双侧发病的不多。在免疫正常的患者中仅占 2%，且大多数在 10 岁以下，在遗传性过敏症、免疫力低下和年轻患者中，双眼感染的比例要高些，这提示宿主因素决定了感染的双侧性。成人单纯疱疹病毒性角膜炎患者中有 1.3% ~ 12% 为双侧病变，儿童单纯疱疹病毒角膜炎患者中有 3.4% ~ 26% 为双侧病变。双侧单纯疱疹病毒在原发性感染中比复发性单纯疱疹病毒感染更常见。与单眼感染比较，双眼感染具有潜在的反应即免疫分离，其临床病程更长。

随着传统核苷类抗病毒药物在单纯疱疹病毒性角膜炎中的广泛应用，耐药问题越来越受到大家的关注。阿昔洛韦等核苷类药物在进入人体后，需要在单纯疱疹病毒的胸苷激酶辅助活化后，进行有效磷酸化，作用于病毒的 DNA 聚合酶或直接作用于病毒 DNA，从

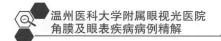
而阻止病毒 DNA 复制，有效抑制病毒。据报道，在感染单纯疱疹病毒的免疫功能正常的患者中，阿昔洛韦的抗药性发生率≤1%。在免疫功能低下的患者中，阿昔洛韦的耐药性发生率为 4% ~ 10%，其中造血干细胞移植的接受者发生抗药性的风险最高，可达 14.3%。

膦甲酸钠为焦磷酸类似物，是临床上较为常用的一种广谱抗病毒药物，能抑制单纯疱疹病毒、水痘-带状疱疹病毒、巨细胞病毒、慢性乙肝病毒、人乳头状瘤病毒及人类免疫缺陷病毒感染后病毒的复制。膦甲酸钠的抗病毒机制是通过非竞争性方式阻断病毒 DNA 聚合酶的磷酸盐结合位点，防止 DNA 病毒链的延伸，从而阻止病毒复制。膦甲酸钠可直接作用于病毒 DNA 聚合酶，不需要通过病毒或宿主磷酸化而激活，停用后病毒仍可恢复复制。

🏥 病例点评

双眼发作的病毒性角膜炎在临床上较为少见，但往往较为棘手。对于复杂病例，临床医生应潜心钻研，运用各种治疗手段对抗疾病，同时提高患者的生存质量。既往有文献报道过对于单纯疱疹病毒性角膜炎患者，局部应用膦甲酸钠滴眼液或全身应用膦甲酸钠，都可取得较好的临床治疗效果。考虑到全身应用膦甲酸钠存在不良反应，包括肾毒性、电解质紊乱、癫痫等，其在单纯疱疹病毒角膜炎中仍属于二线治疗，并未在临床上得以全面开展，但在阿昔洛韦耐药的情况下，局部或全身应用于角膜炎是有效的。考虑该病例为难治耐药性的患者，全身应用膦甲酸钠临床证实对其病情改善有效。角膜移植术是一种治疗由反复复发单纯疱疹病毒性角膜炎所形成的角膜瘢痕的手术方法。如何减少排斥反应、减少单纯疱疹病毒性角膜炎的复发、促进术后上皮愈合是我们要关注的问题。定期随访，疾病宣教，让患者了解病情的发展方向以及怎样才能预防复发，任重而道远。

参考文献

1. 曼尼斯. 角膜［M］. 史伟云，译. 4 版. 北京：人民卫生出版社，2018：939 - 940.

2. 杨燕宁. 病毒性角膜炎杨燕宁 2019 观点［M］. 北京：科学技术文献出版社，2019：32 - 35.

3. WHITE M L, CHODOSH J. Herpes simplex virus Keratitis：a treatment guideline. Massachusetts eye and ear infirmary department of ophthalmology Harvarcl Medical School.

4. 中华医学会眼科学分会角膜病学组. 感染性角膜病临床诊疗专家共识［J］. 中华眼科杂志，2012，48(1)：72 - 75.

5. MITCHELL B M, BLOOM D C, COHRS R J, et al. Herpes simplex virus-1 and varicella-zoster virus latency in ganglia［J］. J Neurovirol, 2003, 9(2)：194 - 204.

6. JAMES, S H, PRICHARD, M N. Current and future therapies for herpes simplex virus infections：mechanism of action and drug resistance［J］. Current Opinion in Virology, 8, 54 - 61.

7. 温海燕，宋金春. 膦甲酸钠临床联合用药的研究概况［J］. 中国感染控制杂志，2019，18(1)：89 - 92.

8. 宋金春，侯亚婷. 膦甲酸钠对常见疱疹病毒的临床研究［J］. 医学综述，2017，23(19)：3894 - 3897, 3902.

9. 曹蕾，高明宏，宋丽新. 膦甲酸钠氯化钠注射液治疗合并药物毒性单疱病毒性角膜炎疗效研究［J］. 创伤与急危重病医学，2020，8(3)：199 - 202.

10. 于静，张明昌. 膦甲酸钠滴眼液治疗上皮型单纯疱疹病毒性角膜炎［J］. 国际眼科杂志，2012，12(5)：899 - 901.

11. SIBLEY D, LARKIN D F P. Update on Herpes simplex keratitis management［J］. Eye(Lond), 2020, 34(12)：2219 - 2226.

（谢荷　陈蔚　整理）

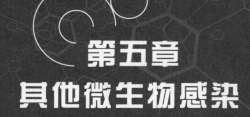

第五章
其他微生物感染

病例 24　深板层角膜移植治疗棘阿米巴角膜炎

病历摘要

【基本信息】

患者，男性，51 岁。

主诉： 右眼眼痛、视物不清 1 月余。

【病史】

患者 1 个月前右眼进入异物后用山中流水冲洗，后出现右眼眼痛，程度较剧烈，伴视物模糊、眼红、流泪等不适，于外院诊断为"单纯疱疹病毒性角膜炎，接受"伐昔洛韦片、更昔洛韦眼用凝胶、左氧氟沙星滴眼液"治疗后症状未好转。后多次随诊，先后接受"右眼戴治疗性隐形眼镜2周、0.1% 氟米龙眼药水、妥布霉素地塞米松眼药水、妥布霉素地塞米松眼膏、小牛血去蛋白眼用凝胶"治疗，眼痛、视物不清等症状逐渐加重，遂来我院就诊。

【专科检查】

VAsc：OD FC/20 cm，OS 1.0；眼压：OD 18.9 mmHg，OS 13.4 mmHg。双眼泪道通畅，未见脓性分泌物。右眼结膜混合充血，角膜中央见大小约 6 mm ×8 mm 环形浸润灶，全角膜水肿，周边新生血管长入，隐见前房深，余窥不清。左眼无殊。

【实验室检查】

角膜刮片：找到棘阿米巴包囊（图24 -1）。

培养如图24 -2 所示。

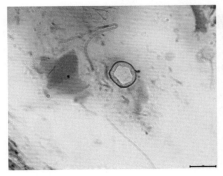 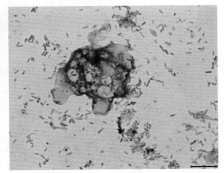

图24 -1　棘阿米巴镜下形态　　　　图24 -2　棘阿米巴培养可见
（×1000 倍），涂片见　　　　　　棘阿米巴包囊和滋养体
棘阿米巴包囊　　　　　　　　　　（×1000 倍）

【辅助检查】

（1）右眼眼前段照相（图24 -3）。

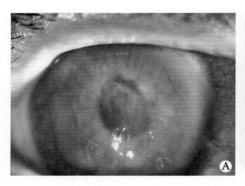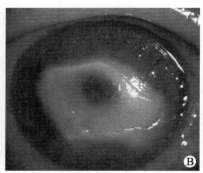

A. 初诊：视力 0.05，角膜上皮不规则浸润混浊；B. 复诊：视力 FC/20 cm，角膜中央大范围环形浸润。

图 24 -3　右眼眼前段照相

（2）右眼角膜共聚焦显微镜检查（图 24 -4）。

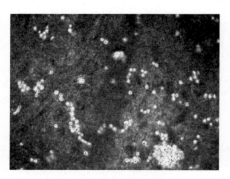

角膜基质内可见圆形高密度颗粒呈串珠样排列。

图 24 -4　右眼角膜共聚焦显微镜检查

【诊断】

右眼棘阿米巴角膜炎。

【治疗及随访】

第 1 天

分析：角膜水肿，大范围浸润，角膜刮片找到棘阿米巴包囊，棘阿米巴角膜炎诊断明确，及时进行抗棘阿米巴治疗。

处方：0.5% 左氧氟沙星滴眼液 OD qid；0.02% 醋酸氯己定 OD

q1h；0.02% 聚六亚甲双胍 OD q1h；伊曲康唑胶囊 0.2 g po qd。

第 5 天

变化：角膜浸润灶进一步扩大（图 24 - 5）。

分析：药物治疗不敏感，需尽快行手术治疗。

处理：椭圆形深板层角膜移植手术。

第 7 天

变化：术后第 1 天，右眼球结膜充血、水肿，角膜植片在位，上皮缺如（图 24 - 6）。

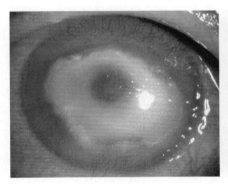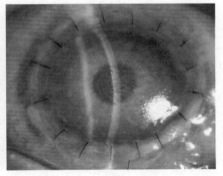

图 24 - 5　第 5 天右眼　　　　图 24 - 6　第 7 天右眼
　眼前段照相　　　　　　　　　眼前段照相

分析：术后需继续抗棘阿米巴治疗，预防复发；局部免疫抑制剂预防排斥反应，此时禁用局部激素；口服伐昔洛韦预防植片可能携带病毒造成感染。

处方：0.02% 醋酸氯己定滴眼液 OD q2h；0.02% 聚六亚甲双胍滴眼液 OD q2h；0.1% 他克莫司滴眼液 OD q2h；0.5% 左氧氟沙星滴眼液 OD qid；0.1% 玻璃酸钠滴眼液 OD q2h；盐酸伐昔洛韦分散片 0.3 g po bid。

第 21 天

变化：角膜植片上皮化完成，上皮水肿。植片植床未见浸润灶

（图 24 - 7）。

分析： 植片上皮化延迟，考虑与大植片及抗棘阿米巴药物毒性相关。无复发迹象，抗棘阿米巴药物适当减量。

处方： 0.1% 他克莫司滴眼液 OD qid；0.02% 醋酸氯己定滴眼液 OD qid；0.02% 聚六亚甲双胍滴眼液 OD qid；余维持原治疗。

第 370 天

结局： 术后 1 年，右眼角膜植片透明，病情稳定，无复发，视力 OD 0.6（图 24 - 8）。

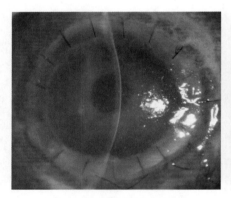 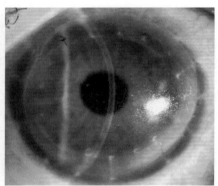

图 24 - 7　第 21 天右眼　　　　图 24 - 8　第 370 天右眼
　　　眼前段照相　　　　　　　　　　眼前段照相

病例分析

【病例特点】

1. 患者为中老年男性，眼部污水接触史。

2. 发病时眼痛剧烈。

3. 早期角膜上皮下浸润混浊，后出现角膜中央环形浸润混浊。

4. 实验室及特殊检查：角膜刮片找到棘阿米巴包囊；角膜共聚焦显微镜可见典型的串珠样排列高密度颗粒。

【诊断思路】

棘阿米巴角膜炎在早期阶段极易被误诊为病毒性角膜炎，问诊时应重点关注病史，若有隐形眼镜配戴史或角膜外伤及污染水源接触史，且眼部剧烈疼痛，则应首先考虑此病。对于临床经验丰富的医师，角膜共聚焦显微镜检测的灵敏度可达90%，是棘阿米巴角膜炎的重要诊断工具。角膜刮片培养和病理学检查找到包囊是诊断的金标准。本病需要和以下疾病相鉴别。

1. 病毒性角膜炎：单纯疱疹病毒性角膜炎的常见表现为树枝状溃疡，其特点为分支状或线状病变及伴有末端膨大，而且该病常伴有全身发热及耳前淋巴结肿痛。棘阿米巴角膜炎则多为假树枝状上皮缺损，末端没有膨大，环状浸润，不累及角膜内皮。

2. 细菌性角膜炎：该病常见的危险因素有接触镜配戴史、外伤以及既往眼部手术史。发病迅速，眼部疼痛多轻微或中等，剧痛者极少。多为单个浸润病灶，而棘阿米巴角膜炎早期基质浸润为多灶性，晚期发展为环状浸润。

【治疗思路】

1. 药物治疗：是棘阿米巴角膜炎的首选治疗方式。治疗的目标是清除角膜组织中的棘阿米巴包囊和滋养体以及消除宿主炎症反应。目前主要的治疗药物为0.02%聚六亚甲双胍和0.02%氯己定，主要作用机制为抗棘阿米巴滋养体的活性及抑制包囊形成。由于以上两种药物无市售制剂，当无法及时获得时，可采用咪唑类药物如伏立康唑和伊曲康唑暂时替代，但包囊对此类药物具有较高的抗药性。局部用药初始建议1小时1次，在5天后应减少到每2小时1次，4～6周后逐渐减量至1日4次。药物的减量过程要非常缓慢，确保包囊被完全杀死，通常要持续3～6个月，部分病例可能

笔记

要持续 1 年。

2. 手术治疗：当出现以下情况时，应考虑尽快行手术治疗。对药物无反应的持续性上皮缺损，药物治疗后病情恶化，出现角膜浸润灶扩大累及至角膜缘、角膜穿孔等。主要手术方式为穿透性角膜移植术和深板层角膜移植术。穿透性角膜移植术为开窗性手术，感染波及眼内风险较大，且研究发现穿透性角膜移植术治疗棘阿米巴术后易并发青光眼、植片排斥，导致再次或多次反复移植。因此，仅推荐病变累及后弹力层或角膜穿孔患者采用穿透性角膜移植术，大部分药物治疗无效的角膜炎可采用深板层角膜移植术治疗。近年来，越来越多的研究证实了深板层角膜移植术治疗棘阿米巴角膜炎的安全性和有效性。对于类似本病例的严重患者，病灶往往呈现横椭圆形的特征，可制备椭圆形的植床和植片，从而能在完全去除病灶的同时，减少对上下方角膜缘的破坏，从而能增加术后恢复长期眼表健康的可能性。术中需完全切除病变的组织，充分暴露后弹力层前膜，避免病原体残留。移植术后做好抗排斥反应及继续抗棘阿米巴治疗，同时等待切除标本培养结果。若为阴性，则抗棘阿米巴治疗减为每天 4 次并可在 1 个月后停药。若为阳性，继续抗棘阿米巴治疗 6 个月甚至更长时间。

【疾病介绍】

棘阿米巴角膜炎（acanthamoeba keratitis，AK）是一种由棘阿米巴原虫引起的罕见但严重的角膜感染。棘阿米巴原虫以滋养体和包囊两种形式存在，滋养体能够通过假足缓慢移动，以酵母、小细菌、其他原生动物和角膜中的角质细胞为食；包囊为休眠状态，囊化发生在不利的条件下，其允许有机体可以在极端条件下生存，并且对杀菌剂、氯化、抗生素和低温都有抵抗力。尽管棘阿米巴原虫分布广泛，但由其引起的疾病相对较少，在感染中，棘阿米巴角膜炎是最常见的。大多数的棘阿米巴原虫感染与接触镜的配戴有关，在发达国家，每百万接触镜配戴者中有 1～33 名发病。其他相关的危险因素还包括角膜外伤或接触污染水源等。当结膜囊微环境改变，如菌群失调，可增加棘阿米巴原虫的侵袭力，没有角膜外伤或配戴隐形眼镜者亦可发病。机体免疫力下降，如使用免疫抑制剂、糖皮质激素及低蛋白等，棘阿米巴原虫也容易侵入角膜。

棘阿米巴角膜炎早期表现为角膜上皮炎，患者自觉轻度异物感、轻到中度眼痛，查体可见上皮水肿、弥漫性混浊，可伴角膜知觉下降，此时较易被误诊为病毒性角膜炎而耽误治疗。典型的病变表现为症状与体征不一致的剧烈眼痛及环形基质浸润，基质病变以前基质炎症为主，很少突破后弹力层，少数病例可伴前房反应性积脓。

大部分患者经药物治疗后感染可有效控制，最终遗留瘢痕，影响视力。关于患者的最终视力，有研究发现游泳或与配戴接触镜有关的感染患者比非游泳或与接触镜配戴无关的患者要好，而出现上皮缺损并接受局部类固醇治疗的患者预后视力往往较差。此外，疾病的预后还与初发时的严重程度和开始有效治疗的时间相关，普遍认为延迟治疗超过 3 周与预后较差相关。

病例点评

棘阿米巴角膜炎虽然是一种较为少见的疾病，但是我们也要提高警惕，避免误诊，早期刮片培养和共聚焦显微镜检查以明确诊断对其预后具有重要意义。在治疗上，应该严格准确用药，禁用或慎用糖皮质激素。当药物治疗无效时应当机立断，尽早手术介入，特别是深板层角膜移植术，避免感染进一步扩散。由于严重棘阿米巴

笔记

角膜炎病灶呈现比较明显的椭圆形的形态，为了保留上下方的角膜缘干细胞功能，我们中心对一些严重的棘阿米巴角膜炎患者行椭圆形深板层角膜移植术，并采用内皮移植后的薄前板层供体材料，取得了良好的手术效果。术后应当继续抗棘阿米巴治疗，密切随访，防止感染复发。

参考文献

1. MAYCOCK N J, JAYASWAL R. Update on acanthamoeba keratitis：diagnosis, treatment, and outcomes［J］. Cornea, 2016, 35(5)：713－720.

2. CARNT N, ROBAEI D, MINASSIAN D C, et al. Acanthamoeba keratitis in 194 patients：risk factors for bad outcomes and severe inflammatory complications［J］. Br J Ophthalmol, 2018, 102(10)：1431－1435.

3. LAURIR K L, SZENTMÁRY N, DAAS L, et al., Early penetrating keratoplasty à chaud may improve outcome in therapy-resistant acanthamoeba keratitis［J］. Adv Ther, 2019, 36(9)：2528－2540.

4. SARNICOLA E, SARNICOLA C, SABATINO F, et al. Early deep anterior lamellar keratoplasty（DALK）for acanthamoeba keratitis poorly responsive to medical treatment［J］. Cornea, 2016, 35(1)：1－5.

5. CARNT N, STAPLETON F. Strategies for the prevention of contact lens-related Acanthamoeba keratitis：a review［J］. Ophthalmic Physiol Opt, 2016, 36(2)：77－92.

6. SZENTMÁRY N, DAAS L, SHI L, et al. Acanthamoeba keratitis-clinical signs, differential diagnosis and treatment［J］. J Curr Ophthalmol, 2018, 31(1)：16－23.

7. GARG P, KALRA P, JOSEPH J. Non-contact lens related acanthamoeba keratitis［J］. Indian J Ophthalmol, 2017, 65(11)：1079－1086.

（王海鸥　郑美琴　陈蔚　整理）

病例 25　放线菌角膜炎

病历摘要

【基本信息】

患者，男性，67 岁。

主诉：左眼泥土溅入后眼痛伴眼红 1 月余。

【病史】

患者 1 月余前在田间劳作时泥土溅入左眼，当时出现眼痛伴眼红，于当地医院就诊，具体诊断不明，以左氧氟沙星滴眼液等治疗 1 个月后症状未见明显好转，遂来我院就诊。既往史无特殊。

【专科检查】

VAsc：OD 0.9，OS 0.4。VAcc：OD +0.75/ −0.75×100＝0.9，OS +0.25/ −1.75×125＝0.5；眼压：OD 17.0 mmHg，OS 17.2 mmHg。左眼睑红肿，上抬困难，结膜充血、水肿，角膜中央偏颞下可见一 5 mm×4 mm 的灰白色溃疡灶，质地湿润，约累及 1/2 角膜厚度（图 25 −1），余角膜透明，无葡萄肿，无血管翳，KP（−），前房尚清，虹膜纹理清晰。

角膜共聚焦显微镜检查未发现菌丝、真菌或棘阿米巴原虫等病原体（图 25 −2）。溃疡区角膜组织肿胀、结构不清，可见大量炎性细胞高反光影。

角膜刮片：找到革兰阳性杆菌，菌体呈多向分枝排列。

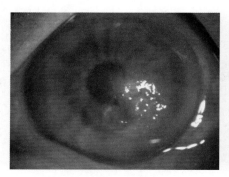

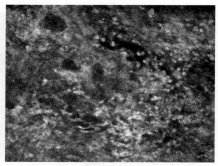

图 25 - 1　眼前段照相　　　图 25 - 2　角膜共聚焦显微镜检查

【诊断】

左眼细菌性角膜炎。

【诊疗计划】

根据病史，左氧氟沙星滴眼液已使用 1 个月，症状无改善，故经验性予以革兰阳性分枝杆菌敏感抗生素点眼治疗；密切观察病情变化，等待药敏试验结果及时调整用药。如病灶药物控制不佳，不排除角膜移植手术可能。

【治疗及随访】

第 1 天

分析：患者入院前已使用左氧氟沙星滴眼液治疗 1 月余，病灶未见好转，且角膜共聚焦显微镜检查未发现真菌、菌丝及棘阿米巴包囊等。角膜刮片染色检查提示革兰阳性分枝杆菌（抗酸染色阳性）感染，根据经验予以抗生素眼药水治疗。

处方：阿米卡星眼药水 OS q10s（1 小时后改为 q30s，1 天后改为 q1h）；加替沙星滴眼液 OS q2h；加替沙星眼用凝胶 OS qn。

第 7 天

变化：左眼结膜充血，角膜浸润灶缩小，大小约 3 mm × 2 mm

（图 25 - 3）。

分析： 用药后，溃疡灶浸润范围开始缩小，治疗有效。角膜刮片培养结果提示找到诺卡菌属，药敏试验结果提示其阿米卡星、庆大霉素、美罗培南敏感（图 25 - 4）。说明根据经验给予的阿米卡星可有效控制病灶。为了尽快有效控制感染，根据药敏结果调整用药。

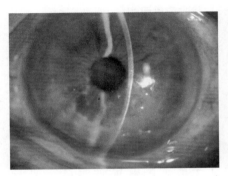

图 25 - 3　第 7 天左眼
眼前段照相

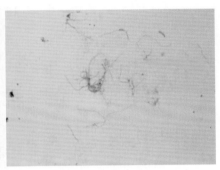

第 7 天角膜刮片培养可见短棒状菌体，呈多向分枝排列，弱抗酸染色阳性。

图 25 - 4　角膜刮取物培养结果

处方： 阿米卡星眼药水 OS q2h；美罗培南眼药水 OS q2h；加替沙星眼用凝胶 OS qid。

第 14 天

变化： 左眼结膜充血减轻，病灶开始瘢痕化（浅基质层），混浊范围约 3 mm ×2 mm（图 25 - 5）。

分析： 调整用药后 1 周，患者出院带药治疗，出院 1 周复查时原溃疡灶已经瘢痕愈合。因为住院期间已经控制，已经进入瘢痕愈合。

处方： 停用美罗培南；阿米卡星眼药水 OS qid；0.1% 玻璃酸钠滴眼液 OS q2h；0.1% 氟米龙滴眼液 qid。

笔记

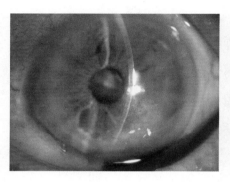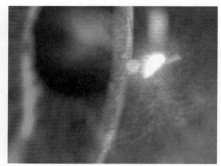

图 25－5　第 14 天左眼眼前段照相

病例分析

【病例特点】

1. 患者为老年男性，因左眼泥土溅入后眼痛伴眼红 1 月余就诊。

2. 局部使用左氧氟沙星滴眼液治疗 1 个月后症状未见明显好转。

3. 专科检查：左眼视力下降，矫正提高不明显，眼睑红肿，上抬困难，结膜充血、水肿，角膜溃疡灶约 5 mm×4 mm，累及约 1/2 角膜深度，KP（－），前房清，晶状体及后段无明显异常。

4. 入院当天角膜刮片染色可见革兰阳性分枝杆菌，抗酸染色阳性；培养结果提示诺卡菌。

【诊断思路】

细菌性角膜炎鉴别诊断：本例患者左眼泥土溅入后出现眼红伴眼痛，可见眼部刺激征及角膜溃疡灶，结合病史、症状及体征，初步考虑细菌性角膜炎，需要与其他感染性角膜炎相鉴别。

1. 真菌性角膜炎：由致病真菌感染引起的一种角膜病变，好

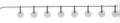

发于角膜植物外伤后，发展相对缓慢，眼部刺激症状一般相对较轻；角膜病灶呈灰白色，外观干燥粗糙，在病灶周围可见浅沟、伪足或卫星灶形成，病灶表面物质易形成菌丝胎被。本例患者因存在泥土溅入左眼病史，且病情进展缓慢，故容易被误诊，但根据角膜体征、角膜共聚焦显微镜及角膜刮片培养的结果不难鉴别。

2. 棘阿米巴角膜炎：为棘阿米巴原虫感染，80% 以上的患者感染系因配戴被污染的角膜接触镜所致，或接触脏水。患者常有与病变程度不成比例的剧烈眼痛、眼红及畏光。角膜病变早期可出现假树枝状角膜上皮性混浊，反复缺损与愈合，其间可见放射状纤细的浸润（角膜神经炎），角膜知觉减退。逐渐向深层进展，可有大小不等的斑片状或盘状实质层混浊，并可出现特征性的环形角膜浸润。本例患者慢性发病，角膜溃疡灶特征与棘阿米巴角膜溃疡不符，可进一步根据角膜共聚焦显微镜及刮片培养进行鉴别。

3. 铜绿假单胞菌角膜炎：铜绿假单胞菌是一种革兰阴性杆菌，角膜外伤是其主要致病危险因素之一，由其引起的角膜溃疡起病急，进展迅速，可在 24～48 小时弥漫至整个角膜甚至导致角膜穿孔，其临床特征表现为眼部刺激症状明显，结膜明显充血、水肿，结膜囊可见大量黄白色或黄绿色脓性分泌物，角膜溃疡灶上附着大量坏死物质。本例患者眼部体征与铜绿假单胞菌角膜炎明显不符，故可排除。

【治疗思路】

1. 引起角膜感染的病原菌种类很多，但一旦判断为感染性角膜炎，在予以抗感染药物治疗前均应及时行病原微生物检查，避免因药物的使用降低检出率。有时需要进行多次角膜刮片才能得出有效结果。

2. 经验性治疗后若病情改善，可考虑维持治疗或根据微生物培养的药敏结果加用其他适合的抗菌药。若经验治疗效果欠佳，且微生物培养的药敏结果提示当前药物不敏感，则更换其他敏感抗菌药。若经验治疗效果欠佳，但培养未分离到病原菌或药敏提示当前药物仍敏感时，可先维持目前治疗，同时积极寻找恶化原因，并使用其他培养基再培养，再根据结果调整用药。对于诺卡菌角膜炎而言，一旦使用敏感药物，预后通常较好。

3. 当出现角膜基质变薄，即将穿孔或已经穿孔时，或病情进展迅速，对治疗无反应或怀疑眼内炎时，可考虑施行治疗性穿透性角膜移植术，在少数情况下可施行板层角膜移植手术。

【疾病介绍】

诺卡菌属属于放线菌纲，是一种革兰阳性杆菌，菌体呈多向分枝丝状，具有弱抗酸性，是一种罕见的角膜感染致病菌。广泛分布于土壤、水和腐烂的植物中，不属于人体共生菌，通常导致免疫功能低下患者的肺部感染，但也可在罕见的情况下引起免疫功能正常人群的眼部感染（眼内炎、巩膜炎、角膜炎）。

诺卡菌角膜炎占细菌性角膜炎的 0.3% ~ 0.8%，在热带地区相对较多，其感染的危险因素主要包括眼部外伤、角膜手术、机体抵抗力下降、土壤及污水接触等。

诺卡菌角膜炎具有病程长、早期症状轻、临床表现与真菌感染或棘阿米巴原虫感染较为相似并且对常用的抗菌药物具有耐药性等特点，容易导致治疗延迟，但及时根据药敏试验结果调整治疗方案后，患者的视力恢复一般较好。目前诺卡菌角膜炎的诊断主要是通过实验室对病原菌进行分离和培养。常规角膜刮片行革兰染色镜检可见典型的分枝菌丝，菌丝呈 90° 分枝角具有诊断意义，但阳性率一般较低，可对溃疡灶中的颗粒或针尖样结构进行取材送检，从而提高送检的阳性率。诺卡菌培养需要在严格的有氧环境下进行。其他诊断方法包括聚合酶链反应及角膜共聚焦显微镜检查。

由于诺卡菌对氟喹诺酮类抗生素具有一定耐药性，但一般对阿米卡星较为敏感，很多学者推荐阿米卡星作为诺卡菌角膜炎的一线用药。及时应用有效的抗菌药物后，患者的预后一般较好。

综上，诺卡菌是角膜感染的罕见致病菌，患者往往存在眼部外伤史或手术史，其临床表现缺乏特异性，且对氟喹诺酮类抗生素在一定程度上耐药，容易导致治疗延误。早期行病原学检查并根据药敏试验结果调整治疗方案是诊治该病的关键。

病例点评

诺卡菌是临床上罕见的感染性角膜炎致病菌，因缺乏特异性的临床表现容易与真菌性角膜炎以及棘阿米巴角膜炎混淆。这类疾病的治疗本身并不复杂，但正确且及时地通过实验室对病原菌进行分离、鉴定并完善药敏试验对制定有效的治疗方案极为关键。使用敏感的药物治疗可以迅速、有效地控制感染，促进患者的视力恢复。

参考文献

1. JOHANSSON B, FAGERHOLM P, PETRANYI G, et al. Diagnostic and therapeutic challenges in a case of amikacin-resistant nocardia keratitis [J]. Acta Ophthalmol, 2017, 95(1): 103-105.

2. DECROOS F C, GARG P, REDDY A K, et al. Optimizing diagnosis and management of nocardia keratitis, scleritis, and endophthalmitis: 11-year microbial and clinical overview [J]. Ophthalmology, 2011, 118(6): 1193-1200.

3. BHUSAL B, KUMAR A, PRAJNA M V, et al. Nocardia keratitis following penetrating corneal injury treated with topical ampicillin [J]. Nepal J Ophthalmol, 2016, 8(15): 82-86.

4. LALITHA P, TIWARI M, PRAJNA N V, et al. Nocardia keratitis: species, drug sensitivities, and clinical correlation [J]. Cornea, 2007, 26(3): 255 - 259.

5. SRIDHAR M S, SHARMA S, GARG P, et al. Treatment and outcome of nocardia keratitis [J]. Cornea, 2001, 20(5): 458 - 462.

6. LALITHA P. Nocardia keratitis [J]. Curr Opin Ophthalmol, 2009, 20 (4): 318 - 323.

（李锦阳　郑美琴　整理）

第六章
角膜变性和营养不良

病例 26　圆锥角膜

病历摘要

【基本信息】

患者，男性，18 岁。

主诉： 左眼视力下降半年。

【病史】

患者半年前出现左眼视力下降，无眼红眼痛，无畏光流泪，无眼前黑影遮挡，无闪光感。6 天前在我院诊断为"双眼圆锥角膜"，行"右眼角膜交联术"。

【专科检查】

VAsc：OD 0.5，OS 0.08；VAcc：OD ＋0.50／－3.75×55＝0.6，OS －7.75×130＝0.15；眼压：OD 7.0 mmHg，OS 5.9 mmHg。右眼角膜基质轻度混浊（角膜交联术后表现）；左眼角膜中央锥形隆起，可见 Fleischer 环及 Vogt 条纹；余无殊。

【辅助检查】

相关辅助检查见图 26－1～图 26－3。

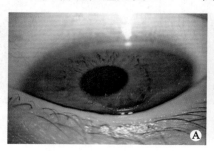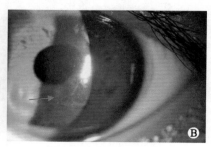

A. Munson 征：向下看时，突出的角膜压迫下眼睑，使之呈现 V 字形状；B. Vogt 条纹：位于角膜深基质层的细小张力线，因深基质层皱褶增多形成，压迫角膜缘可使之消失（箭头处）。

图 26－1　左眼前段照相

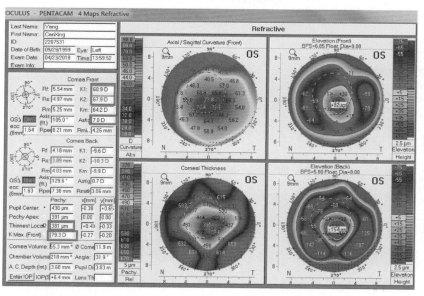

最大角膜曲率为 79.3 D；最薄角膜厚度为 381 μm；角膜散光为 7.0 D。

图 26－2　左眼 Pentacam

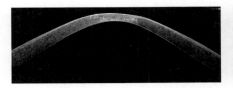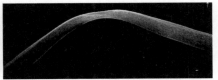

角膜明显前凸，基质变薄。

图 26 - 3　左眼角膜 OCT

【诊断】

双眼圆锥角膜；右眼角膜交联术后。

【治疗及随访】

第 1 天

分析：患者圆锥角膜矫正视力差，建议行"左眼深板层角膜移植术"，术前 1 天予以 0.5% 左氧氟沙星滴眼液局部预防感染。

第 2 天

变化：左眼裸眼视力 0.3，左眼球结膜稍充血，角膜植片植床对合良好，缝线无松脱，角膜植片轻度水肿（图 26 - 4）。

处方：妥布霉素地塞米松滴眼液 OS q2h（1 周后改 qid）；0.1% 玻璃酸钠滴眼液 OS qid；0.5% 左氧氟沙星滴眼液 OS qid；盐酸伐昔洛韦片 0.3 g po bid。

第 30 天

变化：左眼球结膜稍充血，角膜植片植床对合良好，角膜植片透明（图 26 - 5）。

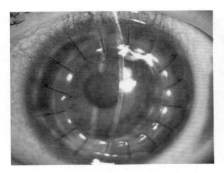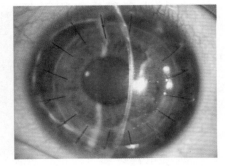

图 26 - 4　第 2 天左眼　　　　　图 26 - 5　第 30 天左眼
　　眼前段照相　　　　　　　　　　眼前段照相

处方：0.1 氟米龙滴眼液 OS qid（酌情逐渐减量）；0.1% 玻璃酸钠滴眼液 OS qid。

第 365 天

变化：左眼裸眼视力 0.5，左眼矫正视力 $-0.50/-2.50 \times 180 = 0.8$；左眼角膜缝线完全拆除，角膜植片透明（图 26 - 6）。

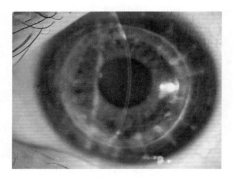

图 26 - 6　第 365 天左眼眼前段照相

病例分析

【病例特点】

1. 患者为青年男性，左眼视力下降半年，右眼角膜交联术后 6 天。

2. 左眼角膜中央锥形隆起，可见 Fleischer 环及 Vogt 条纹，VAcc 示双眼高度散光，双眼矫正视力欠佳。

3. Pentacam 示左眼角膜形态不规则，曲率异常增高，角膜厚度变薄。

【诊断思路】

圆锥角膜鉴别诊断：本例患者以双眼眼角膜扩张变薄，形态不规则，矫正视力欠佳为主要变现，需要首先与除圆锥角膜外的其他

笔记

角膜扩张性疾病鉴别。

1. 继发性圆锥角膜：发生于屈光手术后数天至数年，平均约15 个月。表现为裸眼视力及矫正视力渐进性下降，近视球镜与散光度数增加，角膜地形图中央区及偏下方异常隆起，对应区域角膜变薄，可能由术前隐匿性圆锥角膜、术后残留角膜基质床过薄等因素引起。

2. 球形角膜：角膜整体变薄，以周边部为重，球状隆起。该疾病为常染色体隐性遗传，双眼发病，可合并有蓝色巩膜，部分患者可见到手和踝关节过伸。

3. 透明性边缘性角膜变性：常无症状，双眼多见，从上方角膜开始出现周边角膜变薄，角膜突出位于变薄区上方。

【治疗思路】

1. 对于无进行性角膜扩张趋势或风险的患者，根据矫正视力、患者耐受情况予以框架眼镜、软性角膜接触镜、硬性透气性角膜接触镜（rigid gas permeable contact lens，RGPCL）或巩膜镜等矫正治疗，亦可行角膜基质环植入术改善视力。

2. 对于有进行性角膜扩张趋势或风险的早中期患者，建议行患眼角膜胶原交联术，阻止病情进一步进展，待角膜形态及屈光状态稳定后验光配镜，定期复查。

3. 对于晚期患者或者胶原交联术无法阻止的角膜扩张，建议行深板层角膜移植术。

【疾病介绍】

圆锥角膜是一种进行性、非炎症性、扩张性角膜疾病，以中央角膜变薄、突出和不规则近视性散光为特征，好发于青春期，可导致严重的视力障碍。

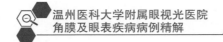

圆锥角膜的病因尚不完全清楚，危险因素包括唐氏综合征、过敏性疾病、种族因素、机械因素（如揉眼）、眼睑松弛综合征、结缔组织疾病（如马方综合征）等。主要的临床表现为渐进性视力下降且矫正视力欠佳。

圆锥角膜的临床体征有：①非对称性屈光不正，伴高度散光或进展性散光；②角膜曲率计示高度不规则散光；③检眼镜或检影镜见红光反射的剪动现象；④角膜地形图示下方角膜变陡，K值增大；⑤角膜变薄，角膜变薄最显著的部位与变陡或突出最显著的部位相对应；⑥Munson征：角膜中央显著变薄呈圆锥形，当向下注视时，圆锥顶压向下睑缘，使下睑缘出现一个弯曲；⑦Vogt条纹：在病变发展过程中于基质层出现的呈垂直分布、相互平行的细线；⑧Fleischer环：由含铁血黄素在圆锥角膜的锥底沉积所致。

圆锥角膜的治疗方式有以下几种。

（1）非手术治疗。

框架眼镜：矫正作用欠佳，适用于早中期患者。

软性隐形眼镜：由于接触镜片柔软，镜片的曲率容易变得和角膜表面曲率一致，所以在矫正圆锥角膜引起的高度散光时，视力改善常不理想。

硬性透气性角膜接触镜：可矫正圆锥角膜患者的高度不规则散光，但舒适性差，部分患者不能耐受。

巩膜镜：可矫正圆锥角膜患者的高度不规则散光。与角膜接触镜不同，巩膜镜固定在巩膜上，不接触角膜，避免了镜片后表面和角膜顶点之间的摩擦，具有更强的舒适性。

（2）手术治疗。

角膜胶原交联术：是一种使用紫外线A和核黄素（维生素B_2）滴眼液相结合的非侵入性治疗方法，可以提高角膜生物力学稳定性，阻止圆锥角膜的进展，从而防止视力的进一步恶化。

角膜基质环植入术：植入角膜基质环使角膜变平，从而改善患者视力，用于 RGPCL 不耐受患者的轻至中度圆锥角膜治疗。

穿透性角膜移植术：是指用捐赠者的全层透明角膜替换受体全层病变角膜组织的手术。

深板层角膜移植术：与穿透性角膜移植术相比，深板层角膜移植术仅替换部分厚度的角膜，其优点主要是没有内皮排斥的风险，角膜植片存活率更高，远期一般不会发生角膜内皮失代偿，且术后视力与穿透性角膜移植术相当。但该手术方式对手术医生的技术要求较高。

病例点评

对于圆锥角膜的患者，要根据病情的严重程度，选择适合的治疗方式。在发病初期，角膜未明显变薄，可予以配戴框架眼镜、RGPCL 或巩膜镜等治疗；若发现有进展趋势，可行角膜胶原交联术抑制进展；若配戴 RGPCL 或巩膜镜后矫正视力仍不满意，或为不能耐受的中晚期圆锥角膜患者，可行深板层角膜移植术来恢复视功能。相对于穿透性角膜移植术，深板层角膜移植术有角膜植片存活率高、不易发生角膜内皮失代偿等诸多优点，且术后视力与穿透性角膜移植术相当。因此圆锥角膜的角膜移植手术方式应尽量实施深板层角膜移植术。

参考文献

1. MAHARANA P K, DUBEY A, JHANJI V, et al. Management of advanced corneal ectasias [J]. Br J Ophthalmol, 2016, 100(1): 34 - 40.

2. MCGHEE C N, KIM B Z, WILSON P J. Contemporary treatment paradigms in keratoconus [J]. Cornea, 2015, 34 Suppl 10: S16 - S23.

3. MAS TUR V, MACGREGOR C, JAYASWAL R, et al. A review of keratoconus: diagnosis, pathophysiology, and genetics [J]. Surv Ophthalmol, 2017, 62 (6): 770 - 783.

4. GOMES J A, TAN D, RAPUANO C J, et al. Global consensus on keratoconus and ectatic diseases [J]. Cornea, 2015, 34 (4): 359 - 369.

（林磊　陈蔚　整理）

病例 27　急性圆锥角膜

病历摘要

【基本信息】

患者，女性，16 岁。

主诉：右眼视力下降 1 周。

【病史】

患者 1 周前反复揉眼后突然出现右眼视力下降，伴畏光流泪，无眼红、眼痛，无分泌物增多等症状。

【专科检查】

VAsc：OD FC/10 cm，OS 0.12；VAcc：OD 矫正无提高，OS −5.50/ −5.50 ×130 =0.8；眼压：双眼指测 Tn。右眼结膜无充血，角膜中央锥形隆起，可见直径约 6 mm 的横椭圆形灰白色水肿灶，病灶后方见一长约 4 mm 横形后弹力层及基质层撕裂，余周边角膜透明。左眼无殊。

【辅助检查】

辅助检查详见图 27 −1 ~ 图 27 −3。

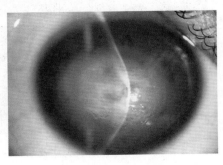

角膜中央锥形隆起，可见直径约 6 mm 的横椭圆形灰白色水肿灶，病灶后方见一长约 4 mm 横形后弹力层及基质层撕裂。

图 27 −1　右眼眼前段照相

笔记

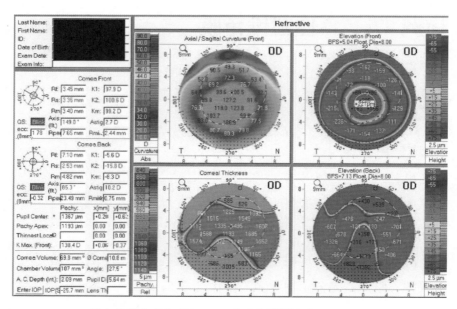

最大角膜曲率为 138.4 D，中央角膜厚度为 1193 μm。

图 27 - 2　右眼 Pentacam

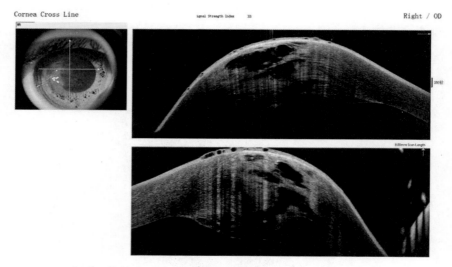

角膜显著前凸，角膜水肿增厚，后弹力层及深基质层撕裂。

图 27 - 3　右眼角膜 OCT

【诊断】

右眼急性圆锥角膜；左眼圆锥角膜。

【治疗及随访】

第 1 天

分析： 患者角膜水肿主要由于后弹力层破裂引起。

处理： 局部麻醉下行"右眼前房注气术联合角膜缝合术"：做角膜侧切口，注入无菌空气；刮除病灶处角膜上皮，在前房气体衬托下可清晰分辨后弹力层及角膜基质裂口；在后弹力层前间断缝合 5 针，确保后弹力层裂口闭合；侧切口放出少许空气，保留约 2/3 前房的气体，避免术后瞳孔阻滞。

第 2 天

变化： 视力检查欠配合，右眼球结膜轻度充血，中央角膜缝线在位，后弹力层对合良好，角膜水肿基本消退，前房深、清，约 2/5 气体（图 27 - 4）。

分析： 第 2 天角膜水肿基本消退，前房无菌空气术后 3 天左右可以吸收，予以局部抗感染预防感染治疗。

处方： 妥布霉素地塞米松滴眼液 OD qid（术后第 2 周改 0.1% 氟米龙滴眼液 OD qid，术后第 3 周改 0.1% 氟米龙滴眼液 OD tid）；0.1% 玻璃酸钠滴眼液 OD qid；0.5% 左氧氟沙星滴眼液 OD qid。

第 30 天

变化： 右眼裸眼视力 0.12；右眼角膜水肿完全消退，角膜基质瘢痕愈合，缝线在位（图 27 - 5）。

处方： 0.1% 氟米龙滴眼液 OD bid；0.1% 玻璃酸钠滴眼液 OD qid。

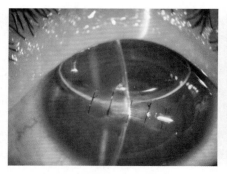

图 27 - 4　第 2 天右眼
眼前段照相

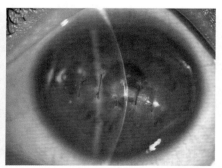

图 27 - 5　第 30 天右眼
眼前段照相

第 90 天

变化：右眼 VAsc 0.2，右眼 VAcc ＋ 0.50／－ 6.50 × 108 ＝ 0.3，角膜缝线拆除后可见角膜下方局灶性混浊（图 27 - 6）。

分析：第 90 天，角膜基质及后弹力层撕裂已经愈合稳定，予以拆线。

第 270 天

变化：右眼 VAsc 0.4，右眼 VAcc ＋ 0.75／－ 5.50 × 105 ＝ 0.4，角膜下方局灶性混浊灶，余角膜透明（图 27 - 7）。

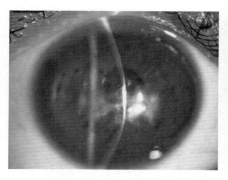

图 27 - 6　第 90 天右眼
眼前段照相

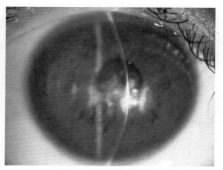

图 27 - 7　第 270 天右眼
眼前段照相

分析：急性圆锥角膜已经愈合稳定，患者希望进一步提高视力，可考虑行"深板层角膜移植术"提高视力。

笔记

处理：全身麻醉下采用钝性手法湿剥的方法行"右眼深板层角膜移植术"。

术后处方：妥布霉素地塞米松滴眼液 OD q2h（1 周后改 qid）；0.1% 玻璃酸钠滴眼液 OD qid；0.5% 左氧氟沙星滴眼液 OD qid；盐酸伐昔洛韦片 0.3 g po bid。

角膜移植术后第 9 个月

变化：右眼 VAsc 0.6，右眼 VAcc ＋1.00／－2.25×180＝0.8，角膜植片透明，对合良好，缝线部分在位，角膜植床中央残留轻度混浊（图 27－8）。前节 OCT 提示角膜植床厚度 50 μm 以内，最薄处厚度约 8 μm（图 27－9）。

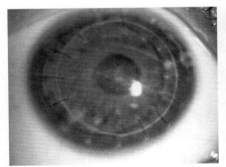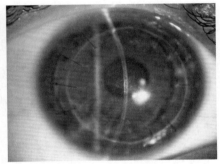

图 27－8　角膜移植术后第 9 个月右眼眼前段照相

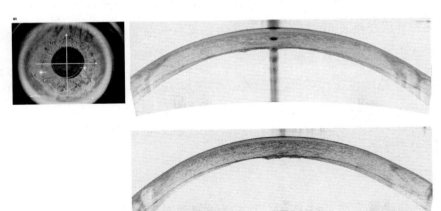

图 27－9　角膜移植术后第 9 个月右眼前节 OCT

病例分析

【病例特点】

1. 患者为青年女性，右眼视力下降 1 周。

2. 专科检查：右眼角膜中央锥形隆起，可见直径约 6 mm 的横椭圆形灰白色水肿灶，病灶后方见一长约 4 mm 横形后弹力层及基质层撕裂。

3. 特殊检查：角膜地形图示右眼角膜形态欠规则，角膜厚度增厚；前节 OCT 示右眼角膜后弹力层及基质层撕裂。

【诊断思路】

急性圆锥角膜的诊断：一般揉眼诱发，急性发病，视力骤降，可伴畏光眼痛；角膜呈现局灶性高度水肿，部分患者裂隙灯下可见病灶后方后弹力层及基质层撕裂；角膜 OCT 可见角膜水肿增厚，后弹力层及深基质层撕裂口。根据上述病史、体征以及 OCT 特征性表现可诊断，需要与除圆锥角膜外的其他角膜扩张性疾病鉴别。

1. 球形角膜：角膜整体变薄以周边部为重，球状隆起。该疾病为常染色体隐性遗传，双眼发病，可合并有蓝色巩膜，部分患者可见到手和踝关节过伸。

2. 透明性边缘性角膜变性：常无症状，双眼多见，从上方角膜开始出现周边角膜变薄，角膜突出位于变薄区上方。

【治疗思路】

1. 保守治疗：轻度水肿保守治疗即可缓解。病程初期的治疗包括高渗氯化钠（5%）滴眼以减轻角膜基质水肿，皮质类固醇滴眼液或非类固醇类抗感染药物、睫状肌麻痹剂等均有一定效果。也可配戴绷带镜减轻水肿导致的不适感。

2. 手术治疗：中重度水肿患者若保守治疗无明显好转，可考虑手术。

（1）角膜热成形术：通过烧灼角膜水肿区域，使角膜基质瘢痕化，从而阻止房水进入角膜基质。角膜后弹力层裂口可通过后期角膜内皮移行愈合。

（2）前房注气术：注入前房内气体使后弹力层重新附着到角膜基质上，从而加速基质水肿的消退。另外，注入的气体还起到机械屏障的作用，防止房水进一步渗出到基质中。角膜后弹力层裂口可通过后期角膜内皮移行愈合。

（3）前房注气联合角膜缝合术：在前房注气基础上，缝合角膜后弹力层裂口，使角膜水肿更快消退。

（4）穿透性角膜移植术：急性水肿期角膜形态不规则，手术预后差。一般在急性水肿消退后进行穿透性角膜移植。

（5）深板层角膜移植术：对于角膜急性水肿消退后的患者，可行深板层角膜移植术。相对于穿透性角膜移植，深板层角膜移植术的优点主要是没有内皮排斥的风险，角膜植片存活率更高。但术中易发生后弹力层破裂。因此对手术医生的手术技术要求更高，建议采用钝性手法湿剥的方法进行手术。

【疾病介绍】

圆锥角膜是一种进行性、非炎症性、扩张性角膜疾病，以中央角膜变薄、突出和不规则近视性散光为特征，好发于青春期，可导致严重的视力障碍。与圆锥角膜相关的角膜水肿的最早报告可以追溯到 1906 年。然而，直到 1940 年，随着动物模型的发展，以及越来越多对圆锥角膜后弹力层局灶性破坏的详细临床描述的出现，"急性圆锥角膜"这一特定术语才得以普及。

笔记

急性圆锥角膜是圆锥角膜的少见并发症，数据显示约 2.8% 的圆锥角膜患者会出现急性圆锥角膜，其发病机制为角膜扩张变薄，引起内皮层和后弹力层破裂，使房水进入基质层和上皮层，从而导致角膜水肿。临床表现为明显的溢泪，伴畏光、疼痛，并有明显的视力下降。急性圆锥角膜的并发症主要是角膜瘢痕形成，也包括感染、假性囊肿形成、角膜新生血管、青光眼和角膜穿孔等。

急性圆锥角膜的常规保守治疗包括局部使用高渗盐水、睫状肌麻痹和使用皮质类固醇，可在5～36周完全缓解。在急性圆锥角膜的手术治疗中，目前主要有前房注气术、角膜缝合联合前房注气术和角膜热成形术。

前房内注射空气、六氟化硫（SF_6）气体和全氟丙烷（C_3F_8）气体可加速角膜水肿的缓解。此外，注入的空气或气体可以起到物理屏障的作用，并抑制房水进入角膜基质。同时，采取仰卧位可加速内皮细胞重新分布。然而，重复的前房注气可导致相应并发症，如瞳孔阻塞性青光眼、气体侵入基质层、Urrets-Zavalia 综合征及角膜内皮细胞丢失等。Rajaraman 介绍了全角膜缝合与前房注气联合的治疗方案。缝线可以使移位的边缘更靠近，撕裂的后弹力层边缘贴合，以更快恢复。但是，全角膜缝线可能会损伤内皮细胞。最近，Cheri 对该技术进行了改进，将缝合后弹力层前膜之前的角膜部分，并与前房注气相结合，取得了良好的效果。

角膜热成形术可利用热能收缩角膜基质胶原，形成基质瘢痕，从而形成纤维屏障阻止房水吸收，降低角膜上皮大疱的风险。然而，角膜热成形术不一定能使干细胞再附着和后基质破裂闭合，并且热能可损伤内皮细胞。随机对照研究发现，前房注气联合角膜缝合术的术后视力及角膜内皮密度都优于角膜热成形术。

急性圆锥角膜并非角膜移植适应证，需要待水肿消退后再行角

笔记

膜移植。由于术中易发生后弹力层破裂，故建议水肿消退至少 4 个月，再行角膜移植术。

病例点评

圆锥角膜急性水肿主要是因为角膜突出变薄引起内皮层和后弹力层破裂，使房水进入基质层和上皮层，轻者可以常规保守治疗，水肿程度较重可考虑手术治疗。前房注气联合角膜缝合术可短期内使水肿消退，并比角膜热成形术更多地保留患者视功能，是中重度急性圆锥角膜患者的较理想手术方式。待急性圆锥角膜愈合后，可采用钝性手法湿剥的方法进行深板层角膜移植术，既能保留患者自身的角膜内皮，又能获得较好的视觉质量。

参考文献

1. FAN GASKIN J C, PATEL D V, MCGHEE C N, et al. Acute corneal hydrops in keratoconus-new perspectives [J]. Am J Ophthalmol, 2014, 157(5): 921 – 928.

2. BARSAM A, PETRUSHKIN H, BRENNAN N, et al. Acute corneal hydrops in keratoconus: A national prospective study of incidence and management [J]. Eye (Lond), 2015, 29(4): 469 – 474.

3. BARSAM A, BRENNAN N, PETRUSHKIN H, et al. Case-control study of risk factors for acute corneal hydrops in keratoconus [J]. Br J Ophthalmol, 2017, 101 (4): 499 – 502.

4. YAHIA CHÉERIF H, GUEUDRY J, AFRIAT M, et al. Efficacy and safety of pre-descemet's membrane sutures for the management of acute corneal hydrops in keratoconus [J]. Br J Ophthalmol, 2015, 99(6): 773 – 777.

5. ZHAO Z, LI J, ZHENG Q, et al. Wet-Peeling technique of deep anterior lamellar keratoplasty with hypotonic water and blunt dissection for healed hydrops [J]. Cornea, 2017, 36(3): 386 – 389.

6. RAJARAMAN R, SINGH S, RAGHAVAN A, et al. Efficacy and safety of intracameral perfluoropropane（C3F8）tamponade and compression sutures for the management of acute corneal hydrops［J］. Cornea, 2009, 28(3)：317 – 320.

7. AQUAVELLA J V, BUXTON J N, SHAW E L. Thermokeratoplasty in the treatment of persistent corneal hydrops［J］. Arch Ophthalmol, 1977, 95(1)：81 – 84.

8. ZHAO Z, WU S, REN W, et al. Compression sutures combined with intracameral air injection versus thermokeratoplasty for acute corneal hydrops：a prospective-randomised trial［J］. Br J Ophthalmol, 2021, 105(12)：1645 – 1650.

（赵泽林　陈蔚　整理）

病例 28　角膜基质营养不良

病历摘要

病例 1

【基本信息】

患者，女性，43 岁。

主诉： 双眼渐进性视物模糊 3 年。

【病史】

患者 3 年前无明显诱因出现双眼视物模糊，视远视近均不清，偶伴眼痛。近期感右眼视物模糊加重，故来我院就诊，门诊拟"双眼格子状角膜营养不良"收住入院。患者父亲、一弟、一妹均诊断为"双眼角膜营养不良"。

【专科检查】

VAsc：OD 0.08，OS 0.5；VAcc：OD 矫正无提高，OS −1.50/−1.00×75＝0.8；眼压：OD 12.5 mmHg，OS 16.3 mmHg；双眼睑形态正常，启闭可，结膜无充血；右眼中央区角膜上皮可见散在缺损、糜烂，角膜上皮水肿，浅基质层可见线状白色混浊，呈格子状；左角膜中央区少许浅基质层线状混浊；余无殊。

【辅助检查】

辅助检查详见图 28 - 1 ～ 图 28 - 3。

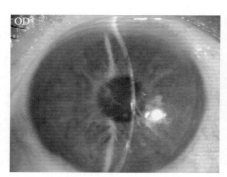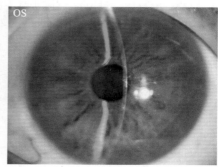

双眼角膜线状白色混浊。

图 28 - 1 双眼眼前段照相

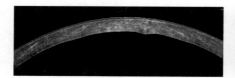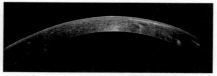

角膜基质内高反射混浊条索（箭头），右眼角膜上皮层及内皮层局部增厚。

图 28 - 2 双眼角膜 OCT

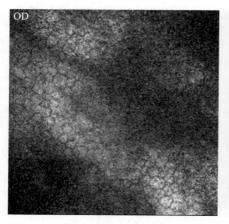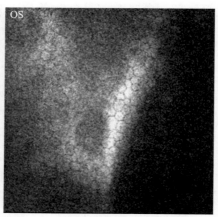

双眼内皮形态可，角膜内皮计数：OD 2330 个/mm^2，OS 2759 个/mm^2。

图 28 - 3 双眼角膜共聚焦显微镜检查

【诊断】

双眼格子状角膜营养不良。

【治疗及随访】

第 1 天

分析：患者双眼格子状角膜营养不良，右眼视力较差，需行手术治疗。角膜共聚焦显微镜检查提示内皮形态及计数良好，故可行深板层角膜移植术。

处理：全身麻醉下行"右眼深板层角膜移植术"治疗，术后抗感染治疗。

处方：妥布霉素地塞米松滴眼液 OD q2h（1 周后改 qid）；0.1% 玻璃酸钠滴眼液 OD qid；0.5% 左氧氟沙星滴眼液 OD qid；盐酸伐昔洛韦片 0.3 g po bid。

第 150 天

变化：右眼矫正视力 -1.00/ -2.00 ×75 =1.0；右眼眼前段照相示植片透明（图 28 -4）；前节 OCT 示角膜植床残余厚度约 10 μm（图 28 -5）。

处方：0.1% 氟米龙滴眼液 OD tid；0.1% 玻璃酸钠滴眼液 OD qid。

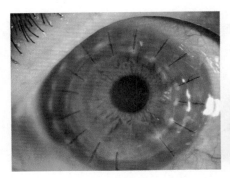

图 28 -4　右眼眼前段照相

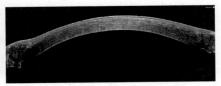

图 28 -5　右眼前节 OCT

【病例特点】

1. 患者为中年女性，双眼渐进性视物模糊 3 年。

2. 有明确家族史，其父、一弟、一妹均曾诊断为"双眼角膜营养不良"。

3. 专科检查：右眼中央区角膜上皮可见散在缺损、糜烂，角膜上皮水肿，浅基质层可见线状白色混浊，呈格子状；左眼角膜中央区少许浅基质层线状混浊。

病例 2

【基本信息】

患者，女性，33 岁。

主诉：双眼渐进性视物模糊 20 年。

【病史】

患者 20 年前无明显诱因出现双眼视物模糊，自觉视物"毛玻璃样"，视远视近均不清，无视物变形，无眼前黑幕遮挡感等不适，当时未就诊。20 年来患者视力进行性下降，曾于外院诊断为"双眼角膜营养不良"，予眼药水滴眼保守治疗。现自觉影响生活，要求手术，遂来我院门诊，拟"双眼颗粒状角膜营养不良"收住入院。

家族史：姐姐诊断为"双眼颗粒状角膜营养不良"。

【专科检查】

VAsc：OD 0.12，OS 0.1；眼压：OD 13.9 mmHg，OS 15.5 mmHg；双眼睑形态正常，启闭可，结膜无充血，全角膜前弹力层下可见界线清楚的大量灰白色圆圈形点状混浊，病灶间角膜透明，前房深、清，瞳孔圆，直径约 3 mm，对光反射存，晶状体透明。余无殊。

【辅助检查】

辅助检查详见图 28 - 6 ~ 图 28 - 8。

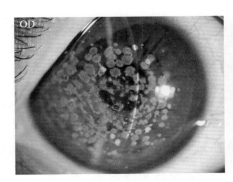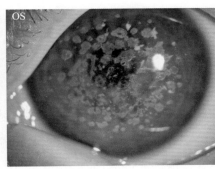

大量角膜基质颗粒状白色混浊，混浊灶间角膜透明。

图 28 - 6　双眼眼前段照相

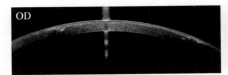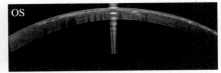

角膜浅基质颗粒状混浊灶（红色箭头所指）。

图 28 - 7　双眼角膜 OCT

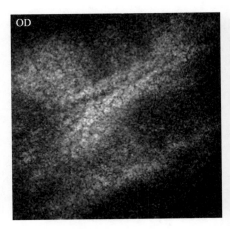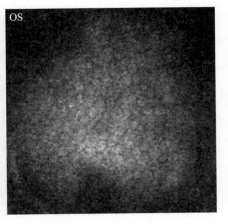

双眼角膜内皮细胞形态可，内皮计数：OD 2574 个/mm²，OS 2360 个/mm²。

图 28 - 8　双眼角膜共聚焦显微镜检查

【诊断】

双眼颗粒状角膜营养不良。

【治疗及随访】

第 1 天

治疗：行"左眼深板层角膜移植术"治疗，术后抗感染治疗，待拆线后配戴框架镜或接触镜矫正。

处方：妥布霉素地塞米松滴眼液 OS q2h（1 周后改 qid）；0.1% 玻璃酸钠滴眼液 OS qid；0.5% 左氧氟沙星滴眼液 OS qid；盐酸伐昔洛韦片 0.3 po bid。

第 180 天

变化：左眼矫正视力 −2.50/ −2.00×35 = 0.80；左眼眼前段照相示左眼角膜植片透明（图 28 −9）；术后前节 OCT 示角膜植床厚度约 10 μm（图 28 −10）。

处方：0.02% 氟米龙滴眼液 OS qid；0.1% 玻璃酸钠滴眼液 OS qid。

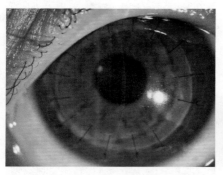 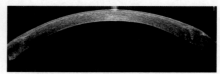

图 28 −9　左眼眼前段照相　　　　图 28 −10　左眼前节 OCT

【病例特点】

1. 患者为青年女性，双眼渐进性视物模糊 20 年。

2. 有家族史，一姐曾诊断为"颗粒状角膜营养不良"。

3. 全角膜前弹力层下可见界线清楚的大量灰白色圆圈形点状混浊，混浊灶间角膜透明。

病例3

【基本信息】

患者，男性，35 岁。

主诉：左眼视物模糊 10 年余，加重 3 年。

【病史】

患者 10 年前无明显诱因出现左眼视物模糊，无眼红、眼痛，无畏光流泪，无视物变形，无头痛、恶心呕吐等症状，曾就诊于我院，诊断为"双眼斑块状角膜营养不良"，建议其可考虑择期左眼手术治疗，后患者因个人原因，未行手术治疗。近 3 年来，患者自觉上诉症状呈进行性加重，今为求手术治疗来我院，门诊拟"双眼斑块状角膜营养不良"收住入院。配偶及一子一女均健康，无家族史。

【专科检查】

VAsc：OD 0.3，OS 0.12；眼压：OD 12.8 mmHg，OS 20.9 mmHg。双眼睑形态正常，启闭可，结膜无充血，双眼全角膜云雾样混浊，基质层见斑块样混浊灶，混浊灶间的角膜基质轻度混浊，双眼前房深、清，余窥不清。

【辅助检查】

辅助检查详见图 28 - 11 ~ 图 28 - 13。

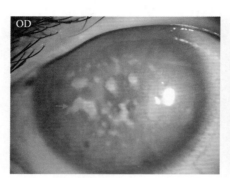
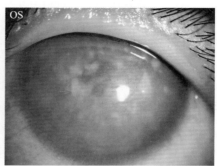

红色箭头所指处可见较大斑块状白色混浊灶。

图 28 - 11　双眼眼前段照相

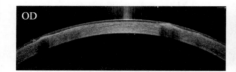
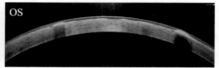

双眼基质内局部异常高反射信号（箭头处），向上皮层局灶性隆起。

图 28 - 12　双眼角膜 OCT

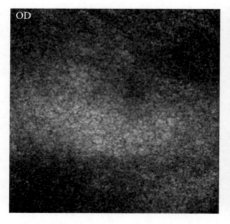
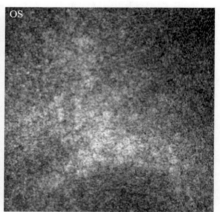

角膜基质混浊，双眼角膜共聚焦显微镜可见角膜内皮形态，但较模糊，无法计数。

图 28 - 13　双眼角膜共聚焦显微镜检查

【诊断】

双眼斑块状角膜营养不良。

【治疗及随访】

第 1 天

分析：角膜共聚焦显微镜可模糊见角膜内皮形态，前节 OCT 提示角膜基质无水肿，考虑角膜内皮功能尚可。

治疗：予行"左眼深板层角膜移植术"，术后抗感染治疗。

处方：妥布霉素地塞米松滴眼液 OS q2h（1 周后改 qid）；0.1% 玻璃酸钠滴眼液 OS qid；0.5% 左氧氟沙星滴眼液 OS qid；盐酸伐昔洛韦片 0.3 g po bid。

第 420 天

变化：左眼裸眼视力 0.4；右眼裸眼视力 −1.00／−3.00×6＝0.80；左眼眼前段照相示左眼角膜植片透明（图 28 −14）；角膜共聚焦显微镜显示角膜内皮细胞形态可，细胞密度 2340 个/mm^2（图 28 −15）；左眼前节 OCT 示角膜植床厚度约 30 μm（图 28 −16）。

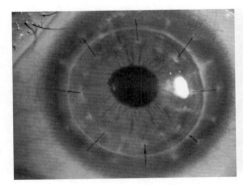

图 28 −14　左眼眼前段照相

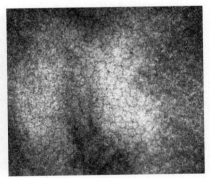

图 28 −15　左眼角膜共聚焦显微镜检查

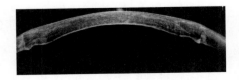

图 28 −16　左眼前节 OCT

【病例特点】

1. 患者为青年男性，左眼视物模糊 10 年余，加重 3 年。

2. 否认家族中类似疾病史。

3. 双眼全角膜云雾样混浊，基质层见斑块样混浊灶，混浊灶间的角膜基质不清亮，余无殊。

病例分析

【诊断思路】

角膜基质营养不良鉴别诊断：这 3 例患者均因渐进性视物模糊就诊，均为双眼对称性发病，专科查体可见角膜基质混浊，且家族中有类似病史，需要首先考虑诊断角膜基质营养不良，各型之间则根据临床症状及专科查体进行鉴别。

1. 格子状角膜营养不良：多为显性遗传。常引起角膜上皮缺损糜烂，可伴有程度较轻的眼痛、眼部刺激感等症状。裂隙灯下常见角膜基质内格子线状混浊，线间亦可见灰白色点状混浊，病变一般局限于浅基质层，较少累及深基质层及内皮。以中央区角膜发病多见，周边角膜影响较小。

2. 颗粒状角膜营养不良：多为显性遗传。局限于角膜基质，较少伴有角膜上皮糜烂。裂隙灯下常见中央部角膜灰白色斑点状、雪花样混浊，多集中在前中层基质，逐渐向深层扩展。很少累及角膜边缘，非病变部位角膜透明。对视力影响相对较轻。

3. 斑块状角膜营养不良：多为隐性遗传。常在 10 岁前发病，进行性视力减退，早期无明显眼痛，角膜基质变薄、弥漫性混浊，同时有散在的局限性、境界不清的白色斑块状混浊，混浊灶边界不清，其间的基质不清亮，常累及角膜深层基质，由中央向周边进行性发展。

【治疗思路】

1. 对于诊断为角膜营养不良的患者，需关注其家族发病情况，及早诊治；作为与遗传因素相关的疾病，目前尚无药物治疗手段，应密切随访，及时采取手术治疗。

2. 格子状营养不良与颗粒状营养不良的患者早期可通过视光矫正等手段提高视力，对于进展缓慢，不累及深基质区及角膜内皮的患者，根据患者个人视力需求可在合适的时机采取深板层角膜移植手术治疗。

3. 斑块状营养不良的患者因病变可累及深基质层、后弹力层及角膜内皮，因此，需要在病变累及内皮层之前及时行深板层角膜移植手术。

4. 根据术前前节 OCT、角膜共聚焦显微镜等辅助检查手段，可了解角膜基质病变深度及是否累及角膜内皮；对于浅基质区的病变常采取深板层角膜移植术治疗，已累及角膜内皮的患者可考虑行穿透性角膜移植术治疗。

5. 术后需定期随访，部分斑块状营养不良患者可在术后再次出现角膜基质层的混浊，格子状角膜营养不良与颗粒状角膜营养不良患者则较少出现类似情况。

【疾病介绍】

角膜营养不良是一组原发性、进行性，且与遗传因素相关的角膜疾病。其发病机制与角膜胶原纤维合成代谢异常相关，但目前尚未完全明确。在 2015 年国际角膜营养不良分类委员会发布的分类标准中，角膜营养不良被分类为角膜上皮及上皮下营养不良、上皮－基质转化生长因子-β 相关性角膜营养不良、角膜基质营养不良、角膜内皮营养不良 4 个大类，本组病例中的格子状角膜营养不良、颗粒状角膜营养不良属于上皮－基质转化生长因子-β 相关性角膜营养不良，而斑块状角膜营养不良属于角膜基质营养不良。

格子状角膜营养不良与颗粒状角膜营养不良都与 5 号染色体长臂上转化生长因子-β 相关基因突变有关，且均为显性遗传。格子状营养不良患者常在 20~40 岁发病，以渐进性视物模糊为主要症状，常伴有反复发作的上皮糜烂，裂隙灯检查可发现中央或旁中央角膜上皮下浅基质层区的格子状线条，散瞳下间接照明观察更为清晰。格子状营养不良患者常可观察到角膜水肿的情况，现有研究显示这很可能是由于角膜上皮基底膜异常，角膜上皮反复脱落导致角膜上皮屏障功能减弱引起。

颗粒状角膜营养不良患者根据混浊形态不同，细分为两型。1 型缓慢进展，可在儿童时期起病，但多在 40 岁后出现视力下降；常伴有角膜上皮糜烂，裂隙灯检查可在浅基质区见较多细小雪花状不规则颗粒混浊。2 型患者大多在 20~30 岁缓慢起病，一般不伴有上皮糜烂，其视力通常优于 1 型患者。裂隙灯检查可见角膜浅基质区星状、环状混浊，部分病例混浊区可呈手指状排列。

斑块状角膜营养不良与 16 号染色体长臂糖类磺基转移酶-6（carbohydrate sulfotransferase 6，*CHST 6*）基因突变相关，为隐性遗传。与格子状及颗粒状角膜营养不良不同，斑块状角膜营养不良病变层次较深，往往容易累及后弹力层甚至角膜内皮。患者 20~

40 岁即可出现显著的视力下降，裂隙灯检查可见角膜基质层雪片状混浊，且伴有全角膜基质雾状混浊，严重者累及角膜内皮，多数患者伴有角膜厚度变薄。

病例点评

角膜营养不良作为遗传性疾病，结合其临床表现及基因检测等手段可得到较为准确的诊断。目前临床上早期以保守观察为主，需密切随访关注患者视力及病变情况，及时采取角膜移植手术干预治疗。深板层角膜移植术可保留患者的角膜内皮，且术后排斥率低，在其病变发展尚未累及角膜内皮时是理想的治疗方法。行大气泡法深板层角膜移植术时，将气体注入后弹力层前膜与基质层之间可形成 1 型气泡，较好地完成分离；但对病变层次较深的，如斑块状角膜营养不良的患者，在注气时容易进入后弹力层前膜下，形成 2 型气泡或混合型气泡，术中需注意观察，及时调整术式：1 型气泡继续采用大气泡法完成手术，2 型气泡或混合型气泡建议采用钝性湿剥法完成手术。对晚期斑块状角膜营养不良的患者，因其角膜内皮常已累及，具体手术方式存在争议，可根据术者的手术经验选择手术方式：若术前及术中均提示角膜内皮功能可，则可考虑深板层角膜移植；若角膜已存在水肿，或深基质存在明显混浊，可采取穿透性角膜移植术进行治疗。此类疾病诊治的关键在于手术时机的把控，根据患者角膜病变进展情况，结合患者视力需求及主观意愿，在合适的时机进行手术干预，可以较好地恢复患者的视力，取得满意的治疗效果。

参考文献

1. LISCH W, WEISS J S. Clinical and genetic update of corneal dystrophies [J]. Exp Eye Res, 2019, 186: 107715.

2. WEISS J S, MØLLER H U, ALDAVE A J, et al. IC3D classification of corneal dystrophies—edition 2 [J]. Cornea, 2015, 34(2): 117 – 159.

3. VINCENT A L. Corneal dystrophies and genetics in the International Committee for classification of corneal dystrophies era: a review [J]. Clin Exp Ophthalmol, 2014, 42(1): 4 – 12.

4. LI J, CHEN W, ZHAO Z, et al. Factors affecting formation of type-1 and type-2 big bubble during deep anterior lamellar keratoplasty [J]. Curr Eye Res, 2019, 44(7): 701 – 706.

（刘密密　陈蔚　整理）

病例 29 Fuchs 角膜内皮营养不良

病历摘要

【基本信息】

患者，女性，45 岁。

主诉：双眼视物模糊 3 年。

【病史】

患者 3 年前无明显诱因出现视物模糊，晨起时加重，无眼红、眼痛、眼前黑影飘动、视物变形等不适，曾于本院就诊，诊断为"双眼 Fuchs 角膜内皮营养不良"，并定期门诊随访，3 年来视物模糊呈进行性加重。

【专科检查】

VAsc：OD 0.2，OS 0.05；眼压：OD 10.2 mmHg，OS 10.3 mmHg。右眼角膜透明，内皮面可见密集点状金箔样反光，晶状体混浊，眼底情况可；左眼角膜基质水肿增厚，内皮面可见皱褶，晶状体混浊，眼底情况可。

【辅助检查】

辅助检查详见图 29 – 1 ~ 图 29 – 4。

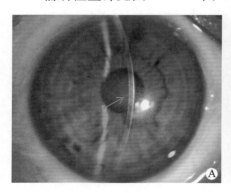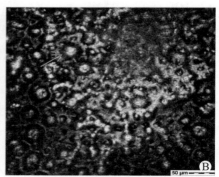

A. 右眼眼前段照相：角膜内皮面密集点状金箔样反光（箭头）；B. 右眼角膜共聚焦显微镜：角膜共聚焦显微镜示正常内皮细胞消失，见大量圆点状高反光赘疣，伴周围低反光暗区（箭头）。

图 29 – 1　右眼眼前段照相及角膜共聚焦显微镜检查

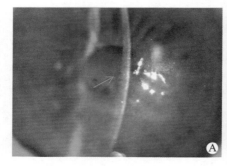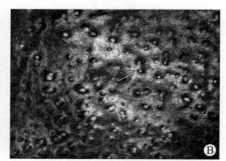

A. 左眼眼前段照相：角膜基质水肿、增厚（箭头）；B. 左眼角膜共聚焦显微镜：正常内皮细胞消失，见大量圆点状高反光赘疣，伴周围低反光暗区（箭头）。

图 29 – 2　左眼眼前段照相及角膜共聚焦显微镜检查

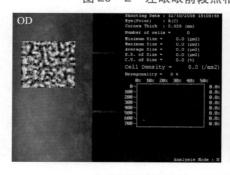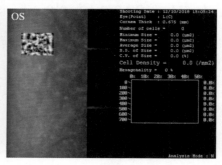

内皮细胞形态异常，无法计数，可见大量黑色暗区。

图 29 – 3　双眼角膜内皮镜检查

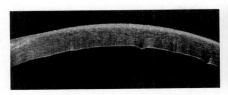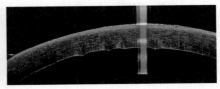

双眼角膜 OCT 示角膜厚度增加，内皮面不规则皱褶，下图为左眼，较右眼更为明显。

图 29 - 4　双眼角膜 OCT

【诊断】

双眼 Fuchs 角膜内皮营养不良；双眼年龄相关性白内障。

【治疗及随访】

第 1 天

分析：Fuchs 角膜内皮营养不良患者双眼角膜内皮赘疣和内皮细胞受累，角膜水肿增厚，视力下降。为了提高患者视力，解决角膜内皮异常，可以通过角膜移植手术治疗。而相对于穿透性角膜移植，角膜内皮移植具有创伤小、视力恢复快的优势。但也需要使用抗生素滴眼液预防感染，重视术中和术后并发症的发生，终身随访。若出现畏光流泪、术眼眼红疼痛加剧、分泌物增多、视力突然下降等症状立即就诊治疗。

处理：左眼角膜内皮移植术 + 左眼微切口白内障超声乳化吸除术 + 左眼人工晶状体植入术

处方：妥布霉素地塞米松滴眼液 OS q2h；0.5% 左氧氟沙星滴眼液 OS qid；盐酸伐昔洛韦片 0.3 g po bid；0.1% 他克莫司滴眼液 OS qid。

第 2 天

变化：角膜轻度水肿，内皮植片贴附良好，前房部分气体残留（图 29 - 5）。

分析： 角膜内皮移植术后良好，白内障超声乳化吸除术成功，目前治疗有效。

处方： 继续维持原治疗。

第 180 天

变化： 患者角膜透明，内皮植片贴附良好，裸眼视力达到 0.5，内皮计数良好，内皮片贴附良好（图 29-6～图 29-8）。

分析： 角膜移植术后恢复较好，人工晶状体植入成功，目前治疗有效。

处方： 继续维持原治疗。

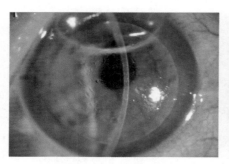

图 29-5　第 2 天左眼
眼前段照相

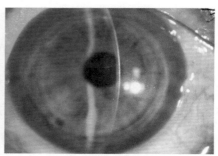

图 29-6　第 180 天左眼
眼前段照相

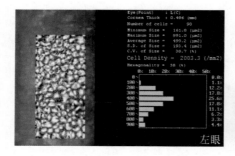

内皮细胞计数 2003.3/mm²。
图 29-7　第 180 天左眼
角膜内皮镜检查

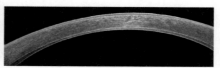

角膜内皮植片贴附良好。
图 29-8　第 180 天左眼
角膜 OCT

笔记

病例分析

【病例特点】

1. 患者为中年女性，双眼视物模糊 3 年，不伴其他眼部不适，3 年来逐渐加重，且晨起时较重。

2. 患者右眼角膜内皮面可见密集点状金属样反光，左眼角膜水肿增厚，内皮面皱褶。

3. 双眼角膜内皮镜示双眼角膜内皮形态异常，细胞无法计数，见大量黑色暗区；双眼共聚焦显微镜示双眼角膜正常内皮面形态消失，见大量圆点状高反光赘疣，周围低反光暗区；双眼眼前节 OCT 示角膜厚度增加，内皮面见不规则皱褶。

4. 行角膜内皮移植手术后，角膜恢复透明，视力得到显著提高。

【诊断思路】

Fuchs 角膜内皮营养不良鉴别诊断：本例患者以渐进性视物模糊，且晨起时更加严重为主要临床表现，辅助检查示角膜内皮面出现滴状赘疣，需要与以下疾病进行鉴别。

1. 无晶状体眼或人工晶状体眼大疱性角膜病变：患眼明确有白内障手术史，常单眼发病，角膜出现大疱，后弹力层皱褶，角膜新生血管，伴或不伴有术前的角膜内皮滴状赘疣，可伴有黄斑囊样水肿。

2. 先天性遗传性角膜内皮营养不良：双眼角膜水肿，角膜直径正常，眼压正常，不出现角膜内皮面滴状赘疣。常分为两类：①常染色体隐性遗传，出生时即发生，非进展性，伴眼球震颤，少

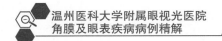

见眼痛和畏光；②常染色体显性遗传，在儿童期发生，缓慢进展，无眼球震颤，常见眼痛、流泪、畏光等。

3. 后部多形性角膜营养不良：角膜内皮出现成簇的小囊泡，灰白色地图状病变或宽带状病变，晚期可有角膜水肿，部分可伴发青光眼，可出现虹膜角膜粘连和瞳孔异常。

4. 虹膜角膜内皮综合征（iridocorneal endothelial syndrome，ICE）：多见于中青年，常单眼发病，角膜内皮呈现如同锤击过的金属片样陷痕，伴有角膜水肿、眼压升高、虹膜不同程度的变薄、瞳孔变形。

【治疗思路】

1. 早期时患者无自觉症状，可无须治疗，定期随访即可。

2. 当有角膜水肿时可应用高渗滴眼液或高渗软膏，如睡前用5% 氯化钠眼膏可增加泪液渗透压，使角膜上皮脱水，能减轻清晨时的眼部症状。必要时辅以局部消炎抗感染药物。

3. 当出现角膜上皮糜烂或上皮大疱时，可加压包扎，或配戴软性角膜接触镜，以改善不规则散光，并减轻因上皮大疱破溃引起的疼痛。

4. 对角膜水肿严重影响视力的晚期患者，则需要进行穿透性角膜移植手术或角膜内皮移植手术治疗。

【疾病介绍】

Fuchs 角膜内皮营养不良是一种双侧、进展缓慢、以角膜内皮赘疣和内皮细胞进行性损害为特征的角膜营养不良性疾病，特征性表现为角膜滴状赘疣的形成、角膜后弹力层局限性增厚、角膜内皮细胞密度及离子转运功能不断下降，继而角膜水肿增厚，视力丧失。此病是造成角膜内皮失代偿的常见原因。

　　Fuchs 角膜内皮营养不良多为常染色体显性遗传，也有隐性遗传，但具体的病因仍不十分明确，国外的研究指出，大约有 50% 的患者有阳性家族史。诸多研究表明，与此病发病有关的基因包括 *COL8A2*、*SLC4A11*、*ZEB1*、*LOXHD1* 和 *TCF4* 等；根据发病年龄的不同，可分为早发型（最早 10 岁发病）和迟发型（50 岁左右发病）2 种亚型，其中迟发型发病率较高。这 2 种类型的 Fuchs 角膜内皮营养不良均为女性多见，女性与男性患病率为(2.5 ~ 3)∶1。

　　根据病程的进展，可以分为以下 4 个阶段。1 阶段（角膜滴状赘疣期）：多数患者无任何症状，少数患者有视力下降主诉，裂隙灯下可见角膜后表面黑点及露珠样改变，多位于角膜中央；2 阶段（症状初发期）：出现无痛性视力下降，晨起时尤为明显，角膜滴状改变扩展至周边角膜，或增多融合，基质水肿，出现后弹力层增厚；3 期（进展期）：患者眼痛，眼磨，出现视力明显下降，角膜上皮水肿或大疱形成；4 期（瘢痕期）：上皮层和前弹力层角膜瘢痕形成，视力进一步下降。

🔳 病例点评

　　Fuchs 角膜内皮营养不良是一种以进行性角膜内皮丢失、角膜后弹力层水肿增厚、角膜后滴状赘疣的沉积为特征的遗传性角膜疾病。临床病程可跨越 10 ~ 20 年，角膜内皮的损伤最终会导致视力下降。随着技术的发展，角膜内皮移植术因具有远期视力提高明显的优势已替代穿透性角膜移植成为治疗角膜内皮病变的首选方式，但内皮移植术仍有较大学习曲线，需要重视较少术中和术后并发症的发生。

参考文献

1. 李凤鸣，谢立信. 中华眼科学 [M]. 3 版. 北京：人民卫生出版社，2014：1326.

2. 葛坚，王宁利. 眼科学 [M]. 3 版. 北京：人民卫生出版社，2015：204 – 205.

3. GIEBEL A W. DMEK：where less is more [J]. Int Ophthalmol Clin, 2013, 53 (1)：1 – 14.

4. ELHALIS H, AZIZE B, JURKUNAS U V. Fuchs endothelial corneal dystrophy [J]. Ocul Surf, 2010, 8 (4)：173 – 184.

（郑钦象　陈蔚　整理）

病例 30　　虹膜角膜内皮综合征

病历摘要

【基本信息】

患者，女性，71 岁。

主诉： 右眼视物模糊 3 年。

【病史】

患者 3 年前无明显诱因出现右眼视物模糊，无眼红、眼痛，无眼前黑影飘动，无视物变形等不适。3 年来，未予重视，未就诊。现自觉症状影响生活，就诊于我院门诊。患者糖尿病病史 5 年余，规律口服"阿卡波糖片 0.5 g po tid，盐酸吡格列酮片 1 g po qd"治疗，血糖未监测。

【专科检查】

VAsc：OD FC/BE，OS 0.6；VAcc：OD ＋5.50＝FC/30 cm，OS ＋2.50/－1.50×90＝0.8。眼压：OD 9.1 mmHg，OS 12.0 mmHg。右眼结膜轻度充血，角膜雾状水肿，前房浅，周边前房约 1/4 CT，房水清，虹膜轻度萎缩，周边虹膜前粘连，瞳孔变形，对光反射迟钝，晶状体混浊 C1N2P1，眼底窥不清。左眼结膜无充血，角膜透明，前房浅，周边前房约 1/4 CT，房水清，虹膜纹理清晰，瞳孔圆，直径约 3 mm，对光反射灵敏，晶状体混浊 C2N2P1，眼

底：视乳头界清，色红，C/D 约 0.3，黄斑反光存。辅助检查
（图 30 - 1 ~ 图 30 - 4）。

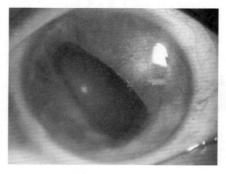

右眼角膜雾状水肿，瞳孔变形。

图 30 - 1　右眼眼前段照相

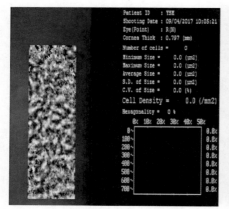 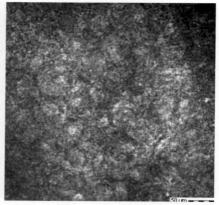

右眼角膜内皮细胞形态异常，
呈多形性改变。

图 30 - 2　右眼角膜内皮镜检查

角膜内皮细胞类上皮化，形态
异常。

图 30 - 3　右眼角膜
共聚焦显微镜检查

【诊断】

右眼虹膜角膜内皮综合征；右眼并发性白内障；左眼糖尿病性
白内障；2 型糖尿病。

【治疗及随访】

1. 告知患者疾病特征及预后。

2. 排除相关手术禁忌证后行右眼角膜内皮移植术。

3. 术后 1 个月、3 个月门诊复诊，以后每半年门诊定期复查，不适随诊。

4. 术后 1 年右眼裸眼视力为 0.05（图 30 - 4）。

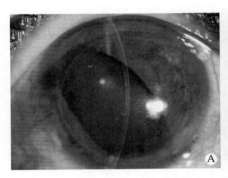
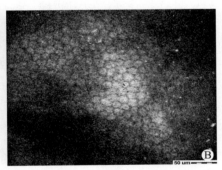

A. 眼前段照相，右眼术后眼前段照相：植片在位、透明。B. 右眼术后角膜共聚焦显微镜：内皮细胞形态良好。

图 30 - 4 术后 1 年复查

病例分析

【病例特点】

1. 患者为老年女性，右眼视物模糊 3 年。

2. 专科检查提示角膜雾状水肿，虹膜轻度萎缩，周边虹膜前粘连，瞳孔变形，对光反射迟钝。

3. 右眼眼前段照相示角膜雾状水肿，瞳孔变形，虹膜部分萎缩；右眼角膜内皮镜、角膜共聚焦显微镜示内皮密度及形态异常。

【诊断思路】

本例患者以右眼角膜水肿、虹膜部分萎缩及角膜内皮细胞异常为主要体征，需要与下列疾病进行鉴别。

1. Fuchs 角膜内皮营养不良：该病系角膜内皮原发性营养不良，多为双眼发病，具有家族遗传倾向，女性多见，年龄多在 40 岁以上，与 ICE 较为相似，但无角膜虹膜改变。裂隙灯下可见后弹力层呈疣状外观，组织病理学检查见角膜后弹力层增厚，有赘生物向其后方突出。因角膜水肿，基质层浸泡在液体中而松解呈板片状，有时液体与细胞碎屑可将前弹力层与基质层分开，上皮层水肿形成大泡。

2. 单纯疱疹病毒性角膜内皮炎：反复眼红病史，全角膜或角膜局部水肿，水肿对应区域角膜内皮面色素沉着。

3. Axenfeld-Rieger 综合征：是一种中胚叶发育不全疾病，为先天性的，有家族史，一般在童年后期及成年早期发病，表现为双眼虹膜基质发育不全，具有广宽的虹膜周边前粘连、瞳孔异位、色素层外翻、虹膜萎缩及裂孔形成等表现，偶有虹膜结节，合并闭角型青光眼者占 50%。可合并完全性或部分性无齿畸形、上颌骨发育不全等全身表现。

4. 先天性无虹膜：多为常染色体显性遗传，有家族史，常合并其他眼部先天异常，如小眼球、小角膜、晶状体缺损、小视盘、脉络膜缺损及晶状体中存在先天性细小的不透明体。裂隙灯检查见残留的虹膜根部组织。房角镜检查偶见条索状残留的虹膜根部组织，或异常的中胚叶组织覆盖在小梁上或残留在虹膜根部组织上。

【治疗思路】

1. 对于有相关角膜、虹膜改变的疑似患者，应尽早行角膜共聚焦显微镜检查，以明确诊断。

2. 对于已明确诊断的 ICE 患者，出现内皮失代偿应尽早行角膜内皮移植术，恢复角膜内皮正常功能，减少相关并发症如青光眼的发生。

3. 对于角膜内皮移植术后的患者，尤其是眼压控制不佳或有青光眼手术史的患者，应密切随访，并积极治疗，控制眼压。

【疾病介绍】

虹膜角膜内皮综合征是一组角膜内皮缓慢进展性异常的疾病，其组织学表现为角膜内皮细胞被上皮样细胞所替代。主要发生于中年妇女，多为单眼发病，常表现为角膜内皮异常、进行性虹膜基质萎缩、广泛的周边虹膜前粘连、房角关闭及继发性青光眼。根据患者的体征类型，可分为 3 种亚型：① 进行性虹膜萎缩；② Chandler 综合征；③ Cogan-Reese 综合征。

1. 进行性虹膜萎缩：常伴有显著的瞳孔异位、虹膜裂孔及极度的虹膜萎缩，角膜水肿不明显。

2. Chandler 综合征：为最常见的亚型，其虹膜变化轻微，角膜内皮呈银锤样改变，角膜水肿发生较常见、较早或较严重，且常常发生在正常眼压水平或眼压仅轻度升高的情况下。

3. Cogan-Reese 综合征：常伴有虹膜色素样结节及不同程度的角膜水肿，通常没有虹膜裂孔。

虹膜角膜内皮综合征的病因未明，目前有 Campbell 膜学说、缺血学说、神经嵴细胞学说、病毒感染学说等。最受重视的为 Campbell 膜学说，该学说认为角膜内皮细胞异常活动，于虹膜表面形成一层膜，此膜的收缩导致虹膜周边前粘连、小梁网被膜遮盖、房角关

259

闭、瞳孔变形且向周边虹膜前粘连显著的象限移位，与其相对应象限的虹膜被牵拉而变薄，重者形成虹膜裂孔，与此同时发生继发性青光眼。

疾病治疗主要包括三大方面：① 角膜失代偿及其相关并发症的处理：行角膜内皮移植；② 解决虹膜萎缩、裂孔及其美容和视觉上显著的后遗症；③ 控制与 ICE 相关的青光眼。

🏥 病例点评

虹膜角膜内皮综合征的发病率并不高，但往往比较棘手，常常合并多个层面的问题，如青光眼、角膜内皮失代偿等。因此，如何在早期明确诊断，给予及时的治疗显得至关重要。角膜共聚焦显微镜可以作为疑似患者的辅助诊断工具。在明确诊断后，应及时给予相应的治疗，如严格控制眼压，及时恢复失代偿内皮功能，并密切随访。

参考文献

1. SILVA L, NAJAFI A, Suwan Y, et al. The iridocorneal endothelial syndrome [J]. Surv Ophthalmol, 2018, 63(5)：665 – 676.

2. FENG B, TANG X, CHEN H, et al. Unique variations and characteristics of iridocorneal endothelial syndrome in China：a case series of 58 patients [J]. Int Ophthalmol, 2018, 38(5)：2117 – 2126.

3. IMAMOGLU S, SEVIM M S, YILDIZ H E, et al. Surgical outcomes of patients with iridocorneal endothelial syndrome：a case series [J]. Int Ophthalmol, 2017, 37(3)：607 – 613.

4. MITTAL R, SENTHIL S. Graft failure and intraocular pressure control after keratoplasty in iridocorneal endothelial syndrome [J]. Am J Ophthalmol, 2016, 160

笔记

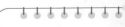

（3）：422-429.

5. FAJGENBAUM M A, HOLLICK E J. Descemet stripping endothelial keratoplasty in iridocorneal endothelial syndrome：postoperative complications and long-term outcomes［J］. Cornea, 2015, 34(10)：1252-1258.

6. AO M, FENG Y, XIAO G, et al. Clinical outcome of descemet stripping automated endothelial keratoplasty in 18 cases with iridocorneal endothelial syndrome［J］. Eye (Lond), 2018, 32(4)：679-686.

（郑钦象　陈蔚　整理）

笔记

病例 31　　角膜边缘变性

病历摘要

【基本信息】

　　患者，女性，52 岁。

　　主诉：右眼渐进性视力下降 15 年。

【病史】

　　患者 15 年前无明显诱因出现右眼视力下降，呈渐进性，右眼上方发现针尖大小黑色新生物，伴轻微视力下降，无其他眼部不适症状。半年前揉眼后出现右眼黑色新生物变大，自觉视力下降明显，遂至我院就诊。

【专科检查】

　　VAsc：OD 0.02，OS 0.2；VAcc：OD 矫正无提高，OS −1.25/−0.75×90＝0.9；眼压：OD 7.8 mmHg，OS 13 mmHg；右眼 9 点—12 点—2 点位周边角膜缘新月形的变薄区，1 点位角膜缘棕黑色组织突出，1 点位虹膜膨出，瞳孔形状不规则，直接、间接对光反射存在；左眼 10 点—12 点—2 点位周边角膜新月形的变薄区，余角膜透明，瞳孔圆，直径约 3 mm，直接、间接对光反射存在，虹膜纹理清晰，无震颤；双眼前房深、清，晶状体密度增高。

　　IOL Master：OD 25.10 mm，OS 22.70 mm。B 超：右眼后巩膜葡萄肿（图 31−1）。

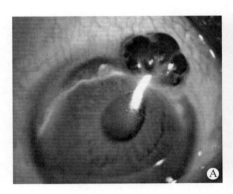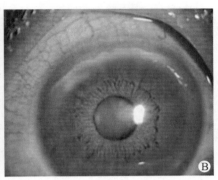

A. 右眼 9 点—12 点—2 点位周边角膜缘新月形的变薄区，1 点位角膜缘棕黑色组织突出，1 点位虹膜膨出，瞳孔形状不规则；B. 左眼眼前段照相：10 点—12 点—2 点位周边角膜新月形的变薄区。

图 31 -1　双眼眼前段照相

【诊断】

双眼角膜边缘变性；右眼角膜葡萄肿；右眼病理性近视。

【治疗及随访】

第 1 天

分析：Terrien 角膜边缘变性导致患者双眼角膜边缘部沟状变薄，角膜基质层萎缩，局部角膜发生膨隆向前甚至穿孔、虹膜脱出。患者双眼周边角膜均出现变薄区域，右眼虹膜膨出，眼压 Tn，前房深，不符合角膜穿孔表现，需及时进行角膜缘移植术。术后需积极预防感染，抑制排斥和免疫反应。终身定期随访，如出现畏光流泪、术眼眼红疼痛加剧、分泌物增多、视力突然下降等症状时应立即就诊治疗。

处理：右眼板层角膜移植术。

处方：0.5% 左氧氟沙星滴眼液 OD qid；妥布霉素地塞米松滴眼液 OD q2h；盐酸伐昔洛韦片 0.3 g po bid；0.1% 玻璃酸钠滴眼液 OU qid。

第 12 天

变化： VAsc OD 0.02，眼压 Tn。角膜植片对合良好，缝线在位，植片轻度水肿（图 31 - 2A）。

分析： 角膜移植术成功，治疗有效，患者情况有所好转。

处理： 继续维持原治疗。

第 180 天

变化： 右眼视力 0.05，眼压稳定。角膜植片植床对合良好（图 31 - 2B）。

分析： 角膜移植成功，患者视力提高。

处理： 逐渐拆除缝线。

处方： 0.1% 泼尼松龙滴眼液 OD qid；0.1% 玻璃酸钠滴眼液 OD qid。

第 690 天

变化： 裸眼视力 0.05，框架矫正无提高，拒绝 RGPCL 及巩膜镜矫正。眼压稳定，鼻侧黄白色线状类脂质沉着（图 31 - 2C）。

分析： 患者术后恢复较好。

处方： 0.1% 泼尼松龙滴眼液 OD bid；0.1% 玻璃酸钠滴眼液 OD tid；定期随访，监测眼压。

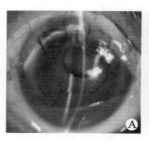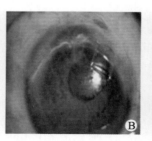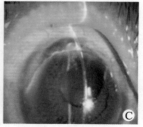

A. 治疗后第 12 天；B. 治疗后第 180 天；C. 治疗后第 690 天。

图 31 - 2　眼前段照相

病例分析

【病例特点】

1. 患者为中年女性，右眼渐进性视力下降15年。

2. 患者无其他眼部不适症状，15年前无明显诱因右眼上方出现针尖大小黑色新生物，伴轻微视力下降。

3. 双眼上方周边角膜新月形变性带，可见角膜基质变薄。右眼1点位角膜缘见棕黑色组织呈葡萄样突出伴虹膜膨出。

【诊断思路】

患者右眼渐进性视力下降15年，查体示双眼上方周边角膜新月形变性带，可见角膜基质变薄。右眼1点位角膜缘见棕黑色组织呈葡萄样突出伴虹膜膨出，根据以往的临床经验，诊断不难。但仍需与以下疾病鉴别。

1. 蚕食性角膜溃疡：角膜病变常位于睑裂区角膜周边部，浸润缘呈特征性的穿凿状改变，不伴有其他自身免疫性疾病。

2. 边缘性角膜炎：轻度疼痛的角膜周边白色浸润，与角膜缘之间有透明角膜相隔，常为多灶性的，累及双眼，角膜可轻度变薄。其病因包括睑缘炎、细菌感染、病毒感染，以及类风湿关节炎等。

仔细结合本例病例特点，自觉无症状，为双眼发病且进展缓慢的非炎性角膜变薄性疾病。根据本例中双眼上方周边角膜新月形黄白色线状类脂质沉着变性带，右眼棕黑色组织呈葡萄样突出伴虹膜膨出，诊断为双眼边缘性角膜变性。目前主要诊断依据为眼部体征。边缘性角膜变性病程发展缓慢，良好的随诊可有助控制病情。

【治疗思路】

1. 本病早期不需治疗。

2. 在眼局部充血时应用糖皮质激素或非甾体抗感染药，可以缓解症状，但并不能阻止病程进展。

3. 对较早期出现视力下降且变性区的角膜持续变薄的患者实施表层角膜镜片术、硬性角膜接触镜。

4. 对于存在变薄、扩张、散光明显或有角膜穿破危险的患者，可给予角膜缘移植术进行治疗。

【疾病介绍】

Terrien 角膜边缘变性是一种发生于角膜边缘部的非炎性、缓慢进展的角膜变薄性疾病，主要表现为慢性、双眼角膜边缘部沟状变薄，角膜基质层萎缩，最终导致局部角膜发生膨隆向前甚至穿孔、虹膜脱出，是一种严重危害视功能的眼表疾病。Terrien 角膜边缘变性早在 19 世纪 80 年代就被研究者发现，目前已经证实与自体免疫炎性因子相关。该病是一种慢性进行性疾病，发病率较低，因缺少症状，常被患者忽略。常始发于青年时期，病变持续时间可长达 20～30 年。双眼发病多见，且大多数病变起始于角膜上缘。与睑缘接触的角膜上方或下方是疾病最早出现和最易穿孔的部位。早期出现平行于角膜缘的沟状变薄病灶，病灶区有浅层新生血管自角膜缘长入，并有黄白色点、线状类脂质沉着。随着病情的发展，严重者会仅存角膜上皮和后弹力层。病灶不累及角膜缘或巩膜，病变环形发展。

笔记

诊断病情发展，延用 Francois 分期分为 4 期。

1．浸润期：角膜的周边部出现与角膜缘平行的混浊带，宽 2 ～ 3 mm，且伴有新生血管长入，球结膜轻度充血。

2．变性期：病变累及基质层，边缘部角膜组织变薄，形成一条弧形沟状血管性的凹陷带，其沟槽内有黄白色类脂质沉着。

3．膨隆期：病变区的角膜会由于眼压的作用而持续变薄，出现单个或多个囊泡样的膨隆区，外观呈小囊泡肿样，患者会由于散光的增加而出现明显的视力下降。

4．圆锥角膜期：角膜边缘呈圆锥状膨隆，使外观呈圆锥角膜样。轻微的外界刺激或自发性都会导致变薄区角膜发生破裂，导致虹膜脱出，甚至会引起晶状体及玻璃体脱出。

诊断该病并不难，合理的治疗也可以获得良好的预后效果，但长期的随访才是关键。

病例点评

对于这类少见的且进展缓慢的角膜变薄性疾病，需要密切随访，根据病情进展的程度来分类治疗。疾病的预后较好，但是角膜缘移植术后高度散光需要角膜接触镜 RGPCL 或巩膜镜进行矫正。

参考文献

1. HUANG D, QIU W Y, ZHANG B, et al. Peripheral deep anterior lamellar keratoplasty using a cryopreserved donor cornea for Terrien's marginal degeneration ［J］. J Zhejiang Univ Sci B, 2014, 15(12)：1055 – 1063.

2. LAMPÉ Z, BÉKÉSI L, CSUTAK A, et al. ［Two cases of Terrien's marginal

degeneration treated with peripheral full thickness keratectomy, and followed-up by computer-assisted corneal topography] [J]. Kuin Monbl Augenheickd, 2003, 220 (6): 404 – 410.

3. ZHANG Y, JIA H. Terrien's marginal degeneration accompanied by latticed stromal opacities [J]. Optom Vis Sci, 2014, 91(5): e110 – e116.

（郑钦象　陈蔚　整理）

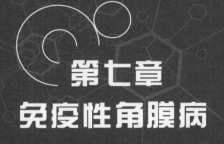

第七章
免疫性角膜病

病例 32　干燥综合征

病历摘要

【基本信息】

患者，女性，53 岁。

主诉：双眼异物感伴眼干 3 年，加重 1 个月。

【病史】

患者 3 年前无明显诱因出现双眼异物感，伴眼部干涩，右眼较左眼明显，伴口干（口腔黏膜干燥、舌面干），无视物模糊、眼痛、眼痒、畏光、眼部分泌物增多，无关节痛、肌痛，无猖獗性龋齿，无腮腺及颌下腺肿大，无压痛，无关节肿胀，无关节畸形。患者未予重视，未就诊。1个月前患者上述症状加重，遂来我院就诊。

【专科检查】

VAsc：OD 0.1，OS 0.25；眼压：OD 12.1 mmHg，OS 11.5 mmHg。泪膜破裂时间：OD 1 秒，OS 2 秒。Schirmer Ⅰ试验：OD 2 mm/5 min，OS 2 mm/5 min。双眼睑形态正常，启闭可。双眼泪河窄，双眼结膜轻度充血，右眼中央及下方弥漫状角膜上皮荧光素钠染色及上方散在点染，左眼下方横带状弥漫的角膜上皮荧光素钠染色及上方散在点染，余无殊。

相关实验室检查见表32-1。眼前段照相见图32-1。

表32-1 实验室检查

项目代码	项目名称	检验结果	标志	参考范围	单位
Sm	抗 Sm 抗体 IgG	<3.5		0.0~20.0	AU/mL
SS-A	抗 SS-A 抗体 IgG	>500.0	↑	0.0~20.0	AU/mL
SS-B	抗 SS-B 抗体 IgG	<2.0		0.0~20.0	AU/mL
dsDNA	抗双链 DNA 抗体 IgG	<2.0		0.0~30.0	AU/mL
ANA	抗核抗体	>500.0	↑	0.0~40.0	AU/mL
RF	类风湿因子	12.0		0.0~30.0	IU/mL

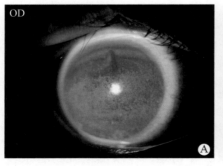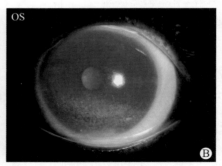

A. 右眼：中央及下方弥漫状角膜上皮荧光素钠染色及上方散在点染；B. 左眼：下方横带状弥漫的角膜上皮荧光素钠染色及上方散在点染。

图32-1 眼前段照相：双眼钴蓝光下角膜荧光素钠染色图像

【诊断】

双眼干燥综合征性角膜结膜炎。

【治疗及随访】

第 1 天

分析：干燥综合征患者泪腺受累，泪液分泌不足，致使角膜上皮受损，需进行泪液补充治疗，严重者可考虑自体血清治疗。炎症是该病的重要机制，抗感染治疗必不可少。患者角膜上皮点染较重，可配戴角膜绷带镜减少眨眼时眼睑摩擦，有利于上皮修复。但配戴角膜绷带镜有增加角膜感染的风险，需同时使用抗生素滴眼液预防感染。

处方：自体血清滴眼液 OU q2h；0.1% 玻璃酸钠滴眼液 OU qid（是否使用需科室集体讨论）；0.02% 氟米龙滴眼液 OU tid；0.5% 左氧氟沙星滴眼液 OU qid；双眼配戴治疗性角膜接触镜。

针对口干的措施：保持口腔清洁，勤漱口，减少龋齿和口腔继发感染的可能。避免吸烟、饮酒或服用引起口干的药物如抗胆碱类药物。

建议风湿免疫病科随诊。

第 21 天

变化：双眼角膜点染范围缩小（图 32 - 2）。

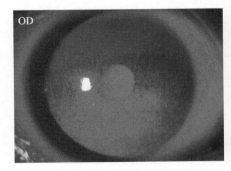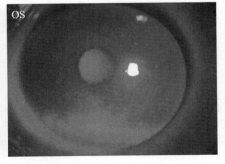

图 32 - 2　第 21 天双眼眼前段照相

271

分析：部分受损角膜上皮修复，目前治疗有效。

处方：继续维持原治疗。

第 42 天

变化：双眼角膜点染范围缩小。右眼余瞳孔下 2 mm×1 mm 大小片状点染。左眼余角膜下方散在点染（图 32-3）。

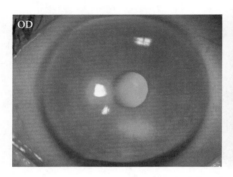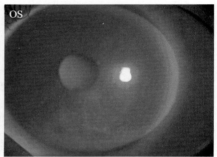

图 32-3　第 42 天双眼眼前段照相

分析：大部分受损角膜上皮修复，目前治疗有效。

处理：停止配戴治疗性角膜接触镜。

处方：停 0.5% 左氧氟沙星滴眼液；继续予 0.1% 玻璃酸钠滴眼液及 0.02% 氟米龙滴眼液维持治疗。

病例分析

【病例特点】

1. 患者为中老年女性，口干。

2. 双眼异物感伴眼干。

3. 泪河窄，泪膜破裂时间短，双眼结膜轻度充血，角膜上皮大片点染，泪液分泌少。

4. 实验室检查示血清抗 SS-A 抗体、抗核抗体阳性。

【诊断思路】

干燥综合征的确诊主要依赖于血清学及病理学检查。关于其诊断标准历史上有较多版本，目前最常用的为 2015 年美国风湿病学会干燥综合征诊断标准（表 32 - 2），其敏感性为 95% ，特异性为96% 。在进行病理活检之前，需与以下疾病进行鉴别。

表 32 - 2　2015 年美国风湿病学会干燥综合征分类标准

项目	评分（分）	项目	评分（分）
1. 唇腺病理示淋巴细胞灶≥1 灶/4 mm²	3	4. Schirmer Ⅰ 试验 ≤5 mm/5 min	1
2. 血清抗 SS-A 抗体阳性	3	5. 唾液流率≤0.1 mL/min	1
3. 角膜染色指数≥5	1	总分	9

注：诊断标准如下。至少有一个口腔或眼部症状，评分≥4 分，且须除外颈头面部放疗史、丙肝病毒感染、艾滋病、淋巴瘤、结节病、移植物抗宿主病、IgG4 相关性疾病。

1. 非免疫型干眼：最常见的症状有眼部干涩、异物感、烧灼感、畏光、视物模糊和视疲劳。大部分患者角膜上皮点染程度较轻，实验室检查包括抗 SS-A 抗体和抗 SS-B 抗体在内的自身抗体均为阴性。

2. 移植物抗宿主病：指用含有免疫活性细胞的组织（骨髓、胸腺等）植入有免疫缺陷的受者时，移植物对宿主细胞产生免疫损伤所致的疾病。眼部表现与干燥综合征类似，需仔细查问患者病史进行鉴别。

3. 暴露性角膜结膜炎：患眼眼睑无法完全闭合，可单眼发生，点染区域多位于下方角膜，实验室检查自身抗体阴性。指睑裂闭合不全的各种病变，导致角膜暴露及瞬目运动障碍，泪液不能正常湿润角膜所发生的角膜上皮损伤。

【治疗思路】

1. 不可只关注眼部疾病，需联合风湿免疫科进行全身性系统治疗。

2. 局部首选治疗方案为人工泪液和润滑眼膏，当病情较重或人工泪液效果不佳时，需联合自体血清治疗。

3. 炎症是重要发病机制，局部使用激素或免疫抑制剂进行治疗，激素可选低浓度的 0.02% 氟米龙滴眼液，免疫抑制剂有国产的 0.05% 环孢素滴眼液。

4. 配戴硅水凝胶材质的治疗性角膜接触镜或者巩膜镜，以防止眨眼相关的机械应力损伤角膜上皮，加速角膜上皮损伤后修复。

5. 延长泪液在眼表的作用时间，可使用泪道塞。

6. 睑缘炎症较重患者可口服四环素类药物，能减轻眼表炎症。

7. 对于接受以上治疗效果不佳的难治性患者，可进行手术治疗，如羊膜移植、睑裂缝合、腮腺管和唾液腺移植或者结膜移植。

【疾病介绍】

干燥综合征是一个主要累及外分泌腺体的慢性炎症性自身免疫病。本病女性多见，男女比为 1∶9，发病年龄多在 40～60 岁。本病主要分为两类，一类是原发性干燥综合征，指无任何其他结缔组织病的患者出现口干、眼干，并符合血清学或病理学诊断标准。另一类为继发性干燥综合征，在包含原发性干燥综合征特点的同时伴有其他自身免疫系统疾病，如类风湿性关节炎、系统性红斑狼疮等。

干燥综合征起病多隐匿，临床表现多样，不同患者眼部病情严重程度差异较大。轻症患者可仅表现为眼部异物感及角膜上皮散在、融合或弥漫点染，部分患者可伴丝状物附着，经抗感染和泪液补充治疗后可明显好转。重症患者眼部异常干涩，可出现明显的视力下降，角膜局部溶解变薄，甚至角膜穿孔。

本病为多系统受累疾病，除眼部表现外，干燥综合征还可表现为以下因外分泌腺受累出现的症状：①口干燥症相关表现，如口干、进食干食困难、口腔灼热、夜间醒来喝水。②龋齿、腮腺肿大。③鼻、上呼吸道、口咽部、皮肤出现干燥，可表现为鼻炎、持续性咳嗽和声音嘶哑。除外分泌腺受累外，干燥综合征还可累及全身多系统，约1/4的患者可出现中重度腺体外疾病，如雷诺现象、滑膜炎、小管间质性肾炎、肝脏损害、周围神经损害、白细胞减少、血小板减少等。因此，干燥综合征确诊患者应定期去风湿免疫科随诊，监测全身多系统情况。

病例点评

原发性干燥综合征是水液缺乏型干眼的主要病因，在临床上原发性干燥综合征患者以眼干为首发症状的约有47%，而眼科检查和实验室检查都是干燥综合征的诊断标准之一。因此，眼科医生在干燥综合征的诊疗中起着重要的作用。当在门诊中碰到角膜染色指数高的患者时，应提高警惕，问清病史，如是否有口干症状，是否有风湿免疫疾病病史，并完善包括自身抗体在内的实验室检查。主要目的是缓解患者的症状，阻止疾病的发展，确诊后应联合风湿免疫科综合治疗。本病目前尚无根治的方法，是一个需要长期随访治疗的疾病。医师需做好对患者的宣教工作，使其对本病有充分的认知，做好长期抗战准备，积极配合治疗。

笔记

参考文献

1. FOULKS G N, FORSTOT S L, DONSHIK P C, et al. Clinical guidelines for management of dry eye associated with sjögren disease [J]. Ocul Surf, 2015, 13 (2): 118 – 132.

2. KUKLINSKI E, ASBELL P A. Sjogren's syndrome from the perspective of ophthalmology [J]. Clin Immunol, 2017, 182: 55 – 61.

3. KRACHMER J H, MANNIS M J, HOLLAND E. Cornea: fundamentals, diagnosis and management. Am Orthopic J, 2011, 61: 147.

4. BRITO-ZERÓN P, BALDINI C, BOOTSMA H, et al. Sjögren syndrome [J]. Nat Rev Dis Primers, 2016, 2: 16047.

5. LJ J, ZHANG X, ZHENG, Q, et al. Comparative evaluation of silicone hydrogel contact lenses and autologous serum for management of Sjogren Syndrome-associated dry eye [J]. Cornea, 2015, 34(9): 1072 – 1078.

6. XUAN J, SHEN L, MALYAVANTHAM K, et al. Temporal histological changes in lacrimal and major salivary glands in mouse models of Sjogren's syndrome [J]. BMC Oral Health, 2013, 13: 51.

（王海鸥　陈蔚　整理）

病例 33　　Stevens-Johnson 综合征

病历摘要

【基本信息】

患者，女性，69 岁。

主诉：双眼渐进性视物模糊 30 年余。

【病史】

患者 30 年前因感冒服用药物（具体药名及剂量不详）治疗，随后出现双眼视物模糊伴眼红、发热、全身皮疹，伴呼吸困难，于当地医院急诊就诊（具体诊治经过不详），上述症状较前好转，后自觉双眼视物模糊逐渐加重，伴眼红、眼干。

【专科检查】

VAsc：OD HM/BE，OS FC/20 cm。眼压：OD 指测 Tn，OS 指测 Tn。Schirmer Ⅰ 试验：OU 1 mm/5 min。右眼上睑缘中外侧上皮缺损，结膜充血，上方睑球粘连，全角膜混浊，可见大量血管翳，隐见前房中深，余窥不入（图 33-1，图 33-2）。左眼上睑缘中外侧上皮缺损，结膜充血，上方睑球粘连，角膜中央白色混浊，可见血管翳，前房中深，隐见虹膜纹理清，瞳孔圆，直径约 2.5 mm，余窥不入。

【诊断】

Stevens-Johnson 综合征。

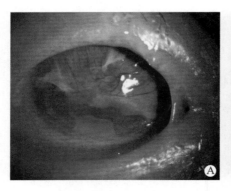 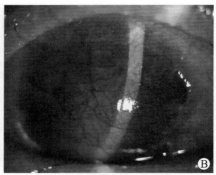

A. 右眼结膜充血，全角膜混浊，可见大量血管翳；B. 左眼结膜充血，可见血管翳，前房中深，隐见虹膜纹理清。

图 33 – 1　双眼眼前段照相

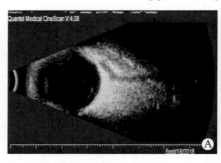 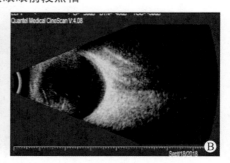

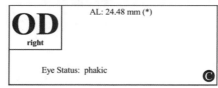 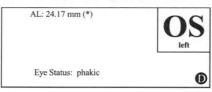

A、B. 双眼眼部超声：双眼玻璃体轻度混浊，后脱离；C、D. A 超测量示双眼眼轴：右眼 24.48 mm，左眼 24.71 mm。

图 33 – 2　双眼眼部超声及眼轴测量

【治疗及随访】

1. 告知患者疾病特点及预后。

2. 右眼对症治疗：0.1% 玻璃酸钠滴眼液 qid。

3. 左眼行波士顿 Ⅱ 型人工角膜移植术。

4. 左眼术后用药：头孢呋辛钠 1.5 g + 0.9% 氯化钠溶液 250 mL ivgtt bid × 3 天，地塞米松磷酸钠 5 mg + 5% 葡萄糖溶液 250 mL ivgtt qd × 3 天，妥布霉素地塞米松眼膏 qid × 1 周（1 周后改妥布霉素地塞米松滴眼液 qid×1 个月，后根据病情酌情使用局部激素）；局部抗生素滴眼液 qid×终身，玻璃酸钠滴眼液 qid×终身。

5. 嘱患者术后定期复查。

6. 左眼术后 6 个月：裸眼视力 0.3。矫正视力 -2.75 = 0.80（图 33-3，图 33-4）。

7. 密切监测眼压，可通过按压指测方式，并密切随访视神经纤维层厚度和杯盘比情况，如发生继发性青光眼，可行降眼压药物治疗，必要时行青光眼引流阀二期植入。

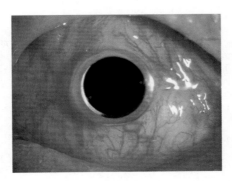

左眼波士顿 Ⅱ 型人工角膜移植术后 6 个月，镜柱透明在位，VAsc：0.3，VAcc：-2.75 = 0.80。

图 33-3　眼前段照相

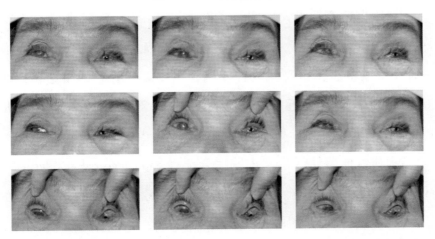

左眼波士顿 Ⅱ 型人工角膜移植术后 6 个月。左眼外转轻度受限，余各方向运动均无受限。

图 33-4　眼位照相

病例分析

【病例特点】

1. 服用感冒药物后双眼视物模糊，并伴有全身症状，急性皮疹、发热、呼吸道症状等，急性期后双眼视物模糊逐渐加重。

2. 双眼睑球粘连，角膜混浊，可见大量血管翳。

3. Schirmer 试验示泪液分泌差。

4. 行左眼波士顿Ⅱ型人工角膜移植术后，视力得到极大提高，术后眼底检查未见明显异常。

【诊断思路】

患者感染后服用感冒药物出现双眼视物模糊，并伴有全身症状、急性皮疹、发热、呼吸道症状，后视物模糊逐渐加重，伴眼红、眼干，查体见睑球粘连，角膜混浊，可见大量血管翳，需要首先鉴别眼、皮肤病变。

1. 眼型瘢痕性类天疱疮（ocular cicatricial pemphigoid，OCP）：好发于老年人，平均发病年龄 60 ~ 70 岁，无药物诱发史。该病是一种系统性瘢痕化自身免疫性疾病，主要影响黏膜，如结膜、鼻腔、口咽等处黏膜，近 70% 的病例会发生眼部累及，有缓解与复发的过程。

2. 葡萄球菌性烫伤样皮肤综合征（staphylococcal scalded skin syndrome，SSSS）：由金黄色葡萄球菌的产毒菌株感染引起，常见于新生儿和 5 岁以下的儿童。

仔细结合本病例特点，发病时为成人，且有明确的发病诱因，明确的药物服用史，且无缓解复发过程，眼部症状呈进行性加重，不难诊断为 Stevens-Johnson 综合征。

【治疗思路】

1. 立即停用一切可能导致 Stevens-Johnson 综合征的药物。

2. 对于急性期患者，详细询问病史，进行全面的体格检查，由皮肤科、风湿免疫科、ICU 和眼科等多学科医生协同诊治。

3. 急性期患者需每天进行眼部检查，眼部局部需要保持眼表润滑（眼部润滑剂 2 小时 1 次）和结膜卫生（眼部冲洗），若患者处于半昏迷或昏迷状态，必须防止角膜暴露。

4. 急性期若发生眼部感染，建议外用广谱抗生素治疗，根据药敏试验结果选择抗生素；外用皮质类固醇可减轻眼表炎症，但角膜上皮缺损时慎用；急性期行羊膜移植，可以减轻眼表炎症，促进角膜上皮生长，改善预后。

5. 慢性眼部后遗症期，干眼是最常见的后遗症，常伴有眼痛、畏光，需长期使用无防腐剂的人工泪液或自体血清缓解症状，严重者可配戴巩膜镜。对于眼睑形态异常的患者，如睑内翻、倒睫、眼睑瘢痕及睑球粘连等，可行眼睑手术或眼表重建术治疗。对于并发全角膜缘干细胞缺乏、角膜结膜化、角膜角化、角膜血管翳的患者，传统治疗方法为穿透/板层性角膜移植术联合角膜缘干细胞移植，但术后易出现持续性上皮缺损、角膜溶解等，预后不佳，可考虑行人工角膜移植术。

【疾病介绍】

Stevens-Johnson 综合征是一种急性重症皮肤黏膜疾病，据报道，发病率为 1/1 000 000 ~ 10/1 000 000，死亡率高达 10% ~ 30%，是一种迟发性超敏反应，通常由药物或感染引起，常见药物包括磺胺类抗生素、卡马西平、乙酰唑胺、苯巴比妥、别嘌呤醇、非甾体抗感

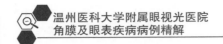

染药等，一般在服药或感染后4～28天发生，其临床特征为水疱、表皮剥脱和多部位黏膜炎，伴有系统功能紊乱。

在Stevens-Johnson综合征急性期，50%～100%的患者可出现眼部受累，其中约35%～90%的患者会出现慢性眼部后遗症。在急性期，眼部病变可能从单纯的结膜充血到广泛的眼部受累，轻度病例仅结膜充血，中度病例除点状角膜病变外无角膜上皮脱落，但结膜或睑缘有局限性上皮脱落，重度病例至少满足下列3项中的1项：①片状角膜上皮缺损；②至少一处睑缘上皮脱落范围超过1/3；③球结膜或睑结膜染色长度超过1 cm。经过及时规范的治疗，急性期轻度和中度患者可无慢性眼部后遗症，重度患者可能出现程度不一的慢性眼部后遗症。

在Stevens-Johnson综合征慢性眼部后遗症期，主要累及角膜、结膜及眼睑。角膜特征包括结膜化、Vogt栅栏丢失、新生血管形成、角化、上皮缺损（0～3分）和混浊。结膜表现为充血、角化和睑球粘连。眼睑特征包括皮肤黏膜连接受累、睑板腺受累（0～3分）和泪小点受累（0～2分）。对这12个症状按0～5分进行严重程度评分，每只眼睛总分为53分。根据得到的总分对病情的严重程度进行分级，0～11分（0级）、12～16分（1级）、17～22分（2级）和23～53分（3级）。分级越高，视力越差，行眼表重建术或人工角膜移植手术的预后越差。

由于泪液严重缺乏，角膜缘破坏严重，传统角膜移植术治疗严重Stevens-Johnson综合征通常预后不佳，人工角膜是目前最优的治疗方案。波士顿人工角膜是目前国际上应用最广泛的一种，分为Ⅰ型和Ⅱ型。波士顿Ⅰ型人工角膜适用于角膜重度混浊和血管化，或角膜移植失败且再次移植预后差的患者，而波士顿Ⅱ型人工角膜在Ⅰ型基础上，更适用于眨眼功能障碍、重症干眼和（或）严重的结

笔记

膜瘢痕化，或植入波士顿Ⅰ型人工角膜后无法长期配戴角膜接触镜的患者。对于波士顿Ⅱ型人工角膜，美国的手术方式为将镜柱固定于眼睑缝合术后的眼睑，但并发症多且远期效果差。中国由黄一飞教授等研创了一种由自体耳软骨作为支撑加固材料，并通过结膜下筋膜和结膜层层覆盖的手术方式，避免了眼球活动和眼睑固定的剪切力造成的镜柱松脱等引起的并发症。

病例点评

Stevens-Johnson综合征是一种严重的皮肤黏膜疾病，起病急，进展迅速，死亡率高。及时、准确诊断并予以规范处置对减轻患者伤害具有关键性作用。眼科处理要及早介入，在急性期规范治疗，必要时行手术治疗，以减少慢性眼部后遗症。若出现眼部后遗症，应根据严重程度分级治疗。对重度后遗症患者来说，人工角膜为提高视力的一种办法。人工角膜移植术后需规范出院患者的处置与随访措施，密切监测患者眼压。

参考文献

1. CHAN L S, AHMED A R, ANHALT G J, et al. The first international consensus on mucous membrane pemphigoid：definition, diagnostic criteria, pathogenic factors, medical treatment, and prognostic indicators［J］. Arch Dermatol, 2002, 138（3）：370 – 379.

2. MISHRA A K, YADAV P, MISHRA A. A systemic review on staphylococcal scalded skin syndrome（SSSS）：A Rare and Critical Disease of Neonates［J］. Open Microbiol J, 2016, 10：150 – 159.

3. PATEL G K, FINLAY A Y. Staphylococcal scalded skin syndrome：diagnosis and management［J］. Am J Clin Dermatol, 2003, 4（3）：165 – 175.

4. SHARMA N, VENUGOPAL R, MAHARANA P K, et al. Multistep grading system for evaluation of chronic ocular sequelae in patients with Stevens-Johnson syndrome [J]. Am J Ophthalmol, 2019, 203: 69 – 77.

5. SOTOZONO C, ANG L P K, KOIZUMI N, et al. New grading system for the evaluation of chronic ocular manifestations in patients with Stevens-Johnson syndrome [J]. Ophthalmology, 2007, 114(7): 1294 – 1302.

6. GREGORY D G. New grading system and treatment guidelines for the acute ocular manifestations of stevens-Johnson syndrome [J]. Ophthalmology, 2016, 123(8): 1653 – 1658.

7. SAYEGH R R, ANG L P K, FOSTER C S, et al. The Boston keratoprosthesis in Stevens-Johnson syndrome [J]. Am J Ophthalmol, 2008, 145(3): 438 – 444.

8. LERCH M, MAINETTI C, TERZIROLI BERETTA-PICCOLI B, et al. Current perspectives on Stevens-Johnson syndrome and toxic epidermal necrolysis [J]. Clin Rev Allergy Immunol, 2018, 54(1): 147 – 176.

9. CIRALSKY J B, SIPPEL K C, GREGORY D G. Current ophthalmologic treatment strategies for acute and chronic Stevens-Johnson syndrome and toxic epidermal necrolysis [J]. Curr Opin Ophthalmol, 2013, 24(4): 321 – 328.

（王海鸥　陈蔚　整理）

病例 34　蚕食性角膜溃疡

病历摘要

【基本信息】

患者，男性，27 岁。

主诉： 双眼眼红眼痛 3 月余。

【病史】

3 月余前无明显诱因出现双眼眼红、眼痛，伴视物模糊，无眼前黑影飘动、视物变形等不适。患者 1 年前曾于外院因右眼蚕食性角膜溃疡行右眼角膜深板层移植术，术后恢复可。目前用药：0.3% 加替沙星眼用凝胶 OD qid，0.1% 玻璃酸钠滴眼液 OD qid，0.1% 他克莫司滴眼液 OD qid，0.1% 醋酸泼尼松龙滴眼液 OD qid。

【专科检查】

VAsc OD 0.02，OS 0.8。眼压：OU 指测 Tn。右眼结膜轻度充血，鼻侧角膜植片溶解、变薄，缝线松脱，植床水肿混浊，下方局部隆起，角膜缘可见新生血管长入，隐见纹理清晰，无震颤，瞳孔圆，直径约 3 mm，晶状体透明，余窥不入；左眼鼻侧角膜极薄，角膜缘可见新生血管长入，余无殊。

双眼眼前段照相见图 34 - 1。

【诊断】

双眼蚕食性角膜溃疡；右眼板层角膜移植术后。

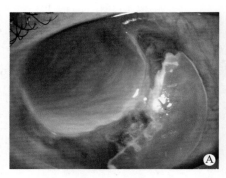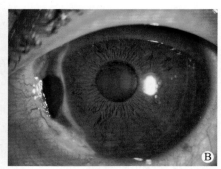

A. 右眼结膜轻度充血，鼻侧角膜植片溶解、变薄，缝线松脱，植床水肿混浊，下方局部隆起，角膜缘可见新生血管长入；B. 左眼结膜充血，鼻侧角膜极薄，角膜缘可见新生血管长入。

图 34 −1　双眼眼前段照相

【治疗及随访】

右眼

第 1 天

分析：患者患蚕食性角膜溃疡，1 年前曾行右眼深板层角膜移植术，术后一直使用局部激素，免疫抑制剂及抗生素滴眼液维持治疗，但查体示右眼鼻侧角膜植片溶解、变薄，左眼鼻侧角膜极薄，需再次进行"右眼角膜缘移植术"，择期行"左眼角膜缘移植术"。术后预防感染，抑制排斥和免疫反应，防止角膜植片溶解。终身随访，预防再次复发，如出现畏光流泪、术眼眼红疼痛加剧、分泌物增多、视力突然下降等症状时应立即就诊。

处理：右眼角膜缘移植术，择期行左眼角膜缘移植术。

处方：0.5% 左氧氟沙星滴眼液 OD qid；妥布霉素地塞米松滴眼液 OD qid；0.1% 他克莫司滴眼液 OD q2h；多西环素片 0.1 g po bid；维生素 C 片 0.1 g po qd；盐酸伐昔洛韦片 0.3 g po bid；0.1% 玻璃酸钠滴眼液 OD qid。

第 2 天

变化：右眼角膜植片对合良好，缝线在位，角膜植片轻度水肿（图 34 –2）。

分析：右眼角膜缘移植术成功。

处理：继续维持原治疗。

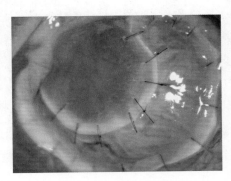

图 34 –2　第 2 天右眼眼前段照相

第 7 ~30 天

变化：视力提高至 0.4。角膜水肿持续减轻（图 34 – 3，图 34 –4）。

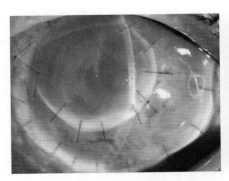

图 34 –3　第 7 天右眼
眼前段照相

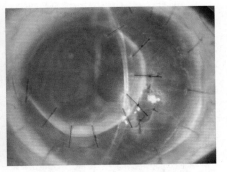

图 34 –4　第 30 天右眼
眼前段照相

处理：继续维持原用药治疗。

第 90 ~ 150 天

变化：角膜水肿持续减轻（图 34 – 5，图 34 – 6）。

处方：继续先前用药。妥布霉素地塞米松滴眼液 OD qid；0.1% 他克莫司滴眼液 OD qid；0.1% 玻璃酸钠滴眼液 OD qid。

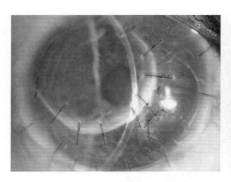 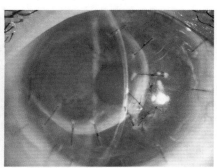

图 34 – 5　第 90 天右眼　　　　　图 34 – 6　第 150 天右眼
　　　眼前段照相　　　　　　　　　　　眼前段照相

第 360 ~ 720 天

变化：VAsc OD 0.5，眼压：指测 Tn。角膜水肿消退，手术瘢痕愈合良好（图 34 – 7，图 34 – 8）。

处理：逐渐拆除缝线。

处方：0.1% 他克莫司滴眼液 OD qid；0.1% 玻璃酸钠滴眼液 OD qid。

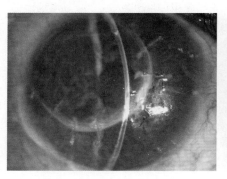 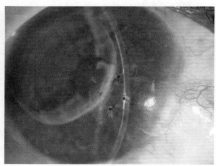

图 34 – 7　第 360 天右眼　　　　　图 34 – 8　第 720 天右眼
　　　眼前段照相　　　　　　　　　　　眼前段照相

左眼

第1天

变化：VAsc OD 0.2，眼压：8.6 mmHg。角膜植片对合良好，缝线在位，角膜植片轻度水肿（图34－9）。

分析：角膜移植术成功。

处方：0.5%左氧氟沙星滴眼液 OS qid；0.1%玻璃酸钠滴眼液 OS qid；妥布霉素地塞米松滴眼液 OS qid；妥布霉素地塞米松眼膏 OS qn；盐酸伐昔洛韦片0.3 g po bid。

第5天

变化：角膜植片水肿较前减轻（图34－10）。

处方：继续维持原用药治疗。

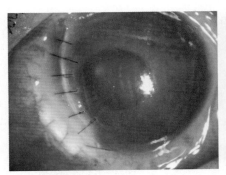
图34－9 第1天左眼
眼前段照相

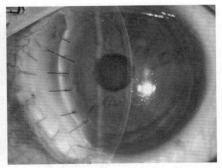
图34－10 第5天左眼
眼前段照相

第30～180天

变化：视力提高至0.8，眼压稳定。角膜水肿基本消退，手术瘢痕愈合良好（图34－11，图34－12）。

分析：角膜移植术后恢复较好，患者视力提高，手术有效。

处理：术后6个月2处缝线松脱，予拆除。

处方：0.1% 玻璃酸钠滴眼液 OS qid；妥布霉素地塞米松滴眼液 OS qid。

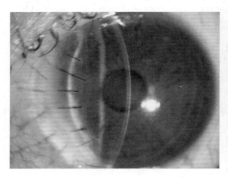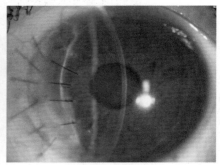

图 34 -11　第 30 天左眼
眼前段照相

图 34 -12　第 180 天左眼
眼前段照相

第 360 ~ 450 天

变化：鼻侧新生血管长入，余无异常（图 34 - 13）。

处理：逐渐全部拆线。停止用药。

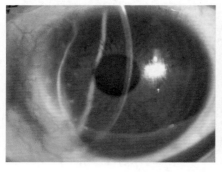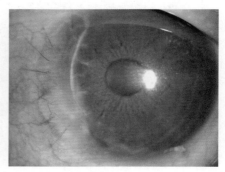

图 34 -13　第 360 天、第 450 天左眼眼前段照相

第 720 天

变化：患者角膜无异常，前节 OCT 示鼻侧局部基质密度增加（图 34 - 14）。

分析：患者左眼蚕食性角膜溃疡预后较好。

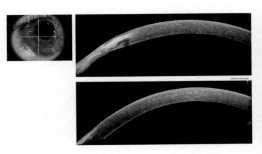

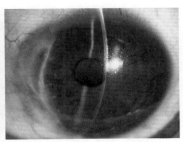

图 34 - 14　第 720 天左眼角膜 OCT 和眼前段照相

第 1080 天

变化：VAsc OD 0.8，眼压稳定。鼻侧周边部局部灰白色混浊（图 34 - 15）。

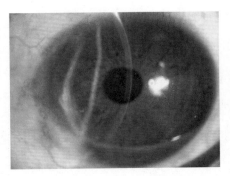

图 34 - 15　第 1080 天左眼眼前段照相

病例分析

【病例特点】

1. 青年男性，双眼视力下降 3 月余。1 年前曾行右眼深板层角膜移植术。

2. 右眼结膜轻度充血，鼻侧角膜植片溶解、变薄，缝线松脱，植床水肿混浊，下方局部隆起，角膜缘可见新生血管长入；左眼鼻侧角膜极薄，角膜缘可见新生血管长入，余角膜透明。

笔记

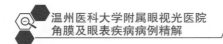

3. 双眼发病，病程进展快。需要尽快手术治疗。

【诊断思路】

患者双眼视力下降3月余，1年前曾行右眼深板层角膜移植术，查体右眼鼻侧角膜植片溶解、变薄，左眼鼻侧角膜极薄。根据以往的临床经验，首先会考虑与以下疾病鉴别。

1. Wegener 肉芽肿：与蚕食性角膜溃疡恶性型表现相似，但伴有软骨、肾脏大血管及肝肾的损害。

2. 类风湿性关节炎：是周边溃疡性角膜炎的常见病因，但往往伴有巩膜炎症。而且患者眼部出现病变时往往全身病变的症状也明显加重，同时伴有阳性的血清学检查结果。

3. 边缘性角膜变性：常无症状，双眼周边角膜逐渐性变薄，角膜缘不受侵犯，典型者位于上方，眼部无充血，前房无反应，角膜变薄区可见脂质沉着和细小血管翳。

4. 边缘性角膜炎：轻度疼痛的角膜周边白色浸润，与角膜缘之间有透明角膜相隔，常为多灶性，累及双眼，角膜可轻度变薄，典型者伴有睑缘炎。

仔细结合本病例特征，患者并未有全身性损害，且双眼疼痛感明显，位于鼻侧的潜掘状角膜溃疡，可以排除上述疾病。根据本例中双眼发病，病程进展快，右眼再次复发的特征不难诊断为蚕食性角膜溃疡。诊断并不难，但如何能在早期发现时及时控制住疾病的进展，以及在术后减少复发，值得我们探讨。

【治疗思路】

本疾病按照阶梯性治疗的原则进行。

1. 对蚕食性角膜溃疡患者均给予药物治疗。局部激素和免疫

笔记

抑制剂点眼抗感染、抗免疫治疗，局部应用抗生素滴眼液预防感染。严重患者加用全身激素和免疫抑制剂。如果经过上述治疗，患者角膜病变好转、溃疡逐渐修复，药物治疗持续至溃疡愈合后数月后减量直至停药。若没有明显改善，则需联合手术治疗。

2. 蚕食性角膜溃疡的手术方法选择基于对角膜病变范围、溃疡形态、溃疡深度和发病部位等病变特征进行准确的评估。

3. 手术治疗都需先进行病变部位角膜缘外 5 mm 球结膜环切，以避免病变组织残留而导致病变复发。

4. 当患者溃疡深度浅，范围较局限时，可选择溃疡灶清创联合羊膜移植术或结膜瓣遮盖。

5. 若溃疡累及较深，基质显著变薄，或溃疡累及范围广泛，甚至累及角膜中央区，可选择板层角膜移植术治疗。

6. 对于发生角膜穿孔的患者，若穿孔位于角膜周边、穿孔范围小或穿孔处虹膜嵌顿，可行板层角膜移植术治疗。对于发生在角膜中央位置的较大穿孔，则需行穿透性角膜移植术治疗。

7. 所有患者术后全身和局部合理应用免疫抑制剂是治疗的关键。

【疾病介绍】

蚕食性角膜溃疡是一种慢性、进行性、疼痛性的角膜溃疡。病因不明，许多研究表明蚕食性角膜溃疡是一种自身免疫性疾病，免疫学治疗一般有效，复发率高。从角膜缘开始发病，好发于睑裂区角膜缘，易在原发病变部位附近发生复发。早期临床表现为角膜缘充血伴有灰色浸润，再沿纵深发展为局限性溃疡，并逐步往周围的角膜缘开始扩散和融合。症状和体征不符，产生不可缓解的疼痛。该病在世界范围内属于少见疾病，在我国的发病率相对较高。

根据临床特征，一般将其分为两类：Ⅰ型为良性型，多为单眼发病，年龄35岁以上，病情发展缓慢，疼痛较轻，一般不向深层角膜发展，药物和手术治疗效果好；Ⅱ型为恶性型，多为双眼发病，常在35岁及以下，病情重，病程进展快，对药物治疗和手术治疗反应差。

该病并无特效的治疗药物，目前主要应用免疫抑制剂和糖皮质激素，药物治疗无效时联合手术治疗。该病易复发，良好的依从性和定期随访至关重要。

📋 病例点评

蚕食性角膜溃疡是非常棘手的周边溃疡性角膜炎疾病，这类患者的评价和治疗需要医生对疾病正确诊断并行阶段性评估，疾病的治疗需要根据溃疡的范围、程度来分阶段治疗，疾病的预后较难预测，角膜植片易发生再次溶解，免疫抑制剂的应用有可能提高治疗成功率。

参考文献

1. 董燕玲，张阳阳，王晓川，等. 蚕食性角膜溃疡治疗方式变迁及临床特征与疗效观察 [J]. 中华眼科杂志，2019，55(2)：127 – 133.

2. ALHASSAN M B, RABIU M, AGBABIAKA I O. Interventions for Mooren's ulcer [J]. Cochrane Databasesyst Rev, 2011, 1(6)：CD006131.

3. XIE H, CHEN J, GONG X, et al. A study of clinical characteristics and treatment of Mooren's ulcer [J]. Eye Science, 1998(3)：164 – 169.

4. LI L, DONG Y L, LIU T, et al. Increased succinate receptor GPR91 involved in the pathogenesis of Mooren's ulcer [J]. International Journal of Ophthalmology, 11(11)：1733 – 1740.

笔记

5. LEWALLEN S, COURTRIGHT P. Problems with current concepts of the epidemiology of Mooren's corneal ulcer〔J〕. Annals of Ophthalmology, 1990, 22 (2): 52 – 55.

6. WOOD T O, KAUFMAN H E. Mooren's ulcer〔J〕. American Journal of Ophthalmology, 1971, 71(1 Pt 2): 417 – 422.

（郑钦象　陈蔚　整理）

第八章
其他类型角膜病变

病例 35　大疱性角膜病变

📋 病历摘要

【基本信息】

　　患者，女性，56 岁。

　　主诉： 左眼视物模糊伴间断性眼痛 3 年余。

【病史】

　　患者 3 年前无明显诱因出现左眼视物模糊伴间断性眼痛，无明显眼红、畏光、流泪等不适。1 周前因间断性眼痛加重至我院门诊就诊，予加替沙星眼用凝胶每天 4 次，1 周后上述症状未见明显改善。既往史无殊。

【专科检查】

VAsc OD 1.0，OS 0.02。眼压：OD 13.4 mmHg，OS 6.6 mmHg。左眼结膜无充血，角膜水肿，鼻侧见大疱，基质层水肿，内皮层混浊增厚，中央偏下基质层灰白色混浊，前房中深，房水清，鼻侧虹膜可见节段性脱色素，瞳孔尚圆，向鼻侧移位，直径约 3 mm，直接、间接对光反射存在，晶状体混浊，玻璃体、眼底窥不清。右眼无殊。

左眼眼前段照相见图 35 - 1；角膜 OCT 及角膜共聚焦显微镜检查见图 35 - 2。

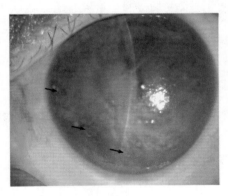

眼前段照相示角膜水肿，鼻侧见大疱（箭头），内皮面混浊，瞳孔尚圆，向鼻侧移位。

图 35 - 1　左眼眼前段照相

【诊断】

左眼大疱性角膜病变；左眼并发性白内障。

【治疗及随访】

第 1 天

处理：予左眼角膜内皮移植联合超声乳化吸除联合人工晶状体

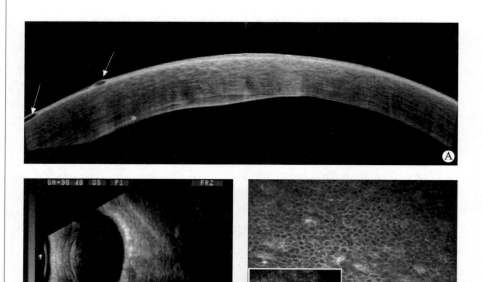

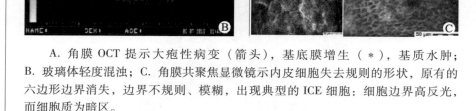

A. 角膜 OCT 提示大疱性病变（箭头），基底膜增生（＊），基质水肿；B. 玻璃体轻度混浊；C. 角膜共聚焦显微镜示内皮细胞失去规则的形状，原有的六边形边界消失，边界不规则、模糊，出现典型的 ICE 细胞：细胞边界高反光，而细胞质为暗区。

图 35 - 2　角膜 OCT 及共聚焦显微镜检查

植入术，术后情况可。

处方：0.5% 左氧氟沙星滴眼液 OS qid；0.1% 玻璃酸钠滴眼液 OS q2h；妥布霉素地塞米松滴眼液 OS q2h；盐酸伐昔洛韦片 0.3 g po bid。

第 11 天

变化：角膜水肿较前减轻，鼻侧大疱性病变消退（图 35 - 3），内皮贴合良好。视力：OD 1.0，OS 0.5；眼压：OD 14.7 mmHg，OS 15.9 mmHg。

分析：角膜内皮移植术后早期角膜水肿，局部激素可缓解水肿，并联合使用局部抗生素及全身抗病毒药物预防感染。

处方：0.5% 左氧氟沙星滴眼液 OS qid；0.1% 玻璃酸钠滴眼液 OS q2h；妥布霉素地塞米松滴眼液 OS qid；盐酸伐昔洛韦片 0.3 g po bid。

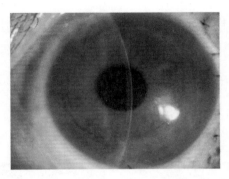

图 35－3　第 11 天左眼眼前段照相

第 47 天

变化：左眼视力 0.5；左眼眼压 9.1 mmHg。角膜未见明显水肿，基质透明（图 35－4A），内皮细胞数量 2550.2 个/mm² （图 35－4B）。

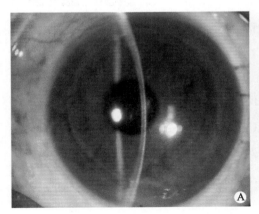
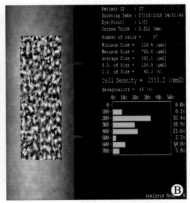

图 35－4　第 47 天左眼眼前段照相及内皮细胞数量检测

分析：角膜水肿消退，未见明显感染，可停用抗病毒药物及抗生素，使用糖皮质激素预防排斥反应，并使用人工泪液润滑眼表。

处方：0.1% 醋酸泼尼松龙滴眼液 OS tid；0.1% 玻璃酸钠滴眼液 OS qid。

第 120 天

变化：左眼视力 0.4；左眼眼压 8.2 mmHg 较前好转，角膜内皮向周边移行（图 35 - 5A），内皮细胞计数下降（图 35 - 5B）。

分析：需继续使用糖皮质激素治疗，但可缓慢减量。

处方：0.1% 醋酸泼尼松龙滴眼液 OS bid；0.1% 玻璃酸钠滴眼液 OS qid。

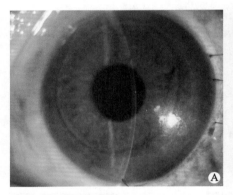 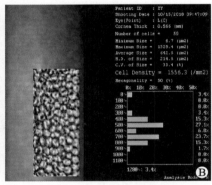

图 35 - 5　第 120 天左眼眼前段照相及内皮细胞数量检测

第 360 天

变化：角膜恢复良好，内皮细胞数稳定，OCT 示角膜未见明显异常（图 35 - 6）。视力：OD 0.8，OS 0.5；眼压：OD 10.6 mmHg，OS 5.8 mmHg。

分析：角膜恢复良好，内皮细胞未见明显改变，可考虑缓慢减量至停用激素。

处方：0.1% 醋酸泼尼松龙滴眼液 OS qd。

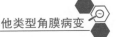

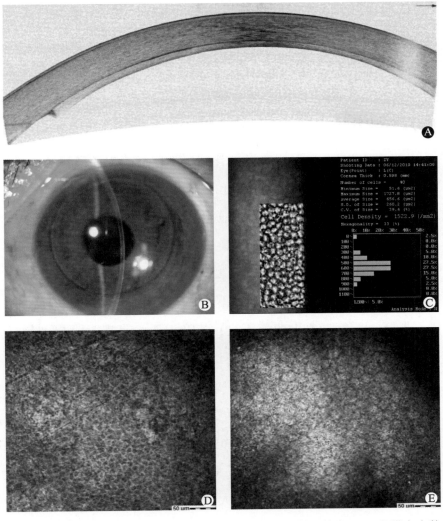

A. 角膜 OCT 未见明显大疱性病变；B. 角膜未见明显异常；C. 角膜内皮数量稳定；D、E. 角膜共聚焦显微镜下内皮形态未见明显异常。

图 35 - 6　第 360 天相关检查结果

病例分析

【病例特点】

1. 中老年患者，左眼视物模糊伴间断性眼痛 3 年余。

301

2. 左眼角膜水肿，伴大疱性病变，内皮面混浊，鼻侧虹膜可见节段性脱色素，瞳孔偏向鼻侧，伴有晶状体混浊。

3. 角膜共聚焦显微镜示内皮细胞形态异常，OCT 提示存在大疱性病变。

【诊断思路】

中老年患者，单眼视物模糊伴间断性眼痛，查体及角膜水肿，鼻侧虹膜可见节段性脱色素，瞳孔偏向鼻侧，角膜共聚焦显微镜显示内皮细胞形态异常，根据以往临床经验，首先考虑以下疾病。

1. 后部多形性角膜营养不良：为先天性疾病，多累及双眼，且双侧改变可不一致，角膜病变常表现为分散的局灶性病变，裂隙灯下可见后弹力层上圆形囊泡、不透明斑块，后弹力层可增厚。

2. Fuchs 角膜内皮营养不良：累及双眼，表现为内皮细胞异常，但不出现典型的 ICE 细胞，且无虹膜的改变。

3. Axenfeld-Rieger 综合征：为先天性疾病，多累及双眼，双侧改变可不对称，裂隙灯下角膜可表现正常。前房角镜检可见一条明显的、扩大的 Schwalbe 线，组织从虹膜周边延伸到 Schwalbe 线，Schwalbe 线前移。

比较本病例，患者为中老年人，单眼发病，且病程为 3 年，虹膜存在改变，累及瞳孔，不符合上述疾病特征。本例患者角膜水肿，查体见瞳孔偏位，虹膜改变，角膜共聚焦显微镜示内皮细胞异常，存在典型 ICE 细胞表现，可诊断为虹膜角膜内皮综合征。该病常因裂隙灯下内皮细胞改变或青光眼前房镜检时被发现，虹膜角膜内皮综合征的典型症状也有利于该疾病的诊断，角膜严重水肿时，可能会干扰诊断，此时可用角膜共聚焦显微镜和角膜内皮显微镜帮助诊断。需要注意的是，临床确诊常需要眼前房镜检，但早期阻塞小梁网的膜及周边虹膜前粘连很难通过眼前房镜检观察到，故需要与开角型青光眼鉴别。

【治疗思路】

1. 通过联合超声乳化吸除、人工晶状体植入、角膜内皮移植术可以在实现视力康复的同时增加前房深度，并减少二期手术对角膜内皮的损伤。

2. 早期、足量使用糖皮质激素，并联合使用抗生素滴眼液或眼膏及全身抗病毒药物防止感染。当术后水肿消退，术后 2～4 周未见明显眼内炎后可停用抗生素及抗病毒药物。

3. 激素治疗需缓慢减量至停药，预防术后排斥。

4. 可采用人工泪液保护角膜上皮，减少局部用药对角膜的损害。

【疾病介绍】

大疱性角膜病变是一种内皮细胞功能障碍所引起的病变。内皮细胞密度降低，细胞泵受损，使角膜水肿。主要表现为上皮损伤、不可逆转的基质水肿，伴有视力下降、疼痛。裂隙灯下可见角膜上皮下水疱或基质水肿。OCT 也可见角膜上皮下水疱及基质增厚。

大疱性角膜病变的病理表现为角膜内皮细胞变性，内皮细胞层与基质层间后胶原增生，基质细胞角化减少，部分基质中的成纤维细胞转变为肌成纤维细胞。上皮基底膜的黏附蛋白（如纤维蛋白、胶原蛋白Ⅳ等）减少、抗黏附蛋白增加，导致上皮细胞与上皮细胞之间及上皮下组织的黏附作用减少，从而形成上皮下大疱性病变。光镜下可见后胶原层为后弹力层表面一层均匀的细胞纤维带。电镜扫描可见整个角膜后表面弥漫性局灶性角膜内皮细胞层中断。存留的角膜内皮细胞变得扁平、衰弱，胞体巨大而胞质增大。后胶原层为随机排列的胶原纤维。大疱性角膜病变可以由 Fuchs 角膜内皮营养不良、眼内手术、巨细胞病毒角膜内皮炎等造成角膜内皮损伤的

笔记

疾病引起。随着手术技术及人工晶状体技术的发展，眼内手术所造成的大疱性病变发生率较前减少，但由于白内障手术等眼内手术增加，该并发症仍需得到重视。发病早期，由于角膜失代偿较轻，患者可无症状。最初的症状可能是早起时视力模糊，随后可缓解。随着病程进展，角膜厚度和后弹力层褶皱增加，出现视力模糊、眩光。最终大疱形成，轻微损伤造成大疱破裂时，可引起剧烈疼痛。长期大疱性病变易并发感染或形成瘢痕。

角膜移植仍是目前最主要的治疗方法。但手术策略正由穿透性角膜移植术向角膜内皮移植改变，通过恢复角膜内皮细胞的功能，以减少基质水肿。有研究表明，内皮移植的效果优于穿透性角膜移植术，其拥有更低的排斥反应发生率、更好的术后视力恢复。但持续角膜水肿会影响角膜移植术的预后，持续角膜水肿超过 12 个月便会造成前基质不可逆的上皮下纤维化和后基质形成高散在的胶原层，内皮移植手术并不改变患者原有的基质层，因而会影响视力的恢复。除了角膜移植外，其他的治疗方法主要减轻不适和疼痛，比如前基质穿刺、羊膜移植、高渗盐水滴眼液、绷带镜、切削术、结膜瓣，也有新的疗法包括胶原交联法、培养内皮细胞注射和 Rho 相关激酶抑制剂局部治疗。轻度角膜水肿时可使用 5% 高渗盐水滴眼液或使用绷带镜减轻疼痛。严重者则需要前基质穿刺、切削术、胶原交联法等微创手术来改善症状。晚期病例或微创手术失败时则首选角膜内皮移植。当慢性水肿造成不可逆的基质改变时，则需考虑穿透性角膜移植术来改善视力。

病例点评

大疱性角膜病变需要早期诊断，尽早控制症状，避免持续性角膜水肿对角膜基质造成不可逆的改变，而错过内皮移植的手术时机。角膜内皮移植手术具有诸多优势，如术中无开放性的严重并发症、术后视力恢复好、远期效果佳等，是大疱性角膜病变的首选治疗，患者在角膜移植术后应长期监测眼压，以防止眼压高导致不可逆的视神经损伤。

参考文献

1. SACCHETTI M, MANTELLI F, MARENCO M, et al. Diagnosis and Management of Iridocorneal Endothelial Syndrome [J]. Biomed Res Int, 2015, 2015：763093.

2. MORISHIGE N, SONODA K H. Bullous keratopathy as a progressive disease：evidence from clinical and laboratory imaging studies [J]. Cornea, 2013, 32 Suppl 1：S77 – S83.

3. SIU G D, YOUNG A L, JHANJI V. Alternatives to corneal transplantation for the management of bullous keratopathy [J]. Curr Opin Ophthalmol, 2014, 25 (4)：347 – 352.

4. VINCENT S J. Painless bilateral bullous keratopathy [J]. Cont Lens Anterior Eye, 2018, 41 (5)：452 – 454.

5. 肖中男，胡竹林. 大泡性角膜病变的临床治疗及研究进展 [J]. 国际眼科杂志, 2012, 12 (7)：1277 – 1280.

（郑钦象　陈蔚　整理）

病例 36　角膜缘干细胞缺乏

病历摘要

病例 1

【基本信息】

患者，男性，42 岁。

主诉：左眼 20 年前被碱水烧伤，畏光流泪 20 天。

【专科检查】

VAsc：OD 0.8，OS 0.08；眼压：OD 11.5 mmHg，OS 11.3 mmHg。左眼结膜充血，瞳孔区及鼻侧角膜大片状混浊，上皮部分缺损，周边可见角膜片状钙化灶，7 点—10 点位可见新生血管长入，KP（-），余无殊（图 36-1）。右眼无殊。

【诊断】

左眼角膜斑翳；左眼角膜缘干细胞缺乏；左眼陈旧性碱烧伤。

【治疗及随访】

第 1 天

分析：患者左眼角膜瞳孔区及鼻侧大片状混浊，上皮部分缺损，混浊区周边角膜片状钙化灶，考虑为角膜缘干细胞功能受损、角膜上皮持续性缺损所致，可考虑行"左眼深板层角膜移植术"，由于患者局部角膜缘干细胞缺乏，为避免术后持续性上皮缺损导致植片混浊、溶解，须同时行"角膜缘干细胞移植术"。

处理：局部麻醉下行"左眼深板层角膜移植术 + 同种异体角膜缘移植术"。

处方：妥布霉素地塞米松滴眼液 OS q2h（1 周后改 qid）；妥布霉素地塞米松眼膏 OS qn；0.1% 玻璃酸钠滴眼液 OS q2h；0.5% 左氧氟沙星滴眼液 OS qid；盐酸伐昔洛韦片 0.3 g po bid。

第 2 天

变化：第 2 天左眼结膜充血，角膜植片轻度水肿，对合良好，缝线在位（图 36 - 2）。

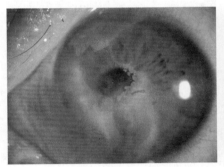
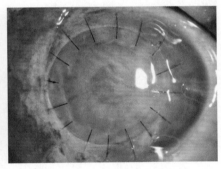

图 36 - 1　左眼眼前段照相　　　图 36 - 2　第 2 天左眼眼前段照相

分析：手术顺利，术后恢复可，需密切观察术后上皮修复情况。

处方：维持原治疗。

第 14 天

变化：左眼裸眼视力 0.08；左眼眼压 21.7 mmHg；左眼眼前段照相示结膜中度充血，角膜植片水肿基本消退，贴附良好，缝线在位。左眼钴蓝光下角膜荧光素钠染色示角膜上皮完整（图 36 - 3）。

分析：患者左眼深板层角膜移植术后植片水肿较前明显减轻，上皮完整，恢复良好，为避免术后激素性高眼压，停妥布霉素地塞米松滴眼液及眼膏，改用泼尼松龙滴眼液。

处方：0.1%他克莫司滴眼液 OS qid；0.1%醋酸泼尼松龙滴眼液 OS qid；0.5%左氧氟沙星滴眼液 OS qid；0.1%玻璃酸钠滴眼液 OS q2h；盐酸伐昔洛韦片 0.3 g po bid。

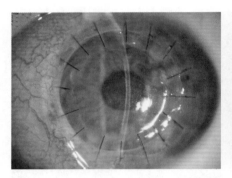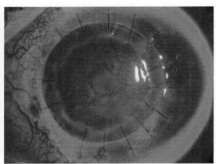

图 36-3　第 14 天左眼眼前段照相

第 90 天

变化：左眼裸眼视力 0.3；左眼眼压 11.7 mmHg；左眼前段照相示鼻侧结膜充血，角膜植片透明，缝线不松（图 36-4）。

分析：第 90 天患者左眼角膜植片透明，恢复良好。

处方：0.1%他克莫司滴眼液 OS tid；0.1%氟米龙滴眼液 OS tid；0.1%玻璃酸钠滴眼液 OS q2h。

第 365 天

变化：左眼裸眼视力 0.4；左眼眼压 12.3 mmHg；左眼前段照相示鼻侧结膜轻度充血，角膜植片透明，缝线不松（图 36-5）。

分析：第 365 天左眼角膜植片透明，恢复良好。

处方：0.1%他克莫司滴眼液 OS bid；0.1%氟米龙滴眼液 OS bid；0.1%玻璃酸钠滴眼液 OS qid。

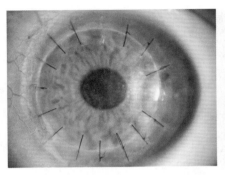
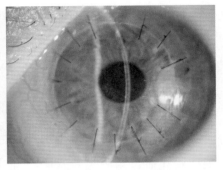

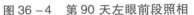

图 36 - 4　第 90 天左眼前段照相　　图 36 - 5　第 365 天左眼前段照相

术后 3 年

　　结局：左眼裸眼视力 0.4；左眼眼压 13.3 mmHg；角膜恢复透明，上皮完整，视力提高。左眼前段照相示鼻侧结膜轻度充血，角膜植片透明。左眼钴蓝光下角膜荧光素钠染色示角膜上皮完整（图36 - 6）。

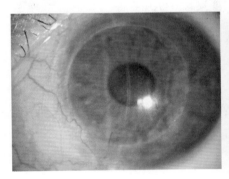
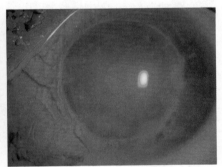

图 36 - 6　术后 3 年左眼眼前段照相

病例 2

【基本信息】

　　患者，男性，69 岁。

　　主诉：双眼视物不清 2 年。

【病史】

　　患者 2 年前因火药爆炸烧伤出现双眼视物不清。1 年前曾行

"右眼穿透性角膜移植术、左眼板层角膜移植术"，术后双眼角膜植片排斥。

【专科检查】

VAsc：OD HM，OS LP。眼压：双眼指测 Tn。右眼结膜轻度充血，角膜植片中央瓷白色混浊，周边新生血管长入，余窥不入；左眼结膜充血，角膜植片水肿、混浊，缝线在位，周边大量新生血管长入（图 36-7）。

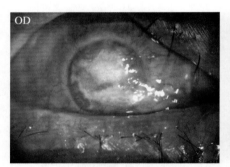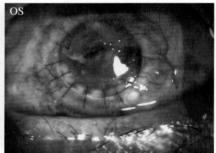

图 36-7　双眼前段照相

【诊断】

右眼角膜白斑（角膜移植术后排斥）；左眼角膜移植术后排斥；双眼角膜缘干细胞缺乏；双眼陈旧性角膜热烧伤。

【治疗及随访】

第 1 天

分析：爆炸伤后患者双眼角膜缘干细胞缺乏，周边大量新生血管长入，1 年前双眼角膜移植术后均发生排斥，考虑再次行常规角膜手术后排斥风险极高，成功率低，故建议行"波士顿Ⅰ型人工角膜移植术"。

处理：全身麻醉下行"右眼波士顿Ⅰ型人工角膜移植术"。

处方：0.5% 左氧氟沙星滴眼液 OD qid；妥布霉素地塞米松滴

眼液 OD qid；0.1% 玻璃酸钠滴眼液 OD qid；头孢呋辛钠 1 g ivgtt bid×3 天；地塞米松磷酸钠注射液 5 mg ivgtt qd×3 天；甲钴胺片 0.5 mg po tid。

第 7 天

变化：右眼裸眼视力 0.6；右眼眼压指测 Tn，右眼结膜充血，人工角膜在位（图 36-8）。

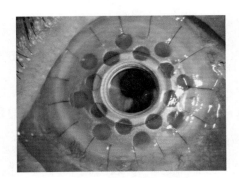

图 36-8　第 7 天右眼眼前段照相

病例分析

【病例特点】

1. 患者既往有眼表炎症性疾病、碱烧伤等引起角膜缘干细胞损伤的病史。

2. 专科检查可见角膜上皮缺损、基质混浊、周边血管长入、角膜结膜化等体征，可累及局部角膜或全角膜，病变累及瞳孔区时视力下降明显。

3. 病情稳定后行板层/穿透性角膜移植联合角膜缘干细胞移植手术。

4. 对角膜移植反复失败的高风险、病情复杂患者，可考虑行

311

人工角膜移植术。

【诊断思路】

根据患者病史及体征，可明确诊断角膜缘干细胞缺乏。

【治疗思路】

角膜缘干细胞衰竭患者，如果只进行传统的角膜移植术而未进行眼表重建往往预后很差，持续性的上皮缺损会导致角膜结膜化、炎症加重以及随后的移植排斥反应，植片多数在手术6个月后混浊。当眼表炎症已得到控制，可考虑行联合角膜缘干细胞移植的角膜移植手术。

对于对侧眼角膜缘干细胞健康的患者可考虑自体角膜缘移植。但自体角膜缘移植可能导致对侧眼也发生角膜缘干细胞缺损。为避免对侧眼角膜缘干细胞缺损，获取的角膜缘植片的角度不得超过180°。另外，体外扩增/培养技术可用于缩小角膜缘切片的大小，从而减少供者眼球角膜缘干细胞缺损的风险，并在必要时允许重复自体移植。对于不适合自体角膜缘干细胞移植或双眼受累的患者需行同种异体角膜缘干细胞移植。异体角膜缘移植有排斥的风险，因此需要长期的免疫抑制治疗。

角膜缘干细胞移植术后行羊膜覆盖、治疗性隐形眼镜或暂时的睑裂缝合可在术后进一步保护角膜缘细胞。

对于角膜缘干细胞移植失败的高风险、病情复杂患者，亦可考虑行人工角膜移植手术。

【疾病介绍】

角膜缘干细胞缺乏是以角膜缘干细胞损伤为特征的一种临床疾病，主要表现为角膜上皮细胞更新功能受损，结膜上皮细胞侵犯角膜。根据干细胞的损伤原因其可分为两类：①外源性损伤所致的角膜缘干细胞丢失，包括化学伤、机械伤、手术、Stevens-Johnson 综合征、黏膜类天疱疮、放化疗、严重感染、隐形眼镜缺氧等；②非创伤性因素，因基质微环境异常导致角膜缘干细胞缺乏，如先天性无虹膜、神经麻痹性角膜炎、边缘性角膜炎或溃疡、慢性睑缘炎、翼状胬肉或假性胬肉等。角膜缘干细胞位于角膜缘基底部的 Vogt 栅栏内，具有上皮屏障作用，能阻止结膜上皮及血管向角膜内生长。角膜缘干细胞通过有丝分裂产生短暂扩充细胞，并最终分化为终极分化细胞，对角膜的损伤修复有重要的意义。根据 Thoft X Y Z 理论，角膜缘干细胞未得到及时补充或发生衰竭时，角膜表面的稳定性将会遭到破坏，导致结膜上皮和杯状细胞在角膜表面的增殖，即角膜结膜化。角膜结膜化是一种有效的修复机制，防止继发感染、溃疡加深和穿孔，但会导致慢性炎症、角膜血管化、角膜混浊、角膜瘢痕形成，是导致角膜盲的主要原因。然而角膜表面结膜上皮不稳定，又常导致反复或持续性的上皮缺损，可导致无菌性角膜基质溶解或感染性角膜溃疡。在严重角膜缘干细胞缺损的情况下，传统的角膜移植往往预后很差，因为宿主不能为移植物提供角膜上皮。角膜缘干细胞缺乏可导致持续性上皮缺损、角膜结膜化、炎症加重以及随后的移植排斥反应。

🏥 病例点评

　　角膜缘干细胞缺乏是以角膜缘干细胞损伤为特征的一种临床疾病，其诊断主要基于临床病史、复发性或持续性上皮缺损，以及角膜结膜化的存在。目前尚无有效的药物可用于角膜缘干细胞缺乏的治疗。

　　角膜缘干细胞移植用于治疗角膜上皮干细胞功能和（或）解剖

学上的损伤，以修复受损的角膜表面，是治疗角膜缘干细胞缺损的一种有效的方法。自体角膜缘移植没有同种异体移植物排斥的风险，然而，自体角膜缘移植仅可用于对侧眼健康的单侧角膜缘缺损患者。在自体角膜缘移植手术中，通常从供体眼的上、下角膜上取下2个60~90度的角膜片，包括周围角膜、结膜和角膜缘。获取角膜缘的角度不得超过180°，以免引起供者眼球角膜缘缺损。自体角膜缘移植应在角膜缘血管化和眼表炎症控制后进行，且应避免在缺血的角膜缘上进行移植。另外，体外扩增/培养技术可用于缩小角膜缘切片的大小，从而减少供者眼球角膜缘干细胞缺损的风险，并在必要时允许重复自体移植。双侧角膜缘缺损可用从眼库眼（角膜移植）或活体供体（与活体相关的结膜角膜缘移植）获得的角膜缘同种异体移植来治疗。然而，异体角膜缘移植有很大的排斥反应风险，因此需要长期的全身免疫抑制。行羊膜覆盖、治疗性隐形眼镜或暂时的睑裂缝合可在术后进一步保护角膜缘细胞。

参考文献

1. SACCHETTI M, RAMA P, BRUSCOLINI A, et al. Limbal stem cell transplantation: clinical results, limits, and perspectives [J]. Stem cells international, 2018, 2018: 8086269.

2. MARK M, EDWARD H. Cornea [M]. 4th ed. Amster dam: Elsevier, 2017.

3. 蒋燕玲, 于伟泓. 角膜缘干细胞移植治疗眼表泪液病及进展 [J]. 眼科, 2003, 12(4): 241 – 244.

4. 潘志强, 接英. 角膜缘干细胞研究现状及展望 [J]. 眼科, 2007, 16(3): 151 – 152.

（孙彬佳　陈蔚　整理）

病例 37　颅脑肿瘤术后神经营养性角膜炎

病历摘要

【基本信息】

患者，女性，48 岁。

主诉：左眼视物模糊 9 月余。

【病史】

患者 9 月余前在外院行"听神经瘤手术"后出现左侧面瘫，左耳听力丧失，左眼视物模糊，伴眼红、畏光，无眼部分泌物增多、眼前黑幕遮挡感等不适。多次于外院就诊，诊断为"左眼暴露性角膜溃疡"，以滴眼液治疗（具体不详）。

【体格检查】

患者左侧额纹消失，鼻唇沟平坦，口角下垂，余无明显异常。

【专科检查】

VAsc：OD 0.4，OS FC/30 cm。VAcc：OD ＋0.75/－0.50×70＝0.8，OS 影动不清；眼压：OD 11.1 mmHg；OS 8.8 mmHg。双眼角膜知觉减退，右眼眼睑形态正常，结膜轻度充血，角膜斑片状上皮缺损，前房深、清，虹膜纹理清，瞳孔圆，对光反射正常，晶状体透明，眼底未见明显异常。左眼睑裂闭合不全，结膜轻度充血，角膜中央可见约 2 mm×3 mm 溃疡灶，虹膜纹理清，瞳孔药物性散大，晶状体透明，眼底窥不清（图 37-1）。

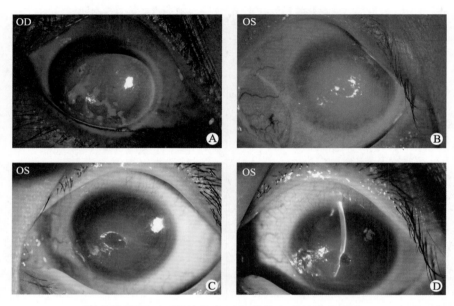

A、B. 双眼前段照相：双眼钴蓝光下角膜荧光素钠染色图像。A. 右眼，角膜下方斑片状荧光素着染；B、C、D. 左眼结膜轻度充血，角膜中央可见 2 mm×3 mm 溃疡灶。

图 37-1　双眼眼前段照相

【诊断】

双眼神经营养性角膜炎；左眼暴露性角膜溃疡。

【诊疗计划】

建议患者行左眼睑裂缝合术，患者拒绝，故先行药物治疗：予以右眼小牛血去蛋白提取物眼用凝胶 qid；左眼小牛血去蛋白提取物眼用凝胶 qid，左氧氟沙星滴眼液 qid，0.1% 玻璃酸钠滴眼液（不含防腐剂）q2h 营养角膜、局部预防感染治疗；左眼配戴角膜绷带镜保护上皮；全身口服维生素 AE 胶丸、复合维生素 B 片、维生素 C 片等促进上皮生长。并嘱患者多进行自主闭眼。

【治疗及随访】

第1天

分析：建议患者行"左眼睑裂缝合术"，患者拒绝，故先行药物营养角膜、局部预防感染治疗；左眼配戴角膜绷带镜保护上皮；全身口服维生素促进上皮生长。并嘱患者多进行自主闭眼。

处理：左眼配戴角膜绷带镜。

处方：小牛血去蛋白提取物眼用凝胶 OU qid；0.5% 左氧氟沙星滴眼液 OS qid；0.1% 玻璃酸钠滴眼液 OU q2h；口服维生素 AE 胶丸、复合维生素 B 片、维生素 C 片。

第14天

变化：右眼裸眼视力0.5；左眼裸眼视力0.05。左眼结膜充血较前减轻，中央可见溃疡灶明显缩小（图37-2）。

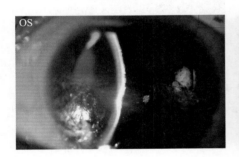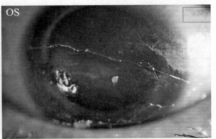

图37-2　第14天左眼眼前段照相

分析：患者视力提高，不适症状得到缓解。

处方：左眼停戴角膜接触镜；停用小牛血去蛋白提取物眼用凝胶；0.1% 玻璃酸钠滴眼液 OU q2h；0.5% 左氧氟沙星滴眼液 OS qid。

第180天

变化：右眼裸眼视力0.5；左眼裸眼视力0.2。患者诉左眼眼红2天，针扎样痛。右眼角膜上皮点片状荧光素着染（图37-3A），

317

左眼结膜充血，结膜囊内大量脓性分泌物，角膜轻度水肿，中央可见浅溃疡（图37-3B）。

分析：患者眼表长期闭合不全易导致角膜上皮缺损并继发感染，应先排查是否合并感染，排除感染后加用抗感染药物。

处理：左眼行B超检查未提示眼内感染，共聚焦显微镜检查未见真菌菌丝、棘阿米巴原虫，角膜刮片检查未见细菌、真菌、棘阿米巴原虫。

冲洗结膜囊。

处方：自体血清滴眼液OU q2h；0.5%左氧氟沙星滴眼液OS qid；0.02%氟米龙滴眼液OS qid。

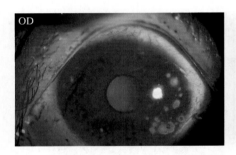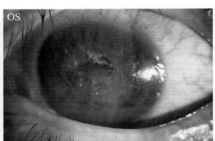

图37-3 第180天双眼眼前段照相

第195天

变化：右眼裸眼视力0.5；左眼裸眼视力0.1。患者诉右眼无明显不适，左眼仍眼红。右眼上皮愈合较好（图37-4A），左眼结膜充血，角膜中央基质溃疡灶较前扩大，角膜水肿加重，后弹力层皱褶，前房细胞不明显（图37-4B）。

分析：右眼情况好转明显，左眼眼睑闭合不全导致的眼表环境不稳定现阶段治疗已无法改善，建议行"左眼部分眼睑缝合"，去除暴露因素。

处理：左眼再次行角膜刮片检查未发现细菌、真菌、棘阿米巴原虫；予以"左眼眼睑部分缝合"，术后抗感染治疗。

处方：0.5% 左氧氟沙星滴眼液 OS qid；0.02% 氟米龙滴眼液 OS qid；0.1% 玻璃酸钠滴眼液 OS qid。

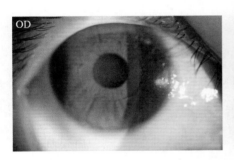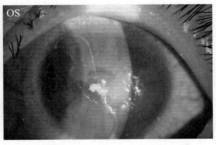

图 37 - 4　第 195 天双眼眼前段照相

第 210 天

变化：右眼裸眼视力 0.4，左眼裸眼视力 0.15。左眼结膜充血减退，角膜溃疡灶较前缩小（图 37 - 5）。

分析：现治疗有效，角膜水肿消退，溃疡缩小，病情明显好转。

第 240 天

变化：右眼裸眼视力 0.6；左眼裸眼视力 0.2。角膜溃疡灶较前明显缩小，残留基质瘢痕（图 37 - 6）。

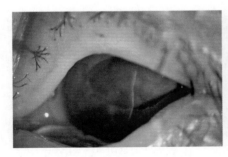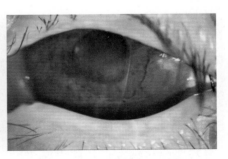

图 37 - 5　第 210 天左眼
眼前段照相

图 37 - 6　第 240 天左眼
眼前段照相

病例分析

【病例特点】

1. 患者为中年女性，有明确颅脑手术史，术后左侧面瘫。

2. 患者双眼知觉减退；左眼睑闭合不全，结膜混合充血，角膜混浊水肿，中央可见溃疡灶；右眼角膜斑片状荧光素着染。

3. B超检查未提示眼内感染，角膜共聚焦显微镜、角膜刮片检查未见细菌、真菌、棘阿米巴原虫。

【诊断思路】

该患者有颅脑手术病史，术后左侧面瘫致左眼闭合不全，查体示双眼知觉减退，结合角膜溃疡位置与眼睑暴露位置一致，不难诊断。

本例患者视力下降伴眼红，查体示角膜中央溃疡灶，需要与感染性角膜炎鉴别。

1. 单纯疱疹病毒性角膜炎：多有反复发作史，结膜反应较轻，溃疡灶呈树枝、地图或圆盘状；无角膜外伤史；抗病毒性药物治疗有效。

2. 细菌性角膜炎：发病急，临床症状与体征一致，角膜组织溃疡灶与周围组织界限不清，角膜后沉着物多为尘状，抗生素治疗有效。

3. 真菌性角膜炎：此类患者多有植物枝叶划伤角膜病史，病情发展相对较慢，外观干燥粗糙，有时在病灶周围可见伪足或卫星灶形成，病灶表面物质易于刮除。辅助检查可见真菌菌体或菌丝。

4. 棘阿米巴角膜炎：多有角膜接触镜配戴史，角膜病变具有病毒性和细菌性角膜炎特征，角膜刮片或共聚焦显微镜找到棘阿米巴原虫可确诊。

【治疗思路】

1. 初期上皮改变的患者，需使用无防腐剂人工泪液充分润滑眼表，促进上皮愈合。停用可能对角膜上皮产生损伤的药物。治疗相关眼表疾病，如干眼、暴露性角膜炎等。

2. 若出现持续上皮缺损，应阻止基质溶解，防止穿孔。可使用含较多生物活性物质包括神经生长因子的自体血清，或者应用刚上市的神经生长因子眼用制剂促进角膜修复；局部使用广谱抗生素预防感染；口服四环素类药物抑制角膜基质溶解；亦可通过治疗性角膜接触镜、羊膜移植、结膜瓣遮盖溃疡面促进愈合。

3. 伴有眼部炎性时可局部使用类固醇抗感染药物，但此类药物可能会通过抑制基质愈合而增加角膜穿孔的风险，需选择低浓度间歇性使用。

4. 迁延不愈的难治病例，可考虑外科治疗如眼睑缝合手术、肉毒杆菌 A 型毒素注射眼睑提肌，以闭合睑裂、保护角膜。大范围深基质角膜溃疡可考虑板层角膜移植；发生大范围溃疡伴角膜穿孔时，应选择穿透性角膜移植。由于角膜知觉减退或缺失会导致角膜移植术后植片上皮不愈合，故建议联合睑裂缝合术。

【神经营养性角膜炎】

神经营养性角膜炎（Neurotrophic keratitis，NK）是三叉神经损伤引起的角膜退行性疾病。正常的神经支配对于维持角膜完整性起重要作用，一方面，可以通过感知刺激来触发眨眼和流泪等保护性反射；另一方面，三叉神经分泌神经介质和细胞因子为角膜上皮细胞提供营养支持。常见致病原因包括角膜局部改变（如带状疱疹病

毒感染、单纯疱疹病毒感染、角膜的化学烧伤等）、三叉神经麻痹
（如脑部肿瘤、颅内手术、头部外伤等）、全身性疾病（如糖尿病、
维生素 A 缺乏症等）、先天性疾病（如家族性自主神经功能异常、
先天性家族性角膜神经异常等）。

角膜知觉减退原因众多，故应进行全面的病史采集、检查及上
皮病变的定位评估。角膜知觉检查最常用 Cochet-Bonnet 触觉计，临
床上也可先用棉签棉絮粗略估计。共聚焦显微镜检查可以发现角膜
基质内神经纤维密度明显下降。角膜上皮的变化也应仔细检查以便
分期进行对应的治疗。

该病以角膜知觉减退为特征，故患者早期很少出现眼部不适症
状，常因角膜上皮持续缺损、基质瘢痕等出现视物模糊就诊。依据
疾病严重程度分为三期。一期特征是角膜上皮出现点状荧光素染
色，角膜上皮存在浅层点状病变、角膜水肿和干燥角膜上皮的瘢痕
病灶（Gaule 斑），泪膜破裂时间缩短，泪液黏蛋白黏性增加，结膜
玫瑰红染色。二期特征是持续角膜上皮缺损，呈椭圆形或圆形，缺
损边缘疏松上皮环绕，角膜基质水肿，可见房水细胞和闪辉。三期
特征是基质溶解，常进展引起角膜穿孔。

听神经瘤术后角膜知觉异常是仅次于听力下降的第二常见临床
表现，当损伤面神经时可伴发暴露性角膜炎，给诊疗带来挑战。

➕ 病例点评

神经营养性角膜炎是眼科疾病中最困难、最具挑战性的疾病之
一，缺乏针对病因的治疗方法。治疗常需根据病因联合其他专家
（如神经科医生、耳鼻喉科医生、内分泌科医生），并进行头颅影像
学检查、血液检查和电功能评估，同时需治疗其余伴发的疾病。对

于一些严重病例，最终可能需完全缝合眼睑以保护眼球。患者视力的丧失，眼睑缝合带来不美观的外表，可能会干扰社交活动，造成心理压力。所以医生需要向患者充分解释病情，给予患者人文关怀、心理疏导。神经营养性角膜炎可依据病史和角膜知觉检测来诊断，故临床工作中角膜溃疡出现时，若怀疑和神经营养相关，应及时进行角膜知觉检测，做到尽早治疗，以获得较好预后。我国新近批准了神经生长因子眼用制剂的上市，其在神经营养性角膜炎的治疗中将发挥重要作用。

参考文献

1. DI ZAZZO A, COASSIN M, VARACALLI G, et al. Neurotrophic keratopathy: pros and cons of current treatments [J]. The ocular surface, 2019, 17(4): 619 – 623.

2. SAAD S, ABDELMASSIH Y, SAAD R, et al. Neurotrophic keratitis: frequency, etiologies, clinical management and outcomes [J]. Ocular Surface, 2020, 18(2): 231 – 236.

3. VERSURA P, GIANNACCARE G, PELLEGRINI M, et al. Neurotrophic keratitis: current challenges and future prospects [J]. Eye Brain, 2018, 10(1): 37 – 45.

4. SACCHETTI M, LAMBIASE A. Diagnosis and management of neurotrophic keratitis [J]. Clin Ophthalmol, 2014, 8: 571 – 579.

5. DUA H S, SAID D G, MESSMER E M, et al. Neurotrophic keratopathy [J]. Prog Retin Eye Res, 2018, 66(1): 107 – 131.

6. CRUZAT A, QAZI Y, HAMRAH P. In vivo confocal microscopy of corneal nerves in health and disease [J]. Ocul Surf, 2017, 15(1): 15 – 47.

（赵泽林　陈蔚　整理）

病例 38　复发性角膜上皮糜烂

病历摘要

【基本信息】

患者，男性，39 岁。

主诉：右眼反复眼痛、眼红 6 个月，再发 1 天。

【病史】

患者半年前右眼不慎被"A4 纸"划伤后出现眼痛、眼红，伴异物感、畏光、视物模糊，无出血、头痛等不适。至我院门诊就诊，诊断为"右眼角膜上皮缺损"，予左氧氟沙星滴眼液、小牛血去蛋白提取物眼用凝胶、玻璃酸钠滴眼液点右眼后情况好转。6 个月来上述症状反复发作 3 次，具体不详。1 天前无明显诱因再次出现右眼眼痛、眼红，伴异物感、畏光，遂就诊。

【专科检查】

VAsc：OD 0.4，OS 1.0；眼压：OD 17.8 mmHg，OS 20.8 mmHg。右眼结膜充血，角膜鼻下可见一大小约 4 mm × 5 mm 类圆形区域上皮上浮，连接疏松，伴上皮增厚，水肿，基质无水肿，余角膜透明，病灶区荧光素钠染色浓密着染，前房深、清，虹膜纹理清，瞳孔圆，直径约 3 mm，对光反射正常，晶状体透明；眼底视盘界清色红，血管走行可，动静脉比约 2:3，黄斑反光存，后极部网膜平伏（图 38 - 1）；右眼角膜共聚焦显微镜检查和右眼眼前节 OCT 图像结果（图 38 - 2，图 38 - 3）。左眼无明显异常。

笔记

324

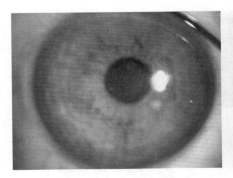
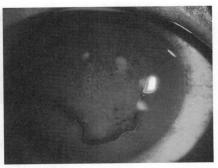

图 38 - 1　右眼眼前段照相

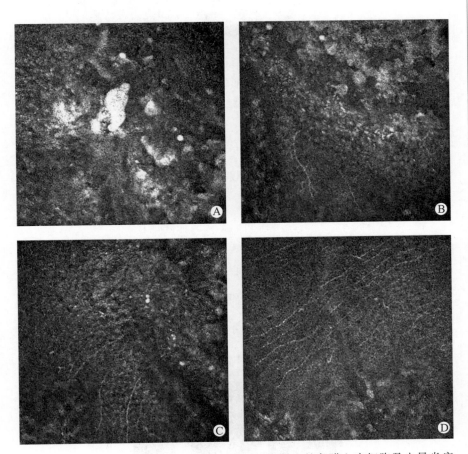

　　A、B. 上皮层及前弹力层附近显示大量异常增生的角膜上皮细胞及少量炎症细胞；C、D. 基底下神经丛区微皱褶。

图 38 -2　右眼角膜共聚焦显微镜检查

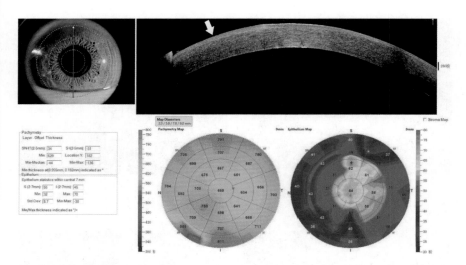

右眼下方角膜上皮厚度增加，透明度下降（箭头所指）。全角膜厚度增厚，可能由于角膜上皮连接疏松、水肿及基质轻度水肿造成。

图 38 - 3　右眼眼前节 OCT 图像

【诊断】

右眼复发性角膜上皮糜烂；双眼屈光不正。

【治疗及随访】

1. 告知患者疾病特点及预后。

2. 予以右眼角膜前基质点刺 + 绷带型隐形眼镜治疗，左氧氟沙星滴眼液点右眼 1 天 4 次预防感染，0.1% 氟米龙滴眼液、玻璃酸钠滴眼液点右眼 1 天 4 次，定期复查（图 38 - 4）。

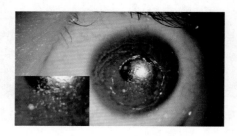

图 38 - 4　右眼治疗图像

3. 患者当日行基质点刺治疗并配戴绷带式角膜接触镜后，眼痛、异物感减轻；术后第 3 天复查，畏光减轻，角膜上皮修复。

4. 患者术后 1 个月后随访，右眼角膜完全透明，未见明显瘢痕，前房清，视力恢复正常（图 38 - 5）。

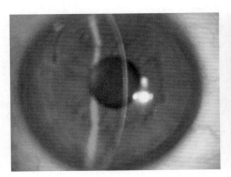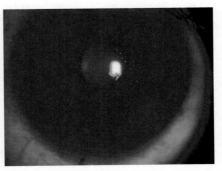

图 38 - 5　术后 1 个月后随访右眼眼前段照相

5. 术后 6 个月随访，上述症状未再发作，随访时专科检查未见明显异常。

病例分析

【病例特点】

1. 患者为青年男性，右眼外伤后反复出现眼痛、眼红半年，伴异物感、流泪，再发 1 天。

2. 右眼角膜上皮上浮，连接疏松，伴上皮增厚、水肿，未累及基质，病灶区荧光素钠染色浓密着染，余未见明显异常体征；左眼未见明显异常体征。

3. 眼前节 OCT 示右眼角膜上皮厚度增加。

【诊断思路】

复发性角膜上皮糜烂鉴别诊断：本例患者以右眼眼红眼痛、角

笔记

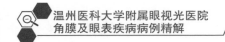

膜上皮连接疏松或糜烂为主要表现，需要首先鉴别导致角膜上皮糜烂和（或）缺损的病变。

1. 上皮型单纯疱疹病毒性角膜炎：每年发病率为（15.6～22.0)/10万；临床常见症状有异物感、畏光、流泪等，溃疡形态呈树枝状线性走行，边缘羽毛状，末端球样膨大；进展期则形成地图状溃疡，溃疡边缘有微隆起的不规则白色浸润，病变区角膜知觉减退。

2. 上皮基底膜营养不良：又称为地图－点状－指纹状营养不良，女性较多见，多为20岁之前双眼发病，临床常见症状是自发的反复发作的眼痛和异物感，偶有一过性视物模糊。中央角膜上皮层及基底膜内可见灰白色小点或斑片、不规则的地图样线条和弯曲或平行的指纹样线条。部分患者可反复发生角膜上皮剥脱。

3. Meesmann角膜营养不良：又称遗传性青少年性角膜上皮营养不良，为常染色体显性遗传，双眼发病，婴幼儿期起病，但是进展缓慢，多在青年期出现明显症状，亦有少数患者终身不发病。临床症状通常包括眼异物感、畏光流泪和视力下降。婴幼儿期患者双眼上皮内即可见大量细小的灰色透明圆形囊样结构，通常不影响视力，有时可见囊泡融合形成的角膜条纹。青少年期患者通常因囊肿破裂出现角膜上皮反复糜烂，以及眼红眼痛、畏光等刺激症状。

4. 神经营养性角膜病变：每年发病率为16/10万，常发生于带状疱疹病毒性角膜炎和术后神经损伤。表现为角膜上皮缺损，伴有或不伴有基质溃疡（溶解），并伴有角膜知觉减少或缺失。

5. 暴露性角膜炎：是眼睑不能正常闭合导致角膜暴露于空气的角膜损害，常见于上睑下垂过矫、甲状腺功能亢进性突眼、眼睑缺损和意识障碍、镇静、肌肉松弛、机械通气状态的患者。表现为角膜上皮点状糜烂，进一步发展可导致角膜溃疡、溶解、穿孔。

笔记

除此之外，复发性角膜上皮糜烂还需与干眼症、角膜缘干细胞缺乏症和倒睫造成的反复创伤性擦伤相鉴别。

【治疗思路】

1. 治疗的主要目标包括：①促进角膜快速上皮化以缓解疼痛；②保持愈合的上皮完整性以防止疾病复发。

2. 对于疾病急性发作的患者，可选用高渗性滴眼液、无防腐剂人工泪液、自体血清和绷带型角膜接触镜缓解疼痛，适当应用抗生素滴眼液预防感染，定期复查。

3. 对于反复发作、进行性发展和保守治疗无效的患者，行手术治疗如角膜前基质针刺术（anterior stromal micropuncture，ASP）、钻石抛光器抛光前弹力层或治疗性光学角膜切削术（photo therapeutic keratectomy，PTK）。

【疾病介绍】

复发性角膜上皮糜烂（recurrent corneal erosiou，RCE）是指角膜上皮反复发生糜烂剥脱，导致角膜表面出现上皮缺损的一种疾病。多于30~40岁发病，常表现为夜间或清晨醒来时突然发作的眼痛，伴有眼红、畏光和流泪。

RCE由Hansen于1872年首次描述为"间歇性神经痛性水疱性角膜炎"，1874年，Von Arlt描述了同样的现象。两人都认为先前有眼部创伤是这一现象的原因。1900年，Szili报道发现不规则的角膜上皮和灰点与这种现象有关。1901年，Stood提出了角膜上皮和前基质损伤使得新生上皮不能正常附着于前弹力层导致角膜反复糜烂的机制。

RCE最常见的病因是外伤（45%~64%）和角膜上皮基底膜营养不良（26%~29%）。在对外伤原因的亚组分析中，指甲、纸

笔记

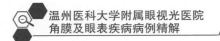

张和植物是最常见三种。引起 RCE 的次要原因还包括化学伤、热损伤、糖尿病和大疱性角膜病变。

RCE 通常发生于晨起时，睡眠使得松脱的上皮黏着于眼睑结膜，晨起时睁眼和眼球转动使得角膜上皮部分撕脱导致了临床症状。RCE 的确切病因和病理仍未得到明确。但研究认为患者上皮基底膜异常，上皮锚定复合物如半桥粒、Ⅳ和Ⅶ型胶原的缺失与角膜上皮的松散黏附有关。此外，上皮细胞中基质金属蛋白酶 -2 和基质金属蛋白酶 -9 的活性上调，导致伤口愈合过程异常也被认为与 RCE 有关。

治疗 RCE 的手术方式中，ASP 的成功率为 62.9% ~ 81%，相关成本低，产生的不适最小。ASP 治疗的目的是通过形成瘢痕来增强角膜上皮与基底膜的附着。常见的方法是使用表面麻醉，开睑器开睑，用 20 ~ 27 G 针头或胰岛素针穿过松散附着的角膜上皮，穿刺受影响区域的角膜。穿刺深度约为 0.1 mm，穿刺点间隔 0.5 ~ 1 mm，以促进上皮、前弹力层和前基质间的牢固粘连。但 ASP 可能导致瘢痕残留，不宜用于视轴区和过大的 RCE，因为可能造成眩光和视力下降。

而 PTK 则是通过去除异常上皮并以极高的精确度切除部分前弹力层，来促使基底上皮细胞的再生和刺激新的锚定纤维和半桥粒的合成。PTK 治疗 RCE 的成功率可达 71.4% ~ 100%，而对于保守治疗和 ASP 均无效的顽固 RCE，PTK 也有 60% ~ 72% 的成功率。PTK 术后，由于中央角膜在切削后变得扁平，有可能造成散光和远视偏移，但这可以通过控制切削深度或者联合准分子激光屈光性角膜切削术解决。

笔记

📋 病例点评

　　复发性角膜上皮糜烂是一种相对常见的临床疾病。常见于角膜基底膜外伤或角膜上皮营养不良的患者。RCE 的反复发作和明显不适给患者带来了极大的困扰，这要求医生在治疗的同时也应当和患者进行充分的沟通。但是，尽管反复发作，RCE 很少造成永久的视力损害。对于 RCE 患者，刮除病变角膜上皮后，行前基质角膜点刺是一种安全、高效且廉价的治疗方式，一次性治愈率高，不良反应小，具有临床推广价值，点刺后仍会复发的少数患者，可以采取 PTK 进行进一步治疗。

参考文献

1. FAROOQ A V, SHUKLA D. Herpes simplex epithelial and stromal keratitis：an epidemiologic update［J］. Surv Ophthalmol, 2012, 57(5)：448 - 462.

2. LI SCH W, WEISS J S . Clinical and genetic update of corneal dystrophies［J］. Exp Eye Res, 2019, 186：107715.

3. DUA H S, SAID D G, MESSMER E M, et al. Neurotrophic keratopathy［J］. Prog Retin Eye Res, 2018, 66：107 - 131.

4. LIN S R, ALDAVE A J, CHODOSH J. Recurrent corneal erosion syndrome［J］. The British journal of ophthalmology, 2019, 103(9)：1204 - 1208.

5. XU K, KAM K W, YOUNG A L, et al. Recurrent Corneal Erosion Syndrome［J］. Asia Pac J Ophthalmol(Phila), 2012, 1(6)：349 - 354.

6. AVNI ZAUBERMAN N, ARTORNSOMBUDH P, ELBAZ U, et al. Anterior stromal puncture for the treatment of recurrent corneal erosion syndrome：patient clinical features and outcomes［J］. Am J Ophthalmol, 2014, 157(2)：273 - 279, e1.

7. NASSARALLA B R, NASSARALLA JONIOR J J. Ten-year results of phototherapeutic keratectomy on recurrent corneal erosions［J］. Arquivos brasileiros de oftalmologia, 2012, 75(1)：33 - 37.

8. SURI K, KOSKER M, DUMAN F, et al. Demographic patterns and treatment outcomes of patients with recurrent corneal erosions related to trauma and epithelial and bowman layer disorders［J］. Am J Ophthalmol, 2013, 156(6): 1082 – 1087, e2.

9. MEHLAN J, STEINBERG J, TRABER L, et al. Recurrence rate and subjective symptoms after standardized (Hamburg protocol) phototherapeutic keratectomy on recurrent corneal erosions［J］. Graefes Arch Clin Exp Ophthalmol, 2016, 254(10): 2005 – 2009.

10. DEDES W, FAES L, SCHIPPER I, et al. Phototherapeutic keratectomy (PTK) for treatment of recurrent corneal erosion: Correlation between etiology and prognosis-prospective longitudinal study［J］. Graefes Arch Clin Exp Ophthalmol, 2015, 253 (10): 1745 – 1749.

（李锦阳　陈蔚　整理）

病例 39   药物毒性角膜炎

病历摘要

【基本信息】

患者，男性，64 岁。

主诉：左眼眼红、眼痛 6 个月，加重 2 天。

【病史】

患者 1 年前因"左眼眼红眼痛"于当地医院就诊，诊断为"左眼角膜炎"，予以"更昔洛韦滴眼液、妥布霉素滴眼液、左氧氟沙星眼用凝胶、普拉洛芬滴眼液"等处理后好转。6 个月前，患者自觉眼红眼痛，伴视力模糊，自行滴更昔洛韦滴眼液、妥布霉素滴眼液、普拉洛芬滴眼液缓解。6 个月来，症状反复出现，持续使用妥布霉素滴眼液及普拉洛芬滴眼液。2 天前，患者自觉眼红、眼痛加重，伴视物下降，遂至我院就诊。患有糖尿病 10 年。

【专科检查】

VAsc：OD 1.0，OS 0.6；眼压：OD 13.5 mmHg，OS 11.2 mmHg。左眼结膜充血，上皮水肿粗糙，鼻下方见 4 mm×6 mm 大小上皮缺损区，角膜基质轻度水肿，虹膜纹理清，无震颤，余无殊，具体如图 39 - 1 所示。右眼无殊。

【诊断】

左眼药物毒性角膜炎；2 型糖尿病。

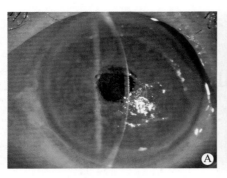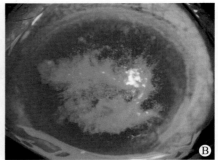

A. 角膜中央上皮弥漫缺损；B. 荧光素钠染色下上皮飓风样缺损。

图 39 - 1　眼前段照相

【治疗及随访】

第 1 天

分析：角膜水肿对应上皮较大范围缺损。荧光素钠染色缺损位置可见明显大片染色，需停用所有目前在用的局部药物，局部使用无防腐剂的人工泪液频点。患者炎症反应重，可联合低浓度激素。

处方：0.1% 玻璃酸钠滴眼液 OS q2h；0.02% 氟米龙滴眼液 OS tid；自体血清滴眼液 OS q2h。

第 7 天

变化：结膜充血较前好转，上皮缺损范围缩小，荧光素钠染色下更明显（图 39 - 2）。

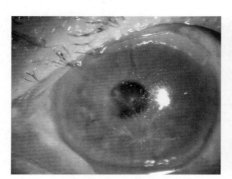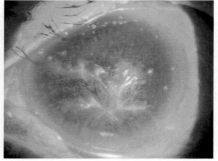

图 39 - 2　第 7 天左眼眼前段照相

分析： 治疗有效，继续当前用药。

处方： 继续维持原用药治疗。

第 28 天

变化： 角膜无明显水肿，荧光素钠染色下相比较之前只余点状缺损（图 39 - 3）。

处方： 维持原治疗。

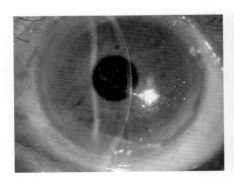
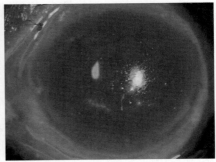

图 39 - 3　第 28 天左眼眼前段照相

第 60 天

结局： 角膜上皮恢复完整透明，荧光素钠染色无明显缺损（图 39 - 4）。

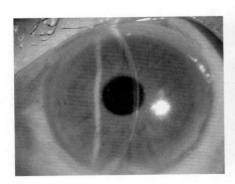
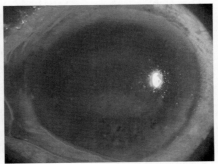

图 39 - 4　第 60 天左眼眼前段照相

病例分析

【病例特点】

1. 患者为老年男性，有长期局部药物使用史。

2. 眼红眼痛，伴轻度视力下降。

3. 结膜充血，角膜上皮水肿粗糙，大面积缺损，周边弥漫荧光素点染。

【诊断思路】

药物毒性角膜炎鉴别诊断：本例患者以左眼反复眼红眼痛、视力下降、角膜明显上皮缺损为主要表现，有持续性不规范局部药物使用史，需要鉴别以下疾病。

1. 单纯疱疹病毒性角膜炎：单纯疱疹病毒性角膜炎在表现上皮型单纯疱疹病毒性角膜炎时，不会出现单纯的点状上皮染色阳性，即使在早期，也会出现典型末端膨大的星形上皮溃疡，运用抗病毒治疗有效。药物毒性角膜炎抗病毒治疗无效，且患者染色已出现较大范围角膜上皮缺损，较好鉴别。

2. 糖尿病引起的角膜上皮病变：是由于长期糖尿病引起的角膜超微结构和功能的病变，无典型的体征，可表现为浅层点状上皮病变，持续性角膜上皮糜烂，角膜知觉减退，持续性角膜上皮缺损和角膜水肿等。角膜共聚焦显微镜下通常可观察到角膜神经纤维减少，神经纤维密度下降以及神经束的分支减少。

【治疗思路】

1. 仔细询问眼部疾病既往史以及是否有长期不正确眼部用药史。

2. 立即停止正在使用的所有眼科局部用药，对于一些合并其他疾病的患者可采用口服适量必需药物进行治疗。

3. 使用不含防腐剂或对角膜没有损害的人工泪液。

4. 激素：症状、体征不明显时不主张使用，炎症反应明显，可低浓度局部使用。

5. 若药物毒性已导致角膜溃疡，涂敷不含防腐剂的抗生素眼膏，单眼包扎，必要时，口服少量激素。

6. 有条件医院可以开展自体血清的制备和治疗。

7. 必要时使用硅水凝胶型的角膜接触镜。

8. 若治疗后角膜上皮无明显修复或病情严重累及角膜深层结构则尽早进行羊膜移植或角膜移植术。

【疾病介绍】

药物毒性角膜炎，是眼科常见的疾病之一，是由于长期使用或滥用各类滴眼液导致的角膜上皮以及角膜浅层基质损伤疾病。通常表现为眼红眼痛、干涩、有异物感、视力模糊等症状，荧光素染色可见其阶段性的特征角膜上皮病变。发病初期由于角膜上皮脱落亢进表现为局限性或弥漫性点状或斑片状角膜上皮缺损。上皮基底细胞在向心性运动和增殖代偿后逐渐表现为飓风样上皮病变，代偿极限时可见假树枝样角膜上皮溃疡或裂缝样角膜上皮病变，最终进一步失代偿时则演变为角膜上皮缺损、溃疡甚至穿孔。另外结膜也可表现出充血，结膜乳头或滤泡等体征。临床上容易与病毒性角膜炎相混淆，注意询问患者的药物使用情况及病史并结合特征体征，则不难鉴别。

引起药物毒性的滴眼液常见于抗生素、抗青光眼药、糖皮质激素、非甾体抗感染药，以及局部麻醉药。此外，各类药物中的防腐剂也是引起眼表毒性反应的重要因素。抗生素中氨基糖苷类的毒性

笔记

作用可能与该类药物非选择性地抑制蛋白质的合成有关，而氟喹诺酮类药物则被认为是通过干预线粒体 DNA 合成，诱导角膜基质细胞凋亡而延迟伤口愈合进而引起毒性反应。长期使用抗青光眼药例如毛果芸香碱、β-受体阻滞剂及肾上腺素激动剂也会引起结膜炎性反应。而在临床广泛应用的糖皮质激素的长期使用不仅有全身的不良反应，以及眼压升高之外，其促进蛋白质分解同时抑制蛋白质合成的作用也会进一步加重眼表毒性反应。局部使用非甾体抗感染药则会引起角膜上皮细胞膜形态和微绒毛结构的改变，以及脱落和细胞死亡。另外，局部麻醉剂由于脂溶性强、穿透性高、与神经组织结合牢固的特性使其长期应用后毒性作用更强，可能导致角膜瘢痕形成或永久性混浊等严重并发症。多种药物联合使用后，各类的药物毒性联合作用，长期滥用的防腐剂残留，都会造成严重的角膜毒性反应进而发生药物毒性角膜炎，因此合理规范地使用各类药物是避免药物毒性角膜炎的重要预防措施。

病例点评

药物毒性角膜炎的根本原因是各类滴眼液的长期不规范使用和滥用，临床诊疗过程中往往发现患者的原发诊断不明确，或者没有明确病因。主要判断依据是停用所有不必要的药物后病情不加重反而减轻。一旦发生药物毒性角膜炎，恢复周期一般需要 1~3 个月，不能急于求成，若恢复较慢时，可以考虑使用自体血清或者绷带镜，以加快上皮的恢复。

参考文献

1. SCHWAB I R, ABBOTT R L. Toxic ulcerative keratopathy an unrecognized problem

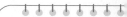

［J］. Ophthalmology, 1989, 96(8), 1187 – 1193.

2. PALEY G L, LUBNIEWSKI A J, REIDY J J, et al. Toxic keratoconjunctivitis ［J］. Eye Contact Lens, 2017, 44 Suppl 1: S8 – S15.

3. Al-Amry M A, AL-ABDAN N , AL-OTHAIMEEN S A. Toxic keratitis after use of wrongly labelednon-ophthalmic medication ［J］. Saudi Pharm J, 2017, 25 (1): 141 – 143.

4. 钟文慧. 抗生素滴眼液致角膜药物毒性反应［J］. 临床误诊误治, 2007, 20(8): 82.

5. 张艳, 杨光. 眼科临床局部用药的眼表毒性［J］. 中国中医眼科杂志, 2015(2): 140 – 142.

（马慧香　陈蔚　整理）

病例 40　维生素 A 缺乏角膜软化症

病历摘要

【基本信息】

患者，男性，35 岁。

主诉： 双眼视物不清、黑珠变白 33 年。

【病史】

患者 33 年前发热后出现双眼黑珠中央白色斑点，视力下降，无眼红眼痛。曾于当地医院就诊，予以"眼药水"（具体不详）治疗，未见明显好转。33 年来双眼白斑范围渐进性扩大，自感视力下降明显，未治疗。无眼红眼痛，无畏光流泪，无眼部分泌物增多。

【专科检查】

VAsc：OD HM/BE, OS 0.02；眼压：OD 16 mmHg, OS 17 mmHg。双眼睑形态正常，启闭可；右眼结膜无充血，角膜中央偏下方见直径约 5 mm 白斑，余角膜透明，中央前房窥不清，周边前房深、清，瞳孔、晶状体、玻璃体及眼底窥不清；左眼结膜无充血，角膜中央偏下方见约 5 mm×4 mm 白斑，余角膜透明，中央前房窥不清，周边前房深、清，瞳孔、晶状体、玻璃体及眼底窥不清。双眼具体检查结果如图 40-1～图 40-3 所示。

【诊断】

双眼角膜白斑；双眼维生素 A 缺乏角膜软化症；内斜视。

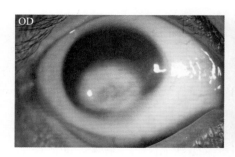
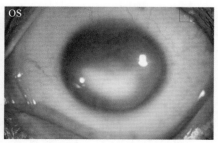

图 40 - 1 双眼前段照相：患者角膜白斑裂隙灯照片

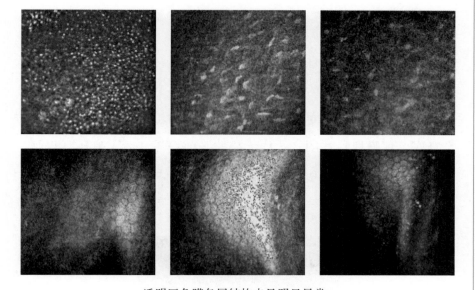

透明区角膜各层结构未见明显异常。

图 40 - 2 右眼角膜共聚焦显微镜检查

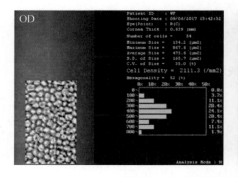
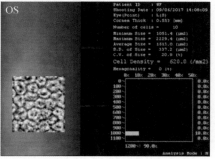

图 40 - 3 双眼上方角膜内皮细胞计数

【治疗及随访】

第 1 天

处理：患者入院后完善相关检查，行"右眼穿透性角膜移植术"。

处方：术后予 0.5% 左氧氟沙星滴眼液 OD qid；0.1% 玻璃酸钠滴眼液 OD q2h；妥布霉素地塞米松滴眼液 OD q2h；盐酸伐昔洛韦片 0.3 g po bid。

第 2 天

术后专科检查 VAsc：OD HM/40 cm，OS 0.02；眼压：OD 8.7 mmHg，OS 4.1 mmHg；右眼球结膜稍充血，角膜植片植床对合良好，角膜植片透明，缝线无松脱，前房深、清，瞳孔不规则，2 mm×3 mm，对光反射消失，无震颤，晶状体透明，玻璃体及眼底不入（图 40-4）。

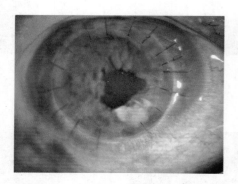

图 40-4　第 2 天右眼眼前段照相

术后 6 个月

电话随访，患者无诉眼红、眼痛、眼部分泌物增多等眼部症状，于当地医院随访：VAsc OD HM/1 m，OS 0.02。

病例分析

【病例特点】

1. 患者为青年男性，双眼视物不清、黑珠变白33年。

2. 诱因为幼年发烧后，视力下降，黑珠变白。

3. 患者无眼红、眼痛等眼部不适感。

4. 双眼中央偏下方见直径约5 mm白斑，余角膜透明。

【诊断思路】

根据患者双眼角膜白斑首先考虑以下几种疾病。

1. 细菌性角膜炎所致角膜白斑：发病时起病急，伴眼红，眼部分泌物增多，角膜溃疡多位于角膜中央，边界尚清。单眼多见。

2. 真菌性角膜炎所致角膜白斑：发病时多有植物外伤史，病情发展缓慢，溃疡面干燥，呈污秽样外观，可见卫星灶及伪足。单眼多见。

3. 单纯疱疹病毒性角膜炎所致角膜白斑：结膜充血轻，多有反复发作史，溃疡呈地图状或盘状，抗病毒治疗有效。单眼多见。

结合本例病例，患者幼年发热后出现双眼黑珠发白，无眼红眼痛，无眼部分泌物增多，否认外伤史。双眼角膜白斑，界线尚清，未见明显卫星灶及伪足，双眼角膜白斑面积均大于1/3角膜，目前诊断依据主要为病史特征、临床症状及体征。

【治疗思路】

1. 急性角膜软化症，及时补充维生素A后通常局部症状很快好转，视力改善明显，预后较好。补充维生素A应在监测下进行，以防发生毒性反应。

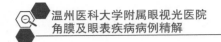

2. 角膜软化症在急性阶段，应使用适当的抗生素防止继发感染。

3. 角膜严重坏死伴或不伴穿孔的及远期角膜白斑形成的病例，需要进行角膜移植等手术干预。

【疾病介绍】

维生素 A 缺乏引起的角膜溃疡，覆盖面至少为角膜的 1/3，定义为角膜软化症，于角膜中央起病，呈双侧性，灰白色，无痛，角膜周边缺少光泽。角膜变软，易坏死，常出现穿孔。多因麻疹、肺炎、中毒性消化不良等迁延性疾病或慢性消耗性疾病病程中未及时补充维生素 A 所致，也见于消化道脂类吸收障碍导致的维生素 A 吸收减少。常见于喂养不当的儿童及严格控制饮食的成人或胆道梗阻者。

值得注意的是维生素 A 缺乏可导致全身和眼部症状，眼科诊断通常为首诊。

慢性、长期的维生素 A 缺乏可有夜盲、结膜干燥、毕脱斑等常见眼征。急性、突发的维生素 A 缺乏主要表现为角膜干燥、角膜溃疡、角膜软化症，治疗不及时可致角膜瘢痕、葡萄肿、眼球痨。

维生素 A 缺乏还可致全身多处黏膜上皮角化如皮肤呈棘状，消化道及呼吸道的上皮角化，患儿可能有腹泻或咳嗽。维生素 A 缺乏的幼儿还伴有骨骼发育异常。

病例点评

眼科医生多为维生素 A 缺乏症的首诊医生，应对可能指示维生素 A 缺乏的相关眼征敏感。对婴幼儿患者应了解其母孕史、喂养史及其急慢性消耗病史，如发热、腹泻、麻疹等。对成人患者若幼年发病应追溯其幼年相关母孕史、喂养史及发病前急慢性消耗病史。对成年发病者，了解其饮食习惯、有无胆道梗阻等消化系统病史，有助于诊断。

早期干预对于最大限度降低发病率并防止长期角膜和结膜干燥症产生长期后遗症至关重要。无论临床症状严重与否，或无明显症状的亚临床维生素 A 缺乏，均应尽早进行维生素 A 的补充治疗，因多数病理改变经治疗后均可能逆转而恢复。

应该注意的是，无监测的补充维生素 A 可能导致严重的视觉毒性，如视盘水肿。维生素 A 毒性的临床表现通常在过量服用数月后出现，并伴有头痛、嗜睡、皮肤干燥和脱屑、肝大、月经减少，因此对维生素 A 缺乏症患者在补充治疗期间需定期监测观察。

参考文献

1. 赵堪兴，杨倍增. 眼科学［M］. 8 版. 北京：人民卫生出版社，2013.

2. ［美］PAUL RIORDAN-EVA, JOHN P. WHITCHER. 眼科学总论［M］. 赵桂秋，译. 16 版. 北京：人民卫生出版社，2006.

3. GILBERT C，陈艳. 维生素 A 缺乏症的眼征［J］. 实用防盲技术，2014，9(2)：47－48,76.

4. VELASCO CRUZ A A, ATTIÉ-CASTRO F A, FERNANDES S L, et al. Adult blindness secondary to vitamin A deficiency associated with an eating disorder［J］. Nutrition，2005，21(5)：630－633.

（马慧香　陈蔚　整理）

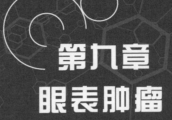

第九章
眼表肿瘤

病例 41　角膜结膜皮样瘤

📋 病历摘要

【基本信息】

患儿，女性，2 岁。

主诉：发现右眼肿物 2 年。

【病史】

患儿 2 年前出生时即发现右眼肿物，呈粉红色，约绿豆大小，边界清楚，无眼球转动困难、眼红、畏光流泪等不适。2 年来，肿

笔记

物无明显增大。

【专科检查】

VAsc：OD 不配合，OS 不配合；眼压：OD 指测 Tn，OS 指测 Tn。右眼颞下方角膜可见约 5 mm×5 mm 大小圆形肿物，侵及角膜约 3 mm，呈粉红色，表面可见毛发生长，边界清晰，余角膜透明，前房深、清，余无殊。左眼无殊。

【辅助检查】

B 超：双眼未见明显异常声像；右眼眼前段照相（图 41 - 1）；病理检查（图 41 - 2）。

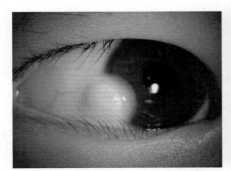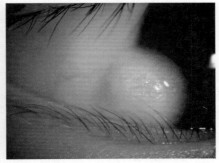

颞下方角膜可见约 5 mm×5 mm 大小圆形肿物。

图 41 - 1   右眼眼前段照相

【诊断】

右眼角膜结膜皮样瘤。

【治疗及随访】

第 1 天

1. 告知患者及家属疾病特点及预后。

2. 获得患者知情同意后行右眼角膜肿物切除术并深板层角膜移植术，术后局部以及全身抗感染、预防感染等处理，定期复查。

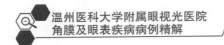

3. 术后 1 周、2 周、1 个月、3 个月、半年定期复查观察角膜植片愈合情况，适时拆线，密切关注后续视力变化。

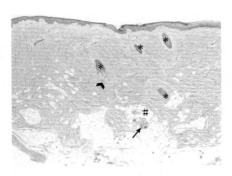

纤维组织中见分化成熟的皮脂腺腺泡（↶）、毛囊（ * ）、汗腺腺泡（→）与脂肪组织（#），表面被覆角化的复层鳞状上皮（HE×40）。

图 41 -2　病理图片

第 60 天

分析：右眼植片在位透明，结膜缝线松弛，前房深、清，晶状体透明。在全身麻醉下进行角膜拆线，术后予抗排斥及预防感染治疗（图 41 -3）。

拆线后处方：0.1% 玻璃酸钠滴眼液 OD qid；0.1% 氟米龙滴眼液 OD tid；加替沙星眼用凝胶 OD qid；0.1% 他克莫司滴眼液 OD bid。

第 67 天

变化：右眼颞下角膜植片在位，缝线已拆除；右眼检影验光 +2.00/ -3.00×15，左眼检影验光 +0.25；余未见异常（图 41 -4）。

分析：患者缝线拆除后愈合可，但散光较大，建议待患儿学会看视力表后明确是否存在弱视。

处方：0.1% 玻璃酸钠滴眼液 OD qid；0.1% 氟米龙滴眼液 OD tid；0.1% 他克莫司滴眼液 OD bid。

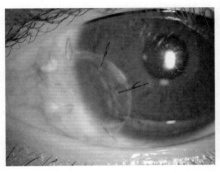
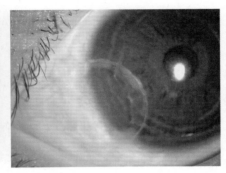

图 41 - 3　第 60 天右眼
眼前段照相

图 41 - 4　第 67 天右眼
眼前段照相

第 180 天

变化： VAsc：OD 0.2 - ， OS 0.6；VAcc：OD +4.50/ -2.00 ×
15 = 0.4， OS +0.75/ -0.50 × 180 = 1.0；右眼颞下角膜植片在位，
其他眼部情况无殊（图 41 - 5）。

分析： 角膜植片透明，需及时屈光矫正戴镜并进行弱视训练。

处方： 0.1% 氟米龙滴眼液 OD bid 维持滴用 1 年，期间需监测
眼压，如果有增高，换成 0.1% 他克莫司滴眼液 OD bid。配戴眼镜，
每日遮盖左眼进行弱视训练，根据视力恢复情况及时调整训练
方案。

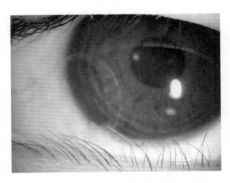

图 41 - 5　第 180 天右眼眼前段照相

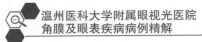

病例分析

【病例特点】

1. 婴幼儿，出生时即发现眼表肿物，短时间内肿物无明显增大。

2. 肿物位于颞下方角巩膜交界处，边界清晰，表面少量毛发。

3. 肿物除影响外观外，还可能造成角膜不规则散光，影响视觉发育，造成弱视。

【诊断思路】

角膜皮样瘤需要与以下疾病鉴别。

1. Goldenhar 综合征：此征为先天性异常，病因不清，60% 患儿为男性，有遗传倾向。除了皮样瘤之外，通常还伴有三联征，包括副耳、上眼睑缺损以及腰椎异常。还可伴有心脏畸形、脑脊膜膨出、足畸形、巨口、外耳道闭锁等。

2. 角膜皮样囊肿：是一种先天性角膜异常。位置多位于内侧睑裂区角膜缘，境界清晰，一般约数毫米大小，呈黄色、有光泽、有弹性的隆起物。组织学上其囊壁最内层为上皮，外层为真皮及皮下组织。囊腔内容物为皮脂腺分泌物及脱落的过度角化的上皮细胞。而角膜皮样瘤病理学检查表面为复层鳞状上皮，其下有大量胶原纤维以及脂肪组织，可见有皮脂腺及毛发，并有新生血管，且无囊腔，从组织学上较好区分。

3. 角膜恶性肿瘤：包括角膜原位癌、角膜鳞状上皮细胞癌等。角膜原位癌，病程进展缓慢，好发于角巩膜缘部，常伴有伞状边缘浸润灶向中央扩展，界线清楚，可局限生长，也有少数起初便生长在角膜中央。角膜鳞状上皮细胞癌是一种眼表原发性恶性肿瘤，好发于中老年患者的睑裂处角膜缘，好发于颞侧。临床表现多为角巩膜缘宽大的肿瘤，底部在角巩膜缘，尖端转向结膜面，病灶发生在上皮基底膜，随着病程进展，肿瘤表面可成疣状或菜花状，肿瘤表面血管丰富，触之易出血，生长较快，往往可穿透全层巩膜和角膜后弹力层。

【治疗思路】

1. 对于年龄过小（＜1 岁）不耐受手术且肿物长在角膜周边不影响视力的患儿，可随访观察，待年龄稍大后再进行手术，建议 3 岁以前行手术治疗。对生长达角膜中央且影响视力的皮样瘤，建议 6 个月内进行手术切除并行角膜移植术以防弱视。

2. 对可进行手术患者，根据肿瘤分级及时进行手术治疗。目前临床上多采用角膜肿物切除合并板层角膜移植术，若肿瘤侵犯较深可行穿透性角膜移植术，术后及时矫正角膜散光以预防弱视的发生，并行定期复查。

【疾病介绍】

角膜皮样瘤是一种先天性遗传眼病，大约为十万分之一的发病率，约占结膜和角膜肿瘤的 3%。该病是胚胎时期胚裂闭合过程中由表皮及其附件嵌入组织所形成，是一种类似肿瘤的先天性眼病，属于典型的迷芽瘤，常于幼年发生，一般为单眼发病，双眼发病较为罕见。肿瘤多发于颞下方角膜缘处，生长较小时患儿视力一般不受影响，当肿物随着年龄增长而逐渐增大，侵犯瞳孔区时则会影响视力，向深部侵及基质全层甚至长入前房应及早行手术治疗。

临床多表现为一圆形、扁平、黄色或粉红色小山丘状的肿瘤。

笔记

肿物表面可见毛发，内含纤维、脂肪组织、毛发、血管等，其生长速度很慢甚至为静止状态。多位于角巩膜缘颞下或颞侧，常以角巩膜缘为中心骑跨生长，一半位于角膜上，侵及角膜基质，一半在巩膜上；偶有发生于角膜中央者，但也可发生在角膜的任何部位，肿瘤常常造成角膜的散光，随着肿瘤的生长，散光逐渐增大，造成视力下降甚至弱视。按照肿瘤的解剖结构其可分为三级：1 级是指病灶位于角膜缘处，且直径小于 5 mm 的浅层肿物，可导致屈光参差性弱视、散光及邻近肿物处角膜扁平；2 级是指病灶覆盖部分角膜且延伸至角膜基质深层但未达到后弹力层；3 级是指病灶覆盖整个角膜并进入前房延伸至虹膜色素上皮。

治疗上，若患者年龄过小及肿瘤生长在周边时，可观察治疗定期复查，建议在 3 岁之内切除肿瘤。若肿瘤生长在角膜中央部位，则及时进行手术以免影响视力发育。手术方案根据肿物的大小、位置、深度进行分级而定：①对于 1 级皮样瘤，若深度 < 50 μm，直径 < 1 mm，建议行单纯切除术；若深度 < 100 μm，直径 < 1 mm，建议行单纯切除联合羊膜和自体干细胞移植术；②对于 2 级皮样瘤，建议行切除联合羊膜和自体干细胞移植术或深板层角膜移植术。③对于 3 级皮样瘤，建议行穿透性角膜移植和眼前部眼表重建术。术后定期复查，关注移植物排异现象及视力恢复情况，需要时配镜纠正散光，以免形成弱视。

🏥 病例点评

角膜皮样瘤常出生即发现，皮样瘤可引起严重不规则散光从而影响视力发育，及时采取手术治疗对于幼年患儿的视力发育至关重要。应当注意的是，完美的手术并非皮样瘤治疗的终点，还应当关注后续视力发育变化。需及时矫正散光，预防弱视的发生；对于已经存在弱视的患儿，应当积极进行弱视训练。

参考文献

1. ZAIDMAN G W , JOHNSON B, BROWN S I. Corneal transplantation in an infant with corneal dermoid [J]. am J Ophthalmol, 1982, 93(1), 78 – 83.

2. YAO Y, ZHANG M Z, JHANJI V. Surgical management oflimbal dermoids: 10-yearreview [J]. Acta Ophthalmol, 2017, 95(6), e517 – e518.

3. CHO W H, SUNG M T, LIN P W, et al. Progressive large pediatric corneal limbal dermoidmanagement with tissue glue-assisted monolayeramniotic membrane transplantation: a case report [J]. Medicine (Baltimore), 2018, 97(46), e13084.

4. PIROUZIAN A. Management of pediatric corneal limbal dermoids [J]. Clin Ophthalmol, 2013: 607 – 614.

5. 冯丽, 张月铃, 王丽英. 先天性双眼角膜皮样瘤羊膜覆盖治疗一例 [J]. 中国斜视与小儿眼科杂志, 2005, 31(4).

6. 杨忠昆, 朱勤, 胡竹林. 显微镜下瘤体切除联合新鲜羊膜覆盖治疗幼儿角膜皮样瘤. 样瘤临床眼科杂志, 2010, 18(5): 443 – 445.

（马慧香　陈蔚　整理）

病例 42　眼表鳞状上皮肿瘤

病历摘要

【基本信息】

患者，女性，76 岁。

主诉：发现右眼新生物 3 个月，增大 1 个月。

【病史】

患者于 3 个月前发现右眼新生物，偶有眼红，伴眼痒，无眼痛、视力下降、畏光流泪等不适。1 个月前发现右眼新生物呈渐进性增大，无其他明显不适。既往体健，无眼部和全身用药史。

【专科检查】

VAsc：OD 0.4，OS 0.5；眼压：OD 8.3 mmHg，OS 13.3 mmHg。双眼泪道冲洗通畅，压之无脓；右眼鼻侧球结膜见胶质状新生物，侵入 2 点—4 点位方向角膜约 4 mm，余角膜透明，晶状体混浊，余无殊（图 42 - 1）；左眼晶状体混浊，余无殊。结膜上皮高度增生（图 42 - 2A），细胞层次增多，排列紊乱，累及上皮层下 1/3 以内，核大小不等，部分细胞核核仁明显，具有异型性，可见病理性核分裂（图 42 - 2B 处箭头）。诊断：（右眼结膜）低级别上皮内癌变（轻度异型增生）。

【诊断】

右眼角膜结膜肿物；双眼年龄相关性白内障。

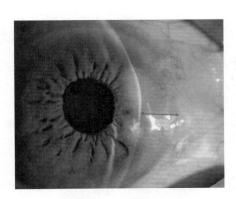

图 42－1　眼前段照相

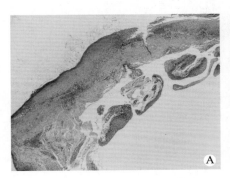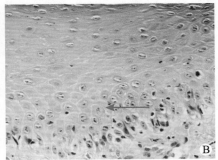

图 42－2　病理图片（A. HE×40；B. HE×200）

【治疗及随访】

第 1 天

治疗：予局部麻醉下右眼角膜结膜肿物切除并自体结膜移植术，术中切除物送病理学检查。术后予玻璃酸钠滴眼液 OD qid，左氧氟沙星滴眼液 OD qid，泼尼松龙滴眼液 OD qid。

第 7 天

变化：患者术后第 7 天复诊，右眼结膜稍充血，切口缝线在位，无松脱，角膜透明（图 42－3）。

分析：患者术后恢复可，予拆除缝线。

处方：0.1% 氟米龙滴眼液 OD tid；0.1% 玻璃酸钠滴眼液 OD qid；0.5% 左氧氟沙星滴眼液 OD qid。

笔记

第 45 天

变化： 右角膜透明，植片愈合良好（图 42-4）。

分析： 患者目前无殊，继续观察。

处方： 0.1% 氟米龙滴眼液 OD tid；0.1% 玻璃酸钠滴眼液 OD qid。

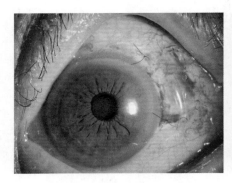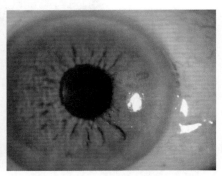

图 42-3　第 7 天右眼　　　　　　图 42-4　第 45 天右眼
　　眼前段照相　　　　　　　　　　眼前段照相

第 210 天

变化： 右眼 12 点—2 点位角膜见胶质新生物（图 42-5）。

分析： 角膜缘处角膜结膜上皮内癌变复发；患者此时肿物较小，呈现刚复发状态，可以选择药物控制和治疗。

处方： 重组人干扰素 α-2b 滴眼液 OD q2h；0.1% 玻璃酸钠滴眼液 OD qid。

第 240 天

变化： 右眼上方角膜胶质状肿物消失（图 42-6）。

分析： 使用干扰素 1 个月后肿物消失，为防止肿物再次复发，需要继续使用干扰素 2 个月巩固治疗。

处方： 重组人干扰素 α-2b 滴眼液 OD qid；0.1% 玻璃酸钠滴眼液 OD qid。

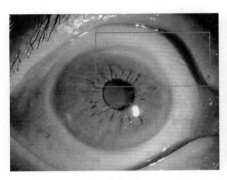
图 42 −5 第 210 天右眼
眼前段照相

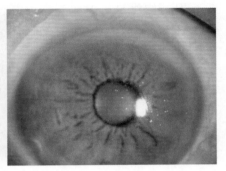
图 42 −6 第 240 天右眼
眼前段照相

病例分析

【病例特点】

1. 患者为老年女性，发现右眼新生物 3 个月，增大 1 个月。

2. 结膜胶质状新生物，侵入角膜。

3. 手术切除后复发，干扰素治疗后好转。

【诊断思路】

眼表肿物表现形式多样，最终需要通过病理学检查确诊。在病理学诊断之前，需要与以下疾病相鉴别。

1. 翼状胬肉：翼状胬肉为从结膜向角膜生长的三角形病灶，头部前方边缘的角膜上皮有一些脂质性改变，伴有充血和粗大血管。

2. 结膜乳头状瘤：乳头状瘤可发生于结膜表面任何部位，病变中央有血管核心，光照通过透明的表面可以观察到下方的毛细血管，发生在角膜缘时会有血管翳，一般不侵犯角膜。

【治疗思路】

1. 手术治疗：当肿物范围局限，可采用手术切除肿物，手术

笔记

治疗既能提供准确的组织学诊断，又能快速切除肿瘤。手术需保证切口边缘肿瘤细胞阴性，同时最大限度地保留健康组织。推荐使用非接触肿瘤切除技术，切除的范围在肿瘤组织边界外 4 mm，同时对切缘进行冷凝，后可采用自体结膜移植或羊膜移植术覆盖裸露的巩膜。

2. 药物治疗：考虑到手术可能存在角膜缘干细胞缺乏、结膜瘢痕形成等风险，局部药物治疗已经逐渐成为外科手术的一种替代和辅助疗法。最常用的药物是重组人干扰素 α-2b、5-氟尿嘧啶和丝裂霉素 C，其中干扰素 α-2b 具有抗血管生成、抗恶性肿瘤细胞增殖、免疫调节等作用，逐渐成为药物治疗的首选药物。

3. 联合治疗：对于首发病例，手术与局部药物联合治疗可减少复发率，但仍需更长时间的随访研究。

【疾病介绍】

眼表鳞状上皮瘤（ocular surface squamous neoplasia，OSSN）是一种宽泛的学术用语，包括一系列角膜和结膜病变，从结膜上皮内癌变（conjunctival intraepithelial neoplastic lesions，CIN）到角膜结膜侵袭性鳞状细胞癌（squamous cell carcinoma of conjunctiva and cornea，SCC）。CIN 局限于上皮层，基底膜完整；当发育异常的上皮细胞突破基底膜在结膜下间隙扩散时，即为 SCC。95% 的 CIN 发生在睑裂区的角膜缘，大部分为半透明或胶冻状的结膜增厚，可累及角膜表面。SCC 发生率较 CIN 低，病灶与 CIN 类似，但隆起更高，常发生于角膜缘，外观呈胶冻状、半透明、黏膜白斑样或乳头状，常常有更大的滋养血管长在表层巩膜且难以移动。

OSSN 常起源于角膜缘，病变多局限于睑裂，与太阳照射的区域相对应，且是一种局限性和缓慢生长的肿瘤，它很少侵犯鼻窦、眼眶和球内。据报道，OSSN 的发病率为每 10 万人中 0.13 ~ 1.9 人，而且随着地理位置的不同而不同，与日照较少的地区相比，日照较多的地区（如非洲）发生 OSSN 的概率更高。其危险因素包括环境和遗传因素，其中紫外线辐射的危险因素最强。与皮肤恶性肿瘤一样，紫外线可以损伤 DNA 并导致促癌突变的发生，其他如人乳头瘤病毒、艾滋病病毒、吸烟、维生素 A 缺乏、眼表慢性损伤或炎症等都与 OSSN 有关。OSSN 在临床上多表现为各种形状的角膜结膜肿物。组织病理学检查是 OSSN 诊断的金标准，其他检查方法如脱落细胞学检查、共聚焦显微镜检查以及高分辨率 OCT 检查等均可辅助诊断。对于 OSSN 的治疗主要是早发现、早干预，一旦明确了病变的范围，就需要考虑手术和（或）药物治疗。早期干预治疗后，此病的预后好。

病例点评

对于眼表鳞状上皮肿瘤，早期肿瘤形态不典型，易被忽视而导致肿瘤进展。尤其是年轻医师遇到范围局限、外观不典型的肿瘤时，需要鉴别翼状胬肉、睑裂斑及其他良性肿瘤，此时手术切除肿物并对切除物进行病理学检查是必要的。此外，眼表鳞状上皮肿瘤切除后易复发，患者的定期随访和重组人干扰素 α-2b 等药物的合理运用能够降低肿瘤的复发率。

参考文献

1. GICHUHI S, SAGOO M S, WEISS H A, et al. Epidemiology of ocular surface squamous neoplasia in Africa [J]. Trop Med Int Health, 2013, 18 (12): 1424 – 1443.

2. DANDALA P P, MALLADI P, KAVITHA. Ocular surface squamous neoplasia

（OSSN）：a retrospective study［J］. J Clin Diagn Res, 2015, 9（11）：NC10 – NC13.

3. SEMENOVA E A, MILMAN T, FINGER P T, et al. The diagnostic value of exfoliative cytology vs histopathology for ocular surface squamous neoplasia［J］. Am J Ophthalmol, 2009, 148（5）：772 – 778.

4. AL BAYYAT G, ARREAZA-KAUFMAN D, VENKATESWARAN N, et al. Update on pharmacotherapy for ocular surface squamous neoplasia［J］. Eye Vis（Lond）, 2019, 6：24.

5. 李经纬，杨燕宁. 眼表鳞状上皮瘤研究进展［J］. 国际眼科杂志,2018, 18（6）：1047 – 1050.

（姜丹　秦晓怡　整理）

病例 43　原发性获得性黑色素沉着症

病历摘要

【基本信息】

患者，男性，45 岁。

主诉： 发现左眼鼻侧眼白发黑 10 年余。

【病史】

患者 10 年前发现左眼鼻侧眼白褐色包块，无眼红眼痛、眼前黑影飘动、视物变形等不适，未予重视，未在当地医院就诊。10 余年来包块稍增大。现自觉影响美观，就诊于我院门诊。

【专科检查】

VAcc：OD 0.8，OS 0.9；眼压：OD 13.1 mmHg，OS 9.7 mmHg。双眼泪道通畅。左眼鼻侧球结膜见 7 mm×6 mm 扁平褐色色素沉着，色素表面光滑，边界清晰，可随结膜推动，角膜明，前房中深，周边前房约 1 CT，房水清，虹膜纹理清晰，无震颤，瞳孔圆，直径约 3 mm，直接、间接对光反射灵敏，晶状体透明（图 43 - 1）。眼底：视盘界清，色淡红，C/D 约 0.3，血管走行可，视网膜平伏，黄斑中心凹反光未见。右眼无殊。

【诊断】

左眼结膜色素沉着（性质待查）。

【治疗及随访】

1. 告知患者疾病特点及预后。

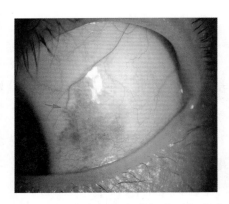

鼻侧球结膜见 7 mm×6 mm 扁平褐色色素沉着，色素表面光滑，边界清晰，可见滋养血管（箭头），球结膜轻度充血，角膜透明。

图 43-1　左眼术前眼前段照相

2. 排除相关手术禁忌证后行左眼结膜肿物切除 + 自体结膜移植术，外送局部切除组织活检及病理学检查，病理切片提示结膜上皮基底细胞胞浆内含棕褐色色素颗粒，细胞未见异型，诊断为原发性获得性黑色素沉着症（图 43-2）。

3. 术后用药：0.5% 左氧氟沙星滴眼液 OS qid；妥布霉素地塞米松滴眼液 OS q2h；0.1% 玻璃酸钠滴眼液 OS q2h。

4. 术后第 10 天随访眼前段照相示色素沉着区切除完整，结膜植片平伏，缝线在位（图 43-3）。

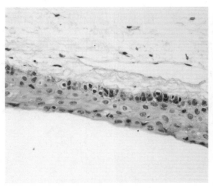

光镜下，结膜上皮基底细胞胞浆内含棕褐色色素颗粒，细胞未见明显异型性（HE×200）。

图 43-2　左眼病理切片

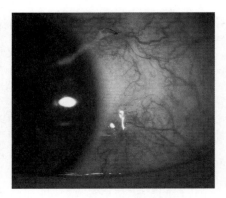

图 43-3　术后第 10 天
左眼眼前段照相

笔记

5. 术后门诊定期复查，不适随诊。

病例分析

【病例特点】

1. 中年男性，发现左眼鼻侧眼白发黑 10 年余。

2. 专科检查：左眼鼻侧球结膜见 7 mm×6 mm 扁平褐色色素沉着，色素表面光滑，边界清晰。

3. 病理检查提示左眼结膜上皮基底细胞胞浆内色素沉着。

【诊断思路】

1. 对于有相关结膜改变的患者，应详细询问病史，重点关注发病时间以及病灶范围有无扩大等。

2. 对不能明确诊断的患者，建议行病理学检查以明确诊断。

3. 范围 >2 个钟点位时建议手术切除，同时行病理学检查。

4. 术后需定期复查观察有无复发。

原发性获得性黑色素沉着症鉴别诊断：本例患者以长期左眼球结膜扁平色素沉着为主要体征，需要与以下疾病鉴别。

（1）结膜色素痣：多在青春期、成年早期发生，通常位于睑裂区角膜缘，色棕色或黄色，边界清楚，扁平或稍隆起，多累及单侧，一般有囊性空腔，可有 <1% 发展为结膜黑色素瘤。本例病灶扁平且无囊性空腔，可与此鉴别。

（2）结膜恶性黑色素瘤：可发生于眼表任何部位，色棕或粉红，呈隆起性结节，边界清楚，多累及单侧，可有血管性结节、扩张的滋养血管，也可无色素，组织学上细胞异型性明显（图 43-4）。本例病灶未见扩张的血管，且组织学上细胞未见明显异型性细胞，可与此鉴别。

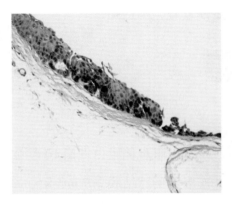

图 43 - 4　结膜恶性黑色素瘤

（3）种族性黑色素沉着病：普遍发生在有色种族，通常双眼患病，极少为单眼受累，扁平的褐色色素沉着分布在结膜上，常累及角膜缘部位，没有恶变可能。

【疾病介绍】

原发性获得性黑色素沉着症是一种结膜上皮层内黑色素细胞增生性病变，多为单侧结膜患病，总体发病率低，好发于中老年患者。表现为弥漫性扁平的棕褐色色素沉着，可涉及角膜和结膜的任一部分，并且无囊性空腔；其临床过程漫长而多变，可比较稳定；局部色素可变深，缓慢向周围扩散；也可迅速增长，变厚或成结节状隆起，发展为恶性黑色素瘤。根据其病理切片检查结果，可分为2种亚型：①典型性；②非典型性。

1. 典型性：增生的黑色素细胞位于结膜上皮基底细胞层内，细胞体积较小，仍为良性细胞形态，一般不会发展为恶性黑色素瘤。

2. 非典型性：黑色素细胞增殖累及结膜上皮基底细胞以外的上皮或全层，细胞呈明显的不典型性，细胞体积增大，有显著的核仁，13% 可发展为恶性黑色素瘤。

原发性获得性黑色素沉着症的具体病因目前尚未清楚，可能与黑色素细胞的异常活化有关。

对于原发性获得性黑色素沉着症的治疗，主要根据其亚型及病灶范围：若病灶范围<1 点位，建议 6 个月观察 1 次；若病灶范围为 1 点—2 点位，建议切除；若病灶范围 >2 个钟点位，建议行手术切除及冷冻治疗，并行病理学检查；对于复发性或者有恶变倾向的患者，需行手术切除并局部使用丝裂霉素 C、重组人干扰素 α-2b 等药物。

病例点评

原发性获得性黑色素沉着症的发病率并不高，但其体征并无特别明显的特征。因此如何明确诊断，给予及时的治疗显得至关重要，需仔细询问相关病史，仔细观察患者眼部体征，必要时行病理学检查帮助诊断。

参考文献

1. KAO A，AFSHAR A，BLOOMER M，et al. Management of primary acquired melanosis，nevus，and conjunctival melanoma [J]. Cancer Control，2016，23（2）：117 – 125.

2. IP M H，TAT L，CORONEO M T. Primary acquired melanosis treated with combination interferon and retinoic acid [J]. Ophthalmology，2018，125（12）：1994 – 1996.

3. SHIELDS J A，SHIELDS C L，MASHAYEKHI A，et al. Primary acquired melanosis of the conjunctiva：experience with 311 eyes [J]. Trans Am Ophthalmol Soc，2007，105：61 – 71.

4. RUSSELL H C，CHADHA V，LOCKINGTON D，et al. Topical mitomycin C chemotherapy in the management of ocular surface neoplasia：a 10-year review of

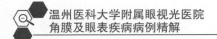

treatment outcomes and complications［J］. Br J Ophthalmol, 2010, 94（10）: 1316 – 1321.

5. HEROLD T R, HINTSCHICH C. Interferon alpha for the treatment of melanocytic conjunctival lesions［J］. Graefes Arch Clin Exp Ophthalmol, 2010, 248(1): 111 – 115.

（李锦阳　秦晓怡　整理）

第十章
角膜先天性异常

病例44　先天性角膜巩膜化

病历摘要

【基本信息】

患者，女性，11个月。

主诉： 发现双眼眼黑发白11个月。

【病史】

患儿自出生睁眼后，家长发现患儿双眼黑珠发白，眼距宽，无眼部分泌物增多、眼红等。患儿足月剖宫产，出生后发现"心间隔缺损"，未行手术治疗；发现多发畸形，双侧足六趾畸形（左侧六趾畸形已截除），右手大拇指外侧可见小赘生物。父母和一兄健康。否认类似疾病及家族遗传疾病史。

【专科检查】

视力：检查不配合，有追光反应；眼压：双眼指测 Tn；双眼眼距宽，约 70 mm；手持裂隙灯下检查：双眼内眦赘皮，眼球震颤，双眼结膜无充血，角膜呈白色混浊，表面光滑并且血管化，周边区混浊较角膜中央更致密，角膜和巩膜之间界限不清。余窥不入。

【辅助检查】

（1）双眼 B 超提示后极部球壁局部后凸，余未见明显异常（图 44 - 1）。

（2）心超：房间隔膨胀瘤形成伴多处缺损（Ⅱ孔型），卵圆孔未闭。

（3）胸片：两肺、心、膈未见明显异常。

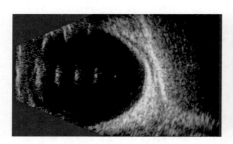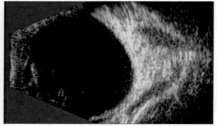

图 44 - 1　双眼 B 超

【诊断】

双眼先天性角膜巩膜化；双眼后巩膜葡萄肿；双眼眼球震颤；双眼内眦赘皮。

【治疗及随访】

第1天

全身麻醉下行"左眼穿透性角膜移植术"，术中用回弹式眼压计测量双眼眼压：OD 18.7 mmHg，OS 20.8 mmHg；测量角膜直径约 10 mm（图44-2，图44-3）。

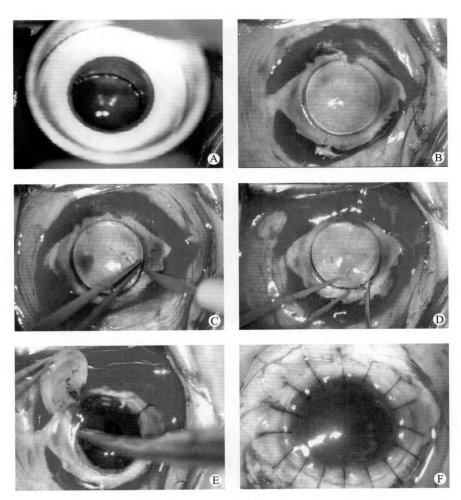

A. 6 mm 手动环钻钻切角膜组织。B. 角膜组织被钻切后的外眼像。C. 15°刀从鼻侧沿切缘刺穿植床。D. 注入黏弹剂形成前房。E. 剪除植床病灶，见虹膜疏松，颞侧及颞下方部分虹膜前粘连，瞳孔尚圆，直径 2 mm，晶状体透明。分离前粘连虹膜。F. 角膜植片（直径 6.75 mm）10-0 缝线间断缝合 16 针于角膜植床并埋线。

图 44-2　左眼穿透性角膜移植术

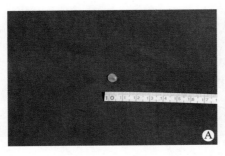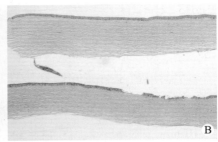

A. 角膜标本。B. 角膜标本的组织病理学显示：角膜基质与巩膜形态上相似，胶原纤维排列无规律，基质板层的精确排列消失；深部胶原纤维直径较前部细，前部像典型的巩膜纤维（HE×40）。

图44-3 角膜标本病理学检查

分析

（1）婴幼儿穿透性角膜移植手术难度较大，不仅眼球壁非常软，容易塌陷，而且解剖标志线和成人不同，需要注意。必要时使用巩膜固定环。

（2）婴幼儿前房较浅，特别对于先天性病例而言，存在虹膜或晶状体与角膜粘连的可能，所以建议使用手动环钻钻切，而且不能钻切全层，剩余的部分使用尖刀做穿透性操作，以免触碰到晶状体。

（3）在本病例中，看到周边虹膜角膜粘连的情况，可以在切除病灶时进行分离，也可以在环钻钻切前于周边前房注入黏弹剂，对粘连进行钝性分离。在处理虹膜前粘连时，需要尽量避免或减少虹膜出血。

（4）供体植片尽量选择上皮完整，内皮细胞高密度的供体，这样可以提高移植成功率。因为先天性病例的前房很浅，应选择至少比植床大0.5 mm的植片，但是大植片会增加屈光度数，对于有晶状体眼会引起高度近视，因此需权衡考量。该病例选择比植床大0.75 mm的植片。

（5）术后早期需予以抗生素和激素。因患儿术后不能表达因眼部感染导致的不适，因此预防性抗生素使用的时间需比成人长。儿童术后眼部的炎症反应会较成人重，早期需加强眼部激素的用量和时间，而且要长期联合应用能穿透进入前房的他克莫司滴眼液。患儿术后前房炎症也会较重，需要使用睫状肌麻痹剂来减轻炎症反应和瞳孔活动。同时，儿童术后早期的角膜上皮缺损比较常见，可予以人工泪液滋润眼表促进上皮修复。

处方：0.5% 左氧氟沙星滴眼液 OS qid；妥布霉素地塞米松滴眼液 OS q2h；妥布霉素地塞米松眼膏 OS qn；0.1% 玻璃酸钠滴眼液 OS q2h；复方托吡卡胺滴眼液 OS bid；头孢克洛干混悬剂 0.125 g po tid；阿昔洛韦分散片 0.05 g po qid。

第 2 天

变化：视力检查不配合，有光的跟随运动；回弹式眼压计测量眼压：OD 12.2 mmHg，OS 19.7 mmHg。手持裂隙灯下检查示左眼结膜稍充血，角膜植片在位，缝线对合良好，切口无渗漏，植片稍水肿，前房深度可，隐见瞳孔药物性散大，直径约 6 mm，晶状体透明。直接检眼镜下查眼底隐见眼底红光反射，余窥不入。

分析：儿童角膜移植术后早期容易出现上皮缺损、切口渗漏、高眼压等并发症。可通过回弹式眼压计测量眼压、前房深度来间接评判切口的渗漏与否。该患儿未见上皮、切口和眼压等方面的异常。

处方：继续维持原用药治疗。

第 3 天

变化：回弹式眼压计测量眼压示 OD 15.3 mmHg，OS 19.4 mmHg。手持裂隙灯下检查：左眼结膜充血减轻，角膜水肿减轻。

分析：患儿未出现感染现象，全身预防感染治疗 3 天后可停用。眼部炎症逐渐减轻，激素使用频率降低，改用并发症较小的氯替泼诺混悬滴眼液。

处方：他克莫司滴眼液 OS qid；停头孢克洛干混悬剂 0.125 g po tid；停妥布霉素地塞米松眼膏 OS qn；停妥布霉素地塞米松滴眼液 OS q2h；改为氯替泼诺混悬滴眼液 OS q2h；余继续维持原治疗。

【随访】

变化：患儿术后 1 周出院，术后半个月随访 1 次，而后维持每个月复查 1 次的频率。角膜透明，眼压正常。术后 1 个月验光结果：-17.00，嘱斜弱视专科定期随访。

分析：儿童角膜移植术的成功率低于成人，有研究指出，在各种病因角膜移植病例中，术后 1 年植片透明率约为 80%，术后 2 年为 67%。建议术后每周 2 次复查的频率，婴儿持续到术后 6 周，儿童要持续到术后 2 周。之后每 2 周复查 1 次，持续 8 ~ 12 周。接着每月复查 1 次，持续 6 个月（图 44-4）。再之后每 2 个月复查 1 次，持续到术后 1 年。术后随访需要关注缝线的松紧、排斥反应、眼内感染、眼压变化、屈光和弱视矫正等情况。为减少炎症和排斥发生率，局部激素需保持维持量，年龄越小，激素的持续使用越重要。

处方：0.5% 左氧氟沙星滴眼液 OS qid 使用至术后一个半月；氯替泼诺混悬滴眼液 OS qid 使用至术后 1 个月，改为 bid 使用 1 个月，2 个月后改为 qd 至术后 6 个月，之后改为每周 2 ~ 3 次；他克莫司滴眼液（脂溶性）OS q2h 使用至术后 1 个月，改为 qid 使用 1 年，tid 长期维持；0.1% 玻璃酸钠滴眼液 OS qid；在术后 2 个月时，在全身麻醉下进行左眼拆线，未出现缝线断裂。

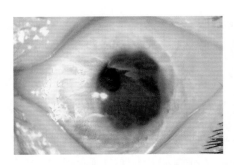

左眼结膜无充血，角膜植片透明，鼻侧局部巩膜化异常愈合。

图44-4　角膜移植术后6个月左眼眼前段照相

病例分析

【病例特点】

1. 女性患儿，1周岁，自出生起发现双眼黑眼珠发白。

2. 患儿存在全身发育异常：眼距宽，存在心间隔缺损、多发畸形等异常。

3. 专科检查：双眼角膜白色混浊、光滑并且血管化，角膜和巩膜之间界限不清。术中发现周边虹膜前粘连，晶状体透明。

4. 标本病理学显示角膜基质与巩膜形态上相似。

【诊断思路】

本病例患儿自出生即出现双眼角膜混浊，伴有全身发育异常，患儿双眼角膜表面光滑、呈白色，周边较显著，不伴有角巩膜缘标志，术中发现周边局部虹膜前粘连。根据患儿的病史、体征，考虑双眼角膜巩膜化的诊断，术后标本病理进一步肯定了该诊断。需要与其他角膜混浊相鉴别。

1. Peters异常：其角膜混浊多局限在角膜中央，虹膜与角膜白斑粘连，晶状体可正常（Ⅰ型）或异常（Ⅱ型），周边角膜一般相对透明。

2. 先天性青光眼：角膜直径增大、呈雾状水肿性混浊，眼球

笔记

扩大，眼压升高，眼压恢复正常后角膜水肿可减轻，透明后有
Haab 纹，晚期可呈永久性混浊。

3. 皮样瘤：呈黄白色血管化结节隆起，多位于角膜缘颞下侧
交界处，可能包含毛囊、皮脂腺和汗腺、平滑肌和骨骼肌、神经、
血管、骨骼、软骨和牙齿。通常单侧发病，可以位于中央，但不累
及大部分周边角膜（存在确切的角巩膜交界），可出现卫星灶。

4. 感染性角膜混浊：各种致病菌（细菌、病毒、真菌等）所
致角膜溃疡后形成白斑，多单眼发病，多有眼红、眼痛病史，病毒
感染者有反复发作史，真菌感染者多有植物性外伤史。

【治疗思路】

1. 对于双眼严重的全角膜巩膜化的患者，可考虑行穿透性角
膜移植术。

2. 术前需完善相关检查，排除手术禁忌证，指导手术方式的
选择和设计。

3. 术前予以局部抗生素滴眼液点眼，预防感染；术后予以局
部及全身抗生素、局部激素、免疫抑制剂等抗感染、预防感染处
理，予以无防腐剂人工泪液润滑眼表。

4. 术后长期使用局部皮质类固醇或结合免疫抑制剂维持治疗，
来提高移植角膜的存活率，并且要防范激素性青光眼的发生，免疫
抑制剂一般选用脂溶性的能进入前房的他克莫司滴眼液。

5. 屈光矫正和弱视治疗需要在术后及时开始，获得最佳潜在
视力。

6. 择期行对侧眼角膜移植术。

【疾病介绍】

硬化性角膜是一种少见的中胚层发育不良，角膜发生部分或全
部硬化的先天异常，病因不明，通常累及双眼，为非对称性、非进

行性、非感染性疾病。约50%病例散发，其余为显性或隐性遗传。隐性遗传者病情较显性遗传者严重。80%的硬化性角膜患者伴有扁平角膜，无性别差异，常可双眼同时发生。硬化性角膜是由于带有结膜血管组织的巩膜组织向角膜边缘延伸而导致角膜边界不清。巩膜化只发生在角膜周边或角膜完全巩膜化。因此，角膜和巩膜之间没有明显的界线。组织病理学显示为角膜前部基质内直径不同的弹力纤维和胶原纤维增多，深部胶原纤维直径较前部细，前部像典型的巩膜纤维。

硬化性角膜可以是一种孤立的疾病，也可以是全身综合征的一部分。患者可能有相关的精神发育迟缓、耳聋，以及颅面部、指（趾）和皮肤异常，或伴有其他眼部异常包括小眼球、虹膜角膜粘连、永存瞳孔膜、房角和虹膜发育不全、先天性青光眼、缺损和对侧眼角膜胚胎环等。

Waring等人将硬化性角膜分为四类：单独的周边硬化性角膜、扁平硬化性角膜、硬化性角膜伴前房分裂异常和完全硬化性角膜。单独的周边硬化性角膜除外周外没有其他异常。扁平硬化性角膜是指角膜硬化使角膜曲线变平，屈光力降低，从而导致高度远视。硬化性角膜伴前房分裂异常与Peters异常相关，伴有潜在的虹膜或晶状体与角膜粘连。完全硬化性角膜是最常见的导致先天性角膜混浊的类型，角膜完全不透明以及血管化，通常在周围较明显，中央较稀疏。

如果单眼发作，最好随访。如果是巩膜化的角膜在周边，通常不需要治疗，用眼镜矫正屈光不正。如为双眼严重的完全硬化性角膜，则考虑选择穿透性角膜移植或人工角膜。但是与Peters异常相比，硬化性角膜预后更差。

🏥 病例点评

外科医生在尝试手术之前应该了解任何潜在的解剖异常，在眼前节不容易观察到的情况下，超声生物显微镜检查、前节 OCT、B 超等有助于显示潜在的相关结构异常，比如发现并存的眼部畸形包括小眼球、浅前房、虹膜或晶状体等异常。对于小龄的儿童（特别是 <4 岁），无法做到每次检查都全面和完善，因此，发现有意义的症状和体征很重要。

双侧严重完全硬化性角膜应行穿透性角膜移植手术，为患者提供恢复视力的可能。尽管该类患者角膜缘边界不清晰，但并不意味着角膜缘功能受损，所以不需要进行角膜缘移植。穿透性角膜移植手术成功率不甚理想，失败的主要原因为高发生率的术后免疫排斥反应及角膜再次新生血管化或巩膜化。受体年龄（<3 岁）是移植排斥的高危因素。术后需密切随访，高频繁地使用局部激素或免疫抑制剂可能有助于提高移植物的存活率。出生后的前 18 个月是正视化最活跃的阶段，即使手术在 12 ~ 18 个月时失败，早期视功能的部分恢复对眼球的发育和婴幼儿的整体发育都有深远的影响。

参考文献

1. 曼尼斯. 角膜 [M]. 史伟云，译. 4 版. 北京：人民卫生出版社，2018：216 – 218.

2. FECAROTTA C M, HUANG W W. Pediatric genetic disease of the cornea [J]. Journal of Pediatric Genetics, 2014, 3(4)：195 – 207.

3. KIM Y W, CHOI H J, KIM M K, et al. Clinical outcome of penetrating keratoplasty in patients 5 years or younger：peters anomaly versus sclerocornea [J]. Cornea, 2013, 32(11), 1432 – 1436.

（谢荷　陈蔚　整理）

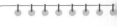

病例 45　Peters 异常

病历摘要

【基本信息】

患者，男性，9 月龄。

主诉：发现左眼黑发白 9 个月。

【病史】

患者 9 个月前出生时出现左眼黑发白，无眼红，无眼部分泌物增多，无揉眼。于外院就诊，诊断为"左眼先天性角膜白斑"，未予治疗。患者 4 个月前于外院因"右眼 Peters 异常"行"右眼穿透性角膜移植"。2 个月前于外院行"右眼角膜缝线拆除术"。足月产，有吸氧史。父母、一兄、一姐均健康，否认类似疾病及家族遗传病史。

【专科检查】

VAsc OD 追光反应存，OS 追光反应存；双眼光定位不配合，眼压测量不配合；右眼结膜无充血，角膜植片居中、基本透明，缝线已拆，周边角膜白色混浊，前房清，虹膜大部分缺损，晶状体中央区混浊，余不配合；左眼结膜无充血，角膜中央及下方可见大片白色混浊，约 5 mm × 5 mm，血管翳长入，晶状体及眼底无法窥入（图 45 - 1 ~ 图 45 - 3）。

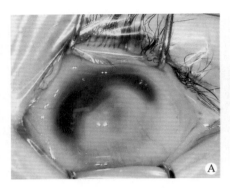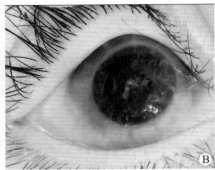

A. 左眼结膜无充血，角膜中央及下方可见大片白色混浊，范围约 5 mm ×
5 mm，伴血管翳长入。B. 右眼角膜植片居中、基本透明，周围角膜白色混浊，
虹膜大部分缺损，晶状体中央区混浊。

图 45 - 1　双眼眼前段照相

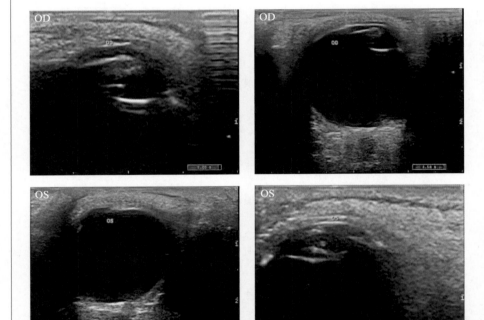

双眼前房较浅，晶状体内可见点团状回声，右眼晶状体中央区似前突，双眼
玻璃体腔内未见明显异常回声，球壁形态基本平整，球后脂肪垫及眼外肌未见明
显异常回声。

图 45 - 2　双眼 B 超

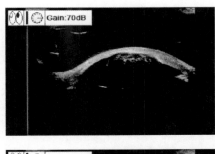
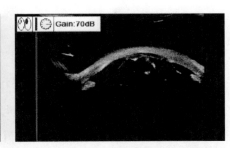
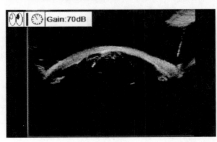
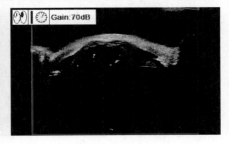

左眼角膜回声异常，晶状体混浊，晶状体、角膜后粘连，虹膜形态常。

图 45 –3 左眼超声生物显微镜检查

【诊断】

双眼先天性角膜混浊（Peters 异常Ⅱ型）；右眼角膜移植术后；双眼先天性白内障。

【治疗及随访】

第 1 天

分析：患者本次入院后完善眼部及全身相关术前检查，排除手术禁忌后于全身麻醉下行"左眼穿透性角膜移植＋左眼白内障囊外摘除术＋右眼小切口白内障囊外摘除术"。

处方：0.5% 左氧氟沙星滴眼液 OU qid；0.1% 玻璃酸钠滴眼液 OU q2h；妥布霉素地塞米松滴眼液 OS q2h；妥布霉素地塞米松眼膏 OS qn；阿昔洛韦分散片 0.05 g po qid；硫酸阿托品凝胶 OS qid；0.1% 他克莫司滴眼液（脂溶性）OS bid；头孢克洛干混悬剂 0.125 g po tid。

第 30 天

变化：VAsc OD 追光反应存，OS 追光反应存；光定位不配合，可抓取眼前物体；眼压测量不配合。右眼结膜无充血，角膜植片透明，对合良好，周边角膜白色混浊，余不配合；左眼结膜无充血，角膜植片植床对合良好，植片透明，缝线无松脱，下方植床白色混浊（图 45 - 4），余不配合。

处方：0.5% 左氧氟沙星滴眼液 OS qid 使用至术后 1.5 个月；氯替泼诺混悬滴眼液 OS qid 使用至术后 1 个月，改为 bid 使用 1 个月，2 个月后改为 qd 使用至术后 6 个月，之后改为每周 2 ~ 3 次；他克莫司滴眼液（脂溶性）OS q2h 使用至术后 1 个月，后改为 qid 使用 1 年，tid 长期维持；0.1% 玻璃酸钠滴眼液 OS qid。

第 60 天

变化：VAsc OD 追光反应存，OS 追光反应存；光定位不配合，可抓取眼前物体；眼压测量不配合。右眼结膜无充血，角膜植片透明，对合良好，周边角膜白色混浊，余不配合；左眼结膜无充血，角膜植片植床对合良好，植片透明，缝线已拆除，1—8 点位见少量血管翳长入（图 45 - 5）。

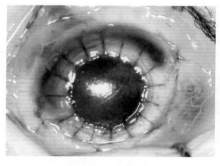 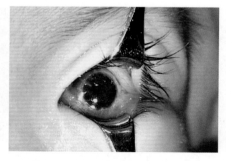

图 45 - 4　第 30 天左眼　　　　图 45 - 5　第 60 天左眼
　　眼前段照相　　　　　　　　　　眼前段照相

处方：氯替泼诺混悬滴眼液 OS qd；他克莫司滴眼液（脂溶性）OS qid；0.1% 玻璃酸钠滴眼液 OS qid。

病例分析

【病例特点】

1. 患者为男童，9 月龄，出生时发现双眼眼黑发白。

2. 专科检查角膜白色混浊。

3. 超声生物显微镜检查提示：左眼角膜回声异常，晶状体混浊，晶状体、角膜粘连，虹膜形态异常。

【诊断思路】

本例患者出生时双眼先天性角膜混浊，需要首先鉴别先天性角膜混浊疾病。

1. 先天性内皮细胞营养不良：该病多为常染色体隐性遗传，出生时即发病，双眼呈弥漫性角膜水肿，角膜变厚，可出现程度不同的角膜水肿，尤以中央部明显。常伴内斜视与眼球震颤，角膜横径不大。眼压属正常，很少出现角膜上皮糜烂和大疱性角膜病变。显性遗传较少见，此型出生时角膜透明，在 1 岁左右时发病。角膜水肿缓慢进展，可有疼痛，畏光。

2. 婴幼儿型青光眼：又名水眼，多在 1 岁以内出现症状，常为双侧。该病早期有畏光流泪和眼睑痉挛。角膜水肿，开始时仅角膜上皮水肿，病情进展后，基质层也受累出现混浊。常伴角膜扩大，前房角发育异常。因此眼压升高，导致视乳头凹陷及萎缩。晚期角膜更为混浊，眼球扩大，使前房更深，晶状体韧带变脆弱，出现晶状体半脱位，虹膜震颤，视乳头凹陷明显且不可逆。

3. 代谢紊乱：代谢物质沉积在角膜中，如黏多糖贮积症，可能在婴儿期出现角膜混浊，但在刚出生时很少出现。除此以外眼前段是正常的。

4. 产钳伤：产钳造成的角膜分娩创伤可能会导致 Descemet 膜破裂，并伴有基质性水肿。通常，可以看到内皮上垂直方向线性的平行线。常伴眶周软组织损伤，出生后几天角膜水肿逐渐消退。眼压和角膜大小正常。

结合本病例特点，患者出生后即发现双眼角膜白斑，无眼红、眼部分泌物增多等症状，双眼 B 超提示晶状体混浊。左眼超声生物显微镜检查提示角膜回声异常，晶状体、角膜后粘连，虹膜形态异常。结合上述鉴别诊断要点，目前诊断双眼先天性角膜混浊（Peters 异常Ⅱ型）明确。

【治疗思路】

1. 婴幼儿及儿童时期的先天性角膜混浊为穿透性角膜移植的指征，若患者角膜混浊遮挡视轴，且眼后段检查无明显异常，穿透性角膜移植手术需及早进行，以重建视觉通路，促进视觉发育。针对不同分型的 Peters 异常，治疗原则有所不同。Ⅰ型 Peters 异常的患者治疗可根据角膜病变的深度采取穿透性角膜移植或板层角膜移植；Ⅱ型 Peters 异常患者的治疗需根据房角和晶状体受累情况除采取角膜移植外，根据情况行联合白内障、青光眼手术。

2. 若合并影响视觉通路的白内障，可考虑Ⅰ期联合白内障手术。

3. 评估是否合并青光眼，以进行治疗。

4. 待角膜形态及屈光状态稳定后验光配镜，定期复查。

5. 手术干预的主要目标是重建视觉通路，使视力最大化恢复，将弱视程度降至最低。婴幼儿及儿童术后必须及早进行光学矫正，

笔记

术后早期视觉训练对于防止不可逆的剥夺性弱视是必要的，可以最大限度地刺激视觉发育。此外，良好的术后护理和定期随访，对婴幼儿角膜移植患者尤为重要。

【疾病介绍】

Peters 异常以角膜中央白斑且伴角膜虹膜粘连、后弹力层和内皮缺损为特征。

Peters 异常代表了一系列严重程度不等的疾病，包括从没有相关的全身畸形或眼畸形的单侧病例到伴有小眼球、白内障和多发性全身畸形的双侧病例。Peters 异常有两种形式，一种称为中胚层型（更确切的名称为神经外胚层型）或者Ⅰ型 Peters 异常，该型 Peters 异常是由于中央部虹膜、前房和角膜相关组织的异常发育所致，表现为角膜白斑或伴有角膜虹膜粘连。此型约80%病例双眼发病，半数患者发生青光眼。其他相关异常包括小角膜和硬化性角膜，但很少发生。另一种称为表皮外胚层型或者Ⅱ型 Peters 异常，是由于晶状体泡从表皮外胚层的异常分离所致。该型除Ⅰ型 Peters 异常的特征外，还存在前部白内障（极性、囊膜下性或增殖型）或角膜晶状体粘连。该型通常双眼发病，多伴有眼部和全身严重的表现。50%～70%的患者伴发青光眼，其他相关异常包括小角膜、小眼球、扁平角膜、硬化性角膜、虹膜缺损、无虹膜及房角和虹膜发育不全。Peters 综合征的特征是 Peters 异常合并唇腭裂、身材矮小、耳朵畸形和智力低下等。

在约60%的患者中，Peters 异常与全身性畸形有关。最常见的缺陷是发育迟缓，包括智力发育迟缓以及中枢神经系统的各种结构缺陷。其他缺陷包括先天性心脏病、泌尿生殖系统畸形，以及包括侏儒症在内的各种骨骼畸形、耳郭缺陷和唇腭裂等。

出生后诊断为这种情况的患者及直系亲属有必要接受染色体分

析和分子遗传学测试。如果确实存在遗传易位或缺失，或发现了
Peters 异常或 Peters 综合征的隐性或显性模式，父母应考虑遗传咨
询，以确定未来怀孕遗传的风险。所有 Peters 异常的患者应排除其
他系统畸形。

对于被诊断为 Peters 异常的患者，眼科医生需联合儿科医生及
遗传学家进行多学科诊治。Peters 异常患者应该早期积极评估眼前
段及眼后段发育情况，并及时进行角膜移植术，另外，Peters 异常
患者的术后护理仍然是一个挑战。

病例点评

Peters 异常代表一系列的疾病，严重程度不同，单眼或是双眼
患病均有可能伴有全身畸形，不能简单地视为孤立的眼前节异常，
应同时注意眼部及全身情况。需要儿科医生、遗传学家、眼科医生
等多学科合作。

Peters 异常的治疗主要在于重建视觉通路、及早视觉训练和控
制青光眼（若合并）。由于角膜混浊，影响了眼压测量的准确性，
同时也影响医生对前房角和视乳头的评估，因此青光眼的诊断较为
棘手，应定时指测监控眼压，充分利用辅助检查，如回弹式眼压
计、超声生物显微镜检查、B 超进行眼压、房角及眼后段评估。为
了达到和保持良好的眼压控制，通常需要使用多种降眼压药物，必
要时行青光眼手术治疗。

先天性角膜混浊是儿童角膜移植的指征，但婴幼儿角膜移植极
具挑战性。巩膜和角膜在出生时并没有完全发育。与成人组织相
比，婴幼儿的角膜和巩膜的结构刚性较低。婴幼儿的睑裂较窄，前
段的操作也相对困难。需强调，相比成人，婴幼儿穿透角膜移植一

般供体植片比受体要大至少 0.5 mm。此外，婴儿的术后治疗也是挑战。婴幼儿比成年人有更剧烈的炎症反应，且排斥反应出现的时间可能更快，频率更高，因此术后局部抗排斥用药要保持 2 小时 1 次，且维持 1 年以上，再逐渐减少用量。激素类眼药水使用需注意长期眼压监测。另外，他克莫司眼药水的选择需注意能穿透角膜进入前房，以达到良好的抗排斥效果。此外，婴幼儿愈合更快，因此术后拆线要远远早于成人。为了充分治疗潜在的并发症并获得最大的视觉效果，角膜医生必须与玻璃体视网膜、青光眼和斜弱视专科及儿科专家合作。

参考文献

1. BHANDARI R, FERRI S, WHITTAKER B, et al. Peters anomaly：review of the literature ［J］. Cornea. 2011, 30(8)：939 – 944.

2. YANG L L, LAMBERT S R. PETERS' ANOMALY. A synopsis of surgical management and visual outcome ［J］. Ophthalmol Clin North Am. 2001, 14(3)：467 – 477.

3. REIDY J J. Penetrating keratoplasty in infancy and early childhood ［J］. Curr Opin Ophthalmol. 2001, 12(4)：258 – 261.

4. BASDEKIDOU C, DUREAU P, EDELSON C, et al. Should unilateral congenital corneal opacities in Peters' anomaly be grafted? ［J］. Eur J Ophthalmol. 2011, 21 (6)：695 – 699.

5. 李莹，译. 角膜：理论基础与临床实践 ［M］. 天津：天津科技翻译出版公司，2007：706.

（李锦阳　陈蔚　整理）

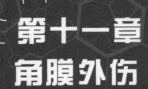

第十一章
角膜外伤

病例 46　角膜化学伤

病历摘要

病例 1

【基本信息】

　　患者，男性，29 岁。

　　主诉：左眼碱性液体滴入后红痛伴视物模糊 2 小时。

【病史】

　　患者 2 小时前左眼被碱性液体滴入后出现眼红眼痛伴视物模

糊，于当地进行生理盐水简单冲洗。

【专科检查】

VAsc：OD 1.0，OS HM/BE；眼压：OD 14.8 mmHg，OS 55.7 mmHg。左眼眼睑高度水肿，结膜充血水肿，巩膜充血，角膜缘缺血＞1/2，全角膜弥漫性灰白色混浊，余结构窥不清（图46－1）。右眼无殊。

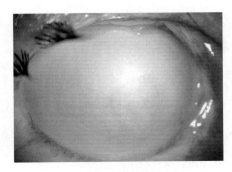

图46－1　左眼眼前段照相

【诊断】

左眼角膜碱烧伤（Ⅳ度）；左眼继发性青光眼。

【治疗及随访】

第1天

分析：患者眼压高，结膜充血水肿，巩膜充血，角膜缘缺血，全角膜弥漫性瓷白色混浊。由于碱性物质渗透性强，快速进入前房，造成小梁组织炎症水肿，可行前房冲洗清除碱性物质。

处理：急诊进行前房冲洗联合结膜灌洗，5%及50%葡萄糖反复灌洗结膜下组织，彻底清除残留物质。

处方：0.5%左氧氟沙星滴眼液 OS q2h；妥布霉素地塞米松滴眼液 OS q2h；肝素钠滴眼液 OS q2h；维生素C滴眼液 OS q2h；小牛血去蛋白提取物眼用凝胶 OS qid；0.1%玻璃酸钠滴眼液 OS q2h；

全身维生素 C 针 2.0 g + 氯化钠注射液 250 mL ivgtt qd；0.2% 酒石酸溴莫尼定滴眼液 OS tid；1% 布林佐胺滴眼液 OS tid；马来酸噻吗洛尔滴眼液 OS tid。

第 7 天

变化：结膜充血及水肿稍减退，眼压仍持续高水平（图 46 - 2）。

分析：患者眼睑水肿减轻，可行羊膜移植术减轻炎症，促进眼表恢复，即将进入烧伤溶解期，需警惕局部激素引起的溶解。眼压仍高，需注意激素对眼压的升高作用。

处理：左眼行"羊膜移植术"。

处方：停维生素 C 针；维生素 C 片 0.4 g po tid；妥布霉素地塞米松滴眼液 OS qid（1 周后根据眼表情况改低浓度激素）；0.5% 左氧氟沙星滴眼液 OS qid；余维持原治疗。

第 35 天

变化：羊膜植片吸收溶解，缝线松脱，鼻下方结膜及角膜缘苍白缺血，上方角膜缘可见新生血管长入，眼压稳定在 15 ~ 21 mmHg（图 46 - 3）。

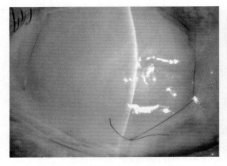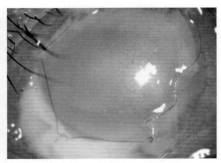

图 46 - 2　第 7 天左眼　　　　　图 46 - 3　第 35 天左眼
　　眼前段照相　　　　　　　　　眼前段照相

分析：根据羊膜植片已大部分吸收的情况，可拆除缝线，继续保护上皮。

处理：拆除缝线；配戴治疗性角膜接触镜；

处方：停用降眼压药物，余维持原治疗。

第 60 天

变化：除鼻下方结膜及角膜缘苍白缺血外，余方位角膜缘新生血管长入角膜（图 46 - 4），角膜上皮大片缺损，厚度略有变薄（图 46 - 5）。

分析：角膜上皮持续缺损，可继续角膜绷带镜的配戴，使用促进上皮生长药物，口服多西环素预防角膜溶解，停用激素。

处方：盐酸多西环素片 0.1 g po bid；停 0.02% 氟米龙滴眼液 qid。

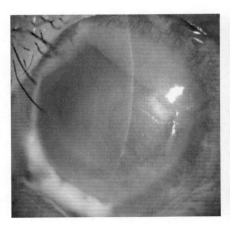
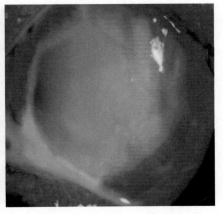

图 46 - 4　第 60 天左眼　　　　图 46 - 5　第 60 天左眼
　　眼前段照相　　　　　　　　　　角膜荧光染色

第 120 天 → 第 300 天

变化：角膜血管翳范围逐渐变大，最终全角膜瘢痕化、血管化，视力 LP（图 46 - 6，图 46 - 7）。

处理：能够挽救部分视力的唯一方式是进行人工角膜移植，重建眼前节。

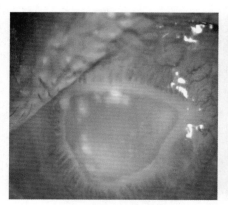

图 46 – 6　第 120 天左眼
眼前段照相

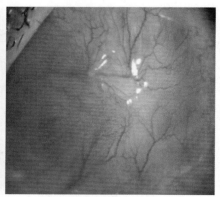

图 46 – 7　第 300 天左眼
眼前段照相

病例 2

【基本信息】

患者，男性，47 岁。

主诉：左眼被硝酸溅伤后疼痛伴视力下降 9 天。

【病史】

患者 9 天前左眼被硝酸溅伤后出现疼痛伴视力下降，伴畏光、流泪，无视物变形等不适，当时未予重视及处理。9 天来疼痛伴视力下降加重，遂来我院就诊。既往高血压病史 7 年。

【专科检查】

VAsc：OD 1.0，OS 0.05；眼压：OD 14.5 mmHg，OS 21.0 mmHg。左眼眼睑轻度水肿，鼻下方结膜缺血坏死，角膜缘缺血约 1 个象限，余结膜充血水肿，中央及鼻下方角膜基质混浊（图 46 – 8）；右眼无殊。

【诊断】

左眼角膜酸烧伤（Ⅲ度）；高血压病。

笔记

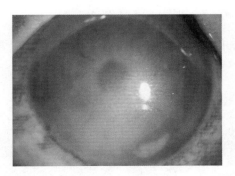

左眼鼻下方结膜缺血坏死，角膜缘缺血约 1 个象限，余结膜充血水肿，中央及鼻下方角膜基质混浊。

图 46 -8　眼前段照相

【治疗及随访】

第 1 天

分析：鼻下方结膜缺血坏死，角膜缘缺血，余结膜充血水肿，中央及鼻下方角膜基质混浊。

处理：左眼行"羊膜移植术"。

处方：0.5% 左氧氟沙星滴眼液 OS q2h；妥布霉素地塞米松滴眼液 OS qid；维生素 C 滴眼液 OS q2h；肝素钠滴眼液 OS q2h；0.1% 玻璃酸钠滴眼液 OS q2h；维生素 C 片 0.4 g po tid。

第 23 天

变化：羊膜植片吸收溶解，鼻下方结膜苍白缺血（图 46 -9）。

分析：根据羊膜植片已大部分吸收的情况，可拆除缝线，继续保护上皮，选用对角膜上皮毒性较小的药物。

处理：拆除全部缝线。

处方：0.5% 左氧氟沙星滴眼液 OS qid；0.1% 氟米龙滴眼液 OS qid；余维持原治疗。

第 330 天

变化：鼻下方新生血管组织长入角膜，近瞳孔缘，角膜上皮部分缺损，厚度略变薄，视力 0.1（图 46 - 10）。

处理：观察角膜血管翳进展，择期手术去除血管化组织。

处方：0.1% 玻璃酸钠滴眼液 OS qid；0.02% 氟米龙滴眼液 OS tid；维生素 A 棕榈酸酯眼用凝胶 OS bid。

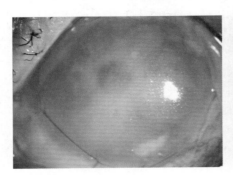
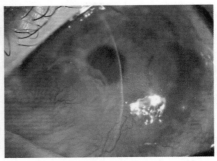

图 46 - 9　第 23 天左眼
眼前段照相

图 46 - 10　第 330 天左眼
眼前段照相

病例分析

【病例特点】

1. 因酸/碱化学物质灼伤致患眼视物不清、眼红眼痛，外伤史明确。

2. 结膜部分缺血坏死或充血水肿，角膜缘缺血，角膜呈不同程度混浊伴上皮缺损。

3. 经药物治疗，包括抗感染、抗胶原溶解、滋润眼表，以及手术治疗（包括前房冲洗），羊膜移植后角膜没有发生溶解穿孔或感染。但由于角膜缘干细胞的缺失，角膜最终不同程度瘢痕化、血管化。

【诊断思路】

患者虽有明确的化学物质烧伤史，但仍有必要详细询问病史，

笔记

明确除常见的酸、碱以外的化学物质伤害，辅助进一步的治疗。

【治疗思路】

1. 急救及早期治疗：①一旦发生化学物质入眼，应争分夺秒进行结膜囊连续充分冲洗，冲洗时要注意上下结膜穹隆部有无化学物质残留，并去除坏死组织；②如化学烧伤发生后球结膜高度水肿缺血，可在球结膜上做多条放射状切口，用5%和50%葡萄糖进行灌洗，使结膜组织排出化学致伤物，有效减轻眼部组织压力，消除水肿，改善循环；③化学物质与眼表接触时间过长会导致房水成分发生变化，在受伤后1～10小时及时进行前房穿刺冲洗可以有效排出有害物质，增强新陈代谢，减少并发症。

2. 药物治疗：①抗生素：在眼化学伤的急性期应局部和全身应用抗生素防止感染；②糖皮质激素：在眼化学伤早期治疗过程中使用糖皮质激素，利于抑制炎症反应、新生血管形成。化学伤伴有明显炎症反应，且无角膜溶解可能时，伤后1周内局部可使用糖皮质激素（如0.1%地塞米松或1%泼尼松龙），每1～2小时1次，第2周开始逐渐减量，待角膜上皮愈合后若病情需要可加量，也可使用抗生素－激素的复方制剂（如0.3%妥布霉素－0.1%地塞米松眼膏），每1～2小时1次；③维生素C：在化学伤发生后，及时予以大量维生素C治疗，利于延缓病情进展，抑制胶原酶释放，改善预后；④动物血清制品：如小牛血去蛋白眼用凝胶对持续性角膜上皮缺损患者进行治疗，可促进组织修复，加速溃疡愈合；⑤散瞳药：可以解除睫状肌痉挛，减轻虹膜炎症；⑥自体血清：可以提供多种营养物质营养眼表，调节胶原蛋白的降解与更新、减少新生血管与瘢痕形成及加速上皮细胞与基质组织再生；⑦降眼压药物：化学伤后，炎症反应包括炎症细胞碎片堵塞及小梁网的直接损伤会导致患者眼压升高，首选抑制房水生成的降眼压药物，如β-受体阻滞剂类药物。

3. 手术治疗：①羊膜移植是化学伤后早期或中期的手术方式，羊膜对眼表面上皮的重建非常有利，能够避免胶原组织发生暴露溶解。因为羊膜能够合成活性细胞因子、蛋白酶抑制剂等，有效抑制炎症，促进眼表重建，原则上对重度化学伤患者应尽早行羊膜移植术。由于在伤后 2 ~ 3 周角膜有溶解倾向，故为防止角膜自溶变薄，重度化学伤患者最迟应在 2 周内行羊膜移植术，特别在 1 周内进行手术可以明显阻止和减少并发症的发生；②角膜干细胞移植可以有效抑制新生血管的生长，获得稳定的眼表，缓解水肿，减少排斥反应，角膜缘干细胞移植适用于角膜干细胞功能缺失，角膜上皮经久不愈的情况，应在角膜缘血管化完成和眼表炎症稳定的情况下进行；③角膜移植：严重眼化学伤患者的角膜基质层甚至全层都已损伤，此时，简单的眼部移植术不能奏效，只有进行角膜移植才有可能让患者重见光明。一般在伤后 1 年，眼部炎症反应停止后进行。急性炎症期手术会出现较多并发症，但如果伤后早期角膜较薄，为防止穿孔可早期行角膜移植，如果患者眼表严重受损，活体角膜移植成功率低或手术失败的情况下，人工角膜移植是患者最后的选择。

【疾病介绍】

角膜化学伤是由于化学物质入眼导致的化学性烧伤，化学致伤物的形式不一，有液体、气体、固体、粉末、蒸气等，其种类也有很多，根据不同的致伤作用分为两类：一是腐蚀性致伤物，包括酸性致伤物、碱性致伤物、非金属腐蚀剂；二是细胞毒素类物质，包括毒气和有机溶剂及一些新型化学物质。

自觉症状有眼红、眼痛、畏光、流泪、视力下降等。临床上根据眼部组织损伤的情况分为以下 4 种程度的烧伤。

Ⅰ度：眼睑皮肤充血，结膜充血水肿，角膜上皮损伤，角膜缘无缺血。

Ⅱ度：眼睑皮肤水疱，结膜缺血，角膜实质浅层水肿，虹膜纹理可见，角膜缘缺血 <1/3。

Ⅲ度：眼睑皮肤坏死，结膜可全层坏死，毛细血管不可见，角膜实质深层水肿，混浊明显，虹膜纹理隐约可见，角膜缘缺血 1/3 ~ 1/2。

Ⅳ度：眼睑全层（皮肤 + 睑板）坏死，结膜全层坏死累及巩膜，角膜全层受累，呈瓷白色混浊，虹膜纹理不可见，角膜缘缺血 >1/2。

眼化学性烧伤的预后由多方面因素决定，主要有：①化学致伤物与眼组织接触的时间和面积：接触越久，面积越大，损伤越大，预后也更差；②化学致伤物的浓度：同一化学物质，浓度更高的情况下，所造成的伤害也更大；③化学致伤物的化学性质：化学物质与眼部组织接触后，由于所引起的化学反应不同，故产生的破坏程度也各不相同；④化学致伤物的物理性质：一般来说，损伤能力由小到大依次为气体、液体、固体，而且温度更高的情况下致伤能力更强；⑤化学致伤物的渗透力及眼表组织的生理功能：例如酸性物质是水溶性的，如果角膜上皮完整，稀酸一般不会深入角膜基质，而碱性物质由于其皂化作用，接触眼组织后会迅速破坏上皮屏障，穿透角膜甚至到达眼内组织，产生严重的破坏。

眼化学伤由于其不同程度的损伤作用，会引起许多眼部后遗症，眼睑会出现睑板腺开口的损伤、倒睫、睑外翻、睑内翻、眼睑闭合不全；眼表会出现干眼、角膜溶解、角膜混浊/瘢痕、角膜新生血管化、角膜干细胞缺乏、复发性角膜糜烂、难治性上皮缺损、睑球粘连、感染性角膜炎、泪器损伤；眼内组织会出现继发性青光

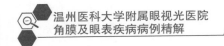
眼、虹膜缺血、瞳孔散大固定、睫状体功能衰竭继发低眼压、白内障、视网膜脱离、眼内炎等。

🔟 病例点评

眼化学伤由于其对角膜及眼部其他组织的强烈损伤作用及其他潜在后遗症，是较严重的眼科急症。一旦发生，定要争分夺秒尽早进行处理，根据致伤的种类和损伤程度选择合适的药物或手术方式，防止严重并发症的发生。对于损伤已经造成视力损害及其他后遗症的患者，争取修复性手术进行眼表重建，维持眼球完整性，不同程度地恢复患者视力。

参考文献

1. SHARMA N, KAUR M, AGARWAL T, et al. Treatment of acute ocular chemical burns [J]. Surv Ophthalmol, 2018, 63(2): 214 – 235.

2. 谷雄霖. 角膜病临床诊治精要 [M]. 上海：上海科学技术出版社, 2003: 11.

3. 曼尼斯. 角膜 [M]. 史伟云, 译. 4版. 北京：人民卫生出版社, 2018: 11.

4. 张红编. 临床眼外伤病学 [M]. 天津：天津科学技术出版社, 2014. 03.

5. 庄宪丽, 史伟云, 王婷, 等. 重度眼部碱烧伤早期多次羊膜移植治疗疗效分析 [J]. 临床眼科杂志, 2008, 16(3): 217 – 220.

6. MELLER D, PIRES RT, MACK RJ, et al. Amniotic membrane transplantation for acute chemical or thermal burns [J]. Ophthalmology. 2000, 107(5): 980 – 989.

7. MALHOTRA R, SHEIKH I, DHEANSA B. The management of eyelid burns [J]. Surv Ophthalmol. 2009, 54(3): 356 – 371.

（郑钦象　陈蔚　整理）

笔记

病例 47　角膜热烧伤

病历摘要

【基本信息】

患者，男性，30 岁。

主诉：右眼被铝水溅伤后眼痛伴视物模糊 2 小时。

【病史】

2 小时前右眼不慎被铝水溅伤，眼痛难忍，伴视物模糊、流泪、睁眼困难。既往体健。

【体格检查】

头面部、躯干及双手可见散在小面积皮肤烧伤，大部分创面鲜红伴少许纤维渗出，右手部分创面较深，颜色苍白。

【专科检查】

VAsc：OD 0.08，OS 1.0；眼压：OD 9.4 mmHg，OS 12.6 mmHg。右眼睑局部表皮缺损，睫毛热损毁，结膜囊内见铝块，球结膜全周水肿、缺血苍白，仅鼻侧两点半至三点半位结膜血管可见，全角膜白色混浊，隐见虹膜及瞳孔，余窥不清（图 47 - 1）；左眼无殊。

【诊断】

右眼角膜热烧伤（Ⅳ度）；全身皮肤热烧伤（Ⅱ ~ Ⅲ度）。

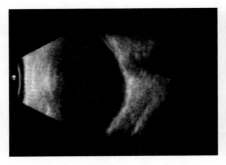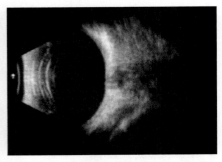

玻璃体腔内可见少量点状弱回声，运动（+），后运动（+），球壁形态基本平整，球后脂肪垫及眼外肌未见明显异常回声。

图47－1　双眼 B 超检查

【治疗及随访】

第1天

急诊治疗：大量复方氯化钠溶液冲洗结膜囊及清除结膜囊内异物。

处方：妥布霉素地塞米松滴眼液 OD q2h；妥布霉素地塞米松眼膏 OD qn；肝素钠滴眼液 OD q2h；维生素 C 滴眼液 OD q2h；维生素 C 片 0.5 g po qid；0.3% 加替沙星眼用凝胶 OD tid；小牛血去蛋白提取物眼用凝胶 OD qid。

处理：烧伤科就诊，治疗全身皮肤烧伤。

第3天

变化：右眼裸眼视力 0.04，眼压 9.4 mmHg。右眼睑红肿，睁眼困难，下泪点膜闭，球结膜缺血、水肿，全角膜白色混浊，角膜缘缺血范围达 3/4，隐见前房深度可（图47－2）。

分析：根据患者受伤史，"右眼角膜热烧伤"诊断明确，急诊已彻底冲洗结膜囊和清除结膜囊内异物，角膜无溃疡、无穿孔，眼压正常，无明显前房反应，眼 B 超未发现明显异常。可以认为眼后段未累及，仅为眼前节受累，后期应监测眼压，待眼睑肿胀消退后行羊膜移植，以促进角膜上皮愈合、抑制炎症、减少后期角膜瘢痕。术后应积极消炎、抗感染治疗。

处理：局部浸润麻醉下行"右眼羊膜移植术"。

处方：加替沙星眼用凝胶 OD tid；小牛血去蛋白提取物眼用凝胶 OD qid；肝素钠滴眼液 OD q2h（待缺血情况好转后停药）；妥布霉素地塞米松滴眼液 OD q2h（3 天后改 qid）；妥布霉素地塞米松眼膏 OD qn；维生素 C 滴眼液 OD q2h；0.1% 玻璃酸钠滴眼液 OD q2h；多西环素片 0.1 g po bid；维生素 C 片 0.5 g po qid。

第 30 天

变化：右眼裸眼视力 HM/90 cm，眼压指测 Tn。右眼睑无明显红肿，下泪点膜闭，角膜接触镜在位，全角膜水肿混浊，角膜缘可见大量新生血管长入，隐见前房深度可，瞳孔圆，直径约 2 mm，余窥不清（图 47 -3）。

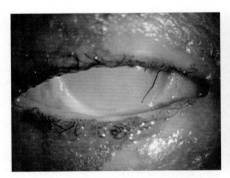 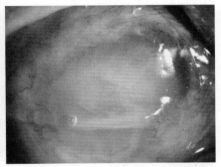

图 47 -2　第 3 天右眼 　　　　图 47 -3　第 30 天右眼
　　眼前段照相 　　　　　　　　　　眼前段照相

处方：0.5% 左氧氟沙星滴眼液 OD qid；小牛血去蛋白提取物眼用凝胶 OD qid；0.1% 氟米龙滴眼液 OD tid；0.1% 玻璃酸钠滴眼液 OD q2h；维生素 C 片 0.4 g po tid；多西环素片 0.1 g po bid；右眼戴治疗性角膜接触镜。

第 90 天

变化：右眼裸眼视力 HM/90 cm，眼压 4.0 mmHg。右眼睑缘充血，上睑内翻，上睑部分睑球粘连，角膜瞳孔区上皮完整，基质混浊，右眼颞上方可见新生血管长入瞳孔区角膜，前房可（图 47 - 4）。

处方：0.5% 左氧氟沙星滴眼液 OD qid；0.02% 氟米龙滴眼液 OD tid；0.1% 玻璃酸钠滴眼液 OD q4h；右眼戴治疗性角膜接触镜。

第 150 天

变化：右眼裸眼视力 HM/BE；眼压 9.8 mmHg。右眼睑缘充血，上睑内翻，上睑部分睑球粘连，角膜结膜化，角膜基质混浊，鼻侧可见部分角膜尚透明，窥及部分前房及虹膜，余结构窥不清（图 47 - 5）。

处理：拔除右眼倒睫。

处方：0.02% 氟米龙滴眼液 OD tid；0.1% 玻璃酸钠滴眼液 OD qid。

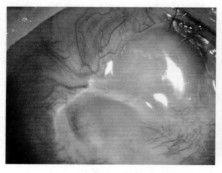
图 47 - 4　第 90 天右眼
眼前段照相

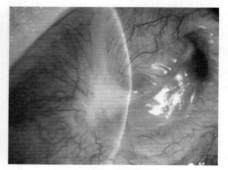
图 47 - 5　第 150 天右眼
眼前段照相

第 760 天

变化：右眼裸眼视力 LP/BE，眼压指测 Tn。右眼睑缘充血，上睑睫毛大部分缺失，上睑睑球粘连，右眼角膜结膜化，角膜中央肉

笔记

芽肿形成，余结构窥不清（图47-6）。

处理：予行右眼睑球粘连分离术＋左眼自体结膜瓣移植术＋角膜缘自体干细胞移植术＋右眼羊膜移植术（右眼睑球粘连分离后，取左眼上方1个象限带角膜缘干细胞的结膜瓣，移植于右眼颞上方角膜缘处，再覆盖羊膜）。

处方（睑球粘连术后）：0.5%左氧氟沙星滴眼液OD qid；妥布霉素地塞米松滴眼液OD qid（7日后改为0.1%氟米龙滴眼液OD qid）；妥布霉素地塞米松眼膏OD qn（3日后停药）；0.1%玻璃酸钠滴眼液OD qid。

第770天

变化：右眼裸眼视力0.05；眼压指测Tn。右眼球结膜、睑结膜创面愈合良好，眼球运动自如，角膜结膜化，缝线在位，羊膜吸收，前房深度可，余窥不清；左眼无殊（图47-7）。

处理：予以拆除羊膜缝线。

处方：0.5%左氧氟沙星滴眼液OD qid；0.1%氟米龙滴眼液OD tid；0.1%玻璃酸钠滴眼液OD qid。

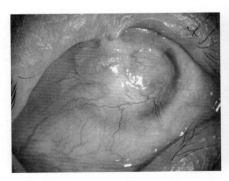

图47-6　第760天右眼
眼前段照相

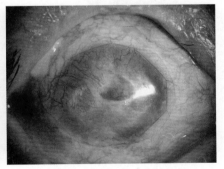

图47-7　第770天右眼
眼前段照相

第830天（睑球粘连术后半年）

变化：右眼裸眼视力0.05，眼压指测Tn。右眼结膜轻度充血，

角膜混浊大量新生血管长入，前房深度可，余窥不清；左眼无殊
（图47－8）。

　　分析：患者目前眼表情况稳定，目前主要的治疗是抑制角膜新
生血管生长，防止睑球粘连，出现倒睫、睑内翻时及时处理。可进
一步行板层角膜移植联合角膜缘移植，但患者拒绝。

　　处方：0.02% 氟米龙滴眼液 OD tid；0.1% 玻璃酸钠滴眼液
OD tid。

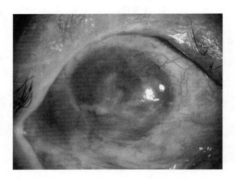

图47－8　第830天右眼眼前段照相

病例分析

【病例特点】

　　1. 患者为中年男性，右眼被铝水溅伤后眼痛伴视物模糊2小时。

　　2. 右眼睑红肿，睁眼困难，下泪点膜闭，球结膜缺血、水肿，
全角膜白色混浊，角膜缘缺血范围达3/4。

【诊断思路】

　　该病例患者右眼被铝水溅伤，受伤史明确，诊断"角膜热烧
伤"明确，无须鉴别诊断。

【治疗思路】

1. 紧急冲洗

在患者到达医院的第一时间应立即对患眼予以大量复方氯化钠冲洗眼表及结膜囊,翻开上下眼睑,并取出结膜囊内异物;对于未受伤的对侧眼,为预防有异物溅入而患者因患眼疼痛而忽视,也应以复方氯化钠冲洗。注意冲洗建议使用等渗溶液,如复方氯化钠;低渗溶液如生理盐水容易引起角膜水肿加重。

2. 药物治疗

(1)抗感染治疗:角膜热烧伤后,眼表受损,容易引起感染,可使用广谱的抗生素预防感染,如左氧氟沙星、加替沙星、妥布霉素等。

(2)皮质类固醇:皮质类固醇对多形核白细胞有明显抑制作用,能够抑制炎症活动,减少新生血管形成,有利于减轻溃疡愈合后的角膜瘢痕及新生血管形成。早期可用大量激素抗感染,但1周后建议减量,以免造成角膜溶解加剧。

(3)人工泪液:角膜热烧伤后,角膜上皮损伤,结膜杯状细胞受损,眼睑累及可使睑板腺受损,从而导致泪膜异常和干眼,推荐使用无防腐剂的人工泪液,可以润滑眼表,促进角膜上皮愈合。

(4)四环素类:使用四环素类药物并非因其抑菌作用,而是四环素可以降低胶原酶活性,减少角膜溃疡或穿孔的形成。

(5)维生素C:角膜热烧伤使角膜胶原损伤,而在角膜胶原的合成修复过程中必须有抗坏血酸的参与,早期局部使用或全身使用维生素C可降低基质溶解的发生率。

(6)降眼压药物:角膜烧伤导致小梁网肿胀,以及运用类固醇皮质激素都可导致继发青光眼,故在治疗过程中,需监测眼压,必要时需加用降眼压药物。

3. 手术治疗

（1）羊膜移植：羊膜具有多种生长因子，如转化生长因子、上皮生长因子，可以减轻炎症反应，保存角膜缘干细胞，促进角膜上皮化，减少新生血管和瘢痕形成，因此可以在早期或中期行羊膜移植术，当有严重的炎症时，羊膜可能会溶解，可以在需要时多次重复手术。

（2）口腔黏膜上皮细胞移植术：取自身的口腔黏膜并以羊膜为载体进行移植可以促进角膜上皮成长，因黏膜自身来源，无排斥反应。

（3）唇黏膜或鼻黏膜移植术：唇黏膜或鼻黏膜植片可以修复倒睫、睑内翻、睑球粘连和结膜角化。

（4）角膜缘干细胞移植术：可以有效治疗角膜结膜化和血管化，当患者只有单眼受累时，可以取自健康眼角膜上下 60°～90°范围的一部分作为植片，该植片包括周边角膜、结膜和角膜缘组织，也可将健康眼的角膜缘上皮细胞进行体外培养，然后以羊膜为载体进行培养随后进行移植，来自自身的角膜缘干细胞无排斥反应，术后无须使用免疫抑制剂治疗。当患者双眼角膜缘干细胞均缺乏时，可以使用眼库中异体角膜缘，术后需要使用免疫抑制剂治疗。

（5）角膜移植术：如果出现角膜穿孔或溃疡，则需要紧急进行板层角膜移植或穿透性角膜移植，当损伤未累及后弹力层及内皮层时，可以优先选择进行板层角膜移植术，其排斥的风险较穿透性角膜移植术低。当患者眼表情况差或者多次角膜移植失败，可以考虑行人工角膜移植术，如骨齿人工角膜或波士顿人工角膜。

（6）眼内容物剜除术或眼球摘除术：当所有其他治疗对于患者无效时，且患者无光感并伴有眼部疼痛，或角膜大范围溃疡穿孔，可以考虑行眼内容物剜除或眼球摘除术，此手术为不可逆手术，应当充分告知患者并审慎选择。

【疾病介绍】

　　角膜热烧伤多发生在工厂和家庭，常是由高温液体溅入角膜或火焰直接刺激引起，高温液体主要有热水、热油、铁水、铝水等。热水或热油温度较低，可引起眼睑或颜面部皮肤红肿，角膜不同程度的混浊，而铁水和铝水温度较高，会造成皮肤、眼睑、结膜、角膜的深度灼伤，预后较差，但好于角膜化学伤。

　　在治疗方面，需第一时间进行冲洗结膜囊及清除结膜囊异物，伤后 7～10 天是一个治疗窗，及时规范的治疗可以有效降低后期潜在的致盲后果。早期手术目的是保护眼表，手术方式主要是羊膜移植、口腔黏膜上皮细胞移植、唇黏膜或鼻黏膜移植术等。后期手术主要目的是眼表重建和视力恢复，包括睑球粘连分离、矫正倒睫、角膜缘干细胞移植、角膜移植和白内障手术等，到终末期时，可以选择人工角膜移植。对于所有治疗无效、无光感且伴有痛感患者，可以选择眼内容物剜除术或眼球摘除术。

病例点评

　　角膜热烧伤同化学伤一样，均需眼科急诊在第 1 次接诊中，应注意问诊时着重询问是什么物质导致的受伤，然后立即开始治疗，而详细的问诊可以稍后询问。第一时间进行大量生理盐水冲洗并清除眼表异物对于预后非常重要。在病程早期，应当以保眼为目标，除了防止角膜溶解穿孔之外，还需要特别关注眼压的变化，很多患者因为没有被观察到高眼压而出现视神经受损，从而丧失后面行包括人工角膜在内的复明性角膜移植的手术机会！随着治疗的进展，应当以提高患者的视力和美观为目标。对于角膜热烧伤的患者，因

笔记

为眼表组织损伤严重，往往需要一个长期的治疗过程。患者在求医过程中既怀有对复明的憧憬，又会遇到疗效达不到预期的失落，而且对于患者的家庭来说也是一个沉重的负担，因此需时刻关注患者的精神心理状态。近年来，由于人工角膜移植材料的推陈出新，严重热烧伤的部分视力恢复变得有可能实现，提醒角膜眼表医师在治疗中不要轻易放弃！

参考文献

1. 李燕先，李蓓，魏平. 角膜热烧伤的治疗概况［J］. 国际眼科杂志，2008，8（11）：2293 - 2295.

2. MARK M，EDWARD H. Cornea. 4th ed［J］. Am terdam：Elsevier，2017.

3. TUFT SJ，SHORTT AJ. Surgical rehabilitation following severe ocular burns［J］. Eye（Lond）. 2009，23（10）：1966 - 1971.

4. CRAWFORD AZ，MCGHEE CN. Management of limbal stem cell deficiency in severe ocular chemical burns［J］. Clin Exp Ophthalmol. 2012，40（3）：227 - 229.

5. CLARE G，SULEMAN H，BUNCE C，et al. Amniotic membrane transplantation for acute ocular burns［J］. Cochrane Database Syst Rev. 2012，2012（9）：CD009379.

6. PHILLIPS DL，HAGER JL，GOINS KM，et al. Boston type 1 keratoprosthesis for chemical and thermal injury［J］. Cornea. 2014，33（9）：905 - 909.

（赵泽林　陈蔚　整理）

附　录
常用局部滴眼液配制方法

附表　常用局部滴眼液配制方法

局部滴眼液	配制方法
头孢唑林钠	头孢唑林钠 1 g + 生理盐水 20 mL
头孢他啶	头孢他啶 1 g + 生理盐水 20 mL
万古霉素	原液：万古霉素 500 mg + 注射用水 10 mL
	再原液：注射用水 1∶1 稀释
阿米卡星	低浓度 20 mg/mL 阿米卡星 0.2 g（2 mL）+ 生理盐水 8 mL
	高浓度 40 mg/mL 阿米卡星 0.2 g（2 mL）+ 羟糖甘滴眼液 3 mL
美罗培南	美罗培南 500 mg + 注射用水 10 mL
阿奇霉素	阿奇霉素 0.25 g + 灭菌注射用水 25 mL
庆大霉素	庆大霉素（80 000 μ/2 mL）+ 生理盐水 17 mL

笔记

（续）

局部滴眼液	配制方法
青霉素钠	原液：青霉素钠（80 万）+ 生理盐水 2 mL，抽原液 0.1 mL + 生理盐水 8 mL
0.02% 氯己定	0.05% 醋酸氯己定 3.2 mL + 注射用水 4.8 mL
两性霉素	两性霉素针剂 25 mg + 注射用水 10 mL； 两性霉素脂质体 10 mg + 注射用水 4 mL
伏立康唑	200 mg 粉剂 + 19 mL 注射用水；用于基质注药，眼药水：注射用水 1∶9 稀释
高糖注射用甲泼尼龙琥珀酸钠	注射用甲泼尼龙琥珀酸钠（40 mg）+ 50% 葡萄糖 9 mL
维生素 C	原液
枸橼酸钠	原液
肝素钠	肝素钠（12 500 单位）+ 生理盐水至 8.3 mL
0.01% 阿托品	阿托品注射液（1 mL）+ 人工泪液 4 mL
茶树油眼膏	金霉素眼膏 6 支（2 mL）+ 茶树油 0.6 mL
更昔洛韦	更昔洛韦 250 mg + 注射用水 1.5 mL，平分到 2 瓶羟糖甘滴眼液里